우리 아이가 아플 때

우리 아이가 아플 때

사소한 통증에서 만성질환까지
통증 관리의 모든 것

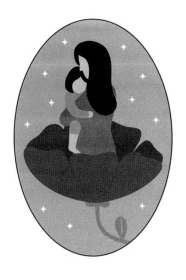

레이첼 랩킨 피치먼, 안나 C. 윌슨 지음 | 엄성수 옮김

상상스퀘어

지은이

레이첼 랩킨 피치먼
Rachel Rabkin Peachman

+ + +

미시간대학교와 컬럼비아대학교 저널리즘 대학원을 졸업했다. 오랜 경력의 건강 및 과학, 육아 전문 저널리스트로 〈뉴욕타임스〉, 〈디어틀랜틱〉, 〈컨슈머리포트〉, 〈페어런츠〉, 〈워싱턴포스트〉 등 다양한 언론 매체에 글을 기고하고 있다. 〈컨슈머리포트〉 직원으로 근무할 당시, 유아용 제품에 대한 위험성을 조사해 수백만 개의 제품이 리콜 조치되도록 이끌었고, 이후 판매를 금지하는 법안이 제정되었다. 전문 언론인협회로부터 '데드라인 클럽 상'을, 미국통증협회에서 '캐슬린 M. 폴리 저널 리스트 상'을 수상했고, 미국잡지편집자협회에서 수여하는 '내셔널 매거진 상'의 최종 후보에 올랐다. 현재 뉴저지에 살고 있다.

지은이

안나 C. 윌슨
Anna C. Wilson

+++

워싱턴대학교에서 박사 학위를 받았다. 오리건보건과학대학교 아동 심리학자이자
소아과 부교수로, 어린아이와 청소년의 만성 통증을 예방하고 치료하는 일을 하고
있다. 특히 만성 통증 문제에 대한 가족의 역할과 세대 간 위험에 중점을 두고 연구
하고 있다. 현재 미국국립보건원과 미국통증협회에서 그의 연구에 자금을 지원할
정도로 소아 통증 분야의 전문가다.

차례

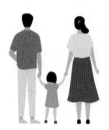

저자의 말

✳

참고 문헌에 별도의 언급이 없다면, 이 책에 담긴 직접적인 인용은 연구원, 가족 들과 가진 인터뷰와 대화에서 발췌한 것이다. 다른 책이나 논문, 공개된 대담에서 발췌한 인용은 출처를 밝혔다.

아이와 부모 들은 프라이버시를 지켜주기 위해 성은 빼고 이름만 사용했고, 어떤 경우 가명을 썼다. 성과 이름을 모두 밝혔다면, 그것은 실제 이름이다.

이 책을 쓰는 과정에서 지식과 경험을 공유해준 많은 과학자와 의사, 가족에게 무한한 감사의 인사를 전한다. 우리와 얘기를 나눈 사람들이 전부 이 책에 언급되지는 않았지만, 한 사람 한 사람이 우리 생각에 영향을 주었다. 그들이 없었다면 아마 이 책은 세상에 나오지 못했을 것이다. 그들의 넓은 아량과 예리한 통찰력, 기꺼이 내준 귀한 시간에 진심으로 감사드린다.

단순한 '아야!' 차원을 넘어

| 단기적 통증 완화의 장기적 결과 |

생후 6개월 된 아기가 소아과 병실 진찰대 위에 누워 있다. "그래, 그
래! 그냥 잠깐 따끔할 거야!" 남자 아기는 병실 한쪽에 서 있는 엄마
를 향해 손을 내밀다가, 간호사가 허벅지에 백신주사를 놓자 아프다
고 소리를 지른다.

7살 난 여자아이가 등교 시간을 앞두고 복통을 호소하자, 엄마는
등을 두드려주며 말한다. "몸이 안 좋다니 어쩌지. 그런데 우리 늦겠
다. 빨리 움직이자!"

10살 난 여자아이와 아빠가 정형외과 응급실에서 긴 하루를 보낸
뒤 병원을 떠난다. 여자아이는 한쪽 팔에 깁스를 했으며, 욱신욱신
쑤시는 통증을 어떻게 해야 하는지 아무 설명도 듣지 못한 채 병원
문을 나서고 있다.

14살 난 여자아이가 소아과 의사에게 일주일에 적어도 두 번은 방과 후에 두통이 있다고 말한다. "아마 그냥 스트레스 때문일 거야. 요즘 수업은 어떠니?" 의사가 아이의 외이도(ear canal, 귀의 입구에서 고막에 이르는 관 - 옮긴이)를 자세히 들여다보며 말한다.

18살 난 남자아이가 축구장에서 넘어져 발목을 부여잡고 신음한다. 그러자 코치가 소리친다. "괜찮아, 일어나! 제자리로 돌아가!"

얼핏 보기에 이 모든 사례는 그리 걱정할 만한 일이 아닌 듯하다. 아이들은 허구한 날 다치고 대부분 그냥 괜찮아지니까. 대개는 이해한다는 듯 등을 한 번 두드려주거나, 선의의 격려 한마디를 해주거나, 반창고나 붙여주면 그만이다. 문제가 제대로 해결된 건지 아닌지 대체 어찌 알겠는가? 바늘에 살짝 찔리거나, 심각한 골절상을 입거나 하는 이런 고통스런 경험은 아이에게 어떤 영향을 줄까?

어른들은 전혀 모른다. 사실 부모와 의사, 심리학자를 비롯한 대부분은 통증이 한참 성장 중인 아이의 신경계에 단기적으로나 장기적으로 어떤 영향을 주는지 모른다. 많은 아이가 반복적이거나 만성적인 통증 때문에 살아가는 데 큰 지장을 받고, 성인이 되어서도 그 통증이 계속될 수 있다는 걸 아는 사람은 거의 없다.

앞서 언급한 사례는 아이의 통증이 얼마나 자주 묵살되고 축소되며 철저히 무시되는지 잘 보여준다. 아이들의 통증이 과소평가되는 걸 보여주는 사례는 미국 전역의 가정과 의료기관, 운동장 등에서 매일 목격된다. 이는 아이에 대한 부모의 사랑이 부족해서가 아니다. 의료 서비스를 받는 게 힘들어서도 아니다(가끔은 그것도 한 원인이지만). 대체로 통증, 특히 아이들이 느끼는 통증에 대한 이해가 부족하기 때문이다. 그 결과, 통증은 제대로 치료되지 못하고 건강에 광범위하면서도 지속적인 악영향을 미치게 된다.

우리는 이 모든 걸 바꾸고자 한다. 아이의 통증 경험이 향후 통증에 관한 인식과 전반적인 성장 과정에 영향을 줄 수 있다는 걸 분명히 한다. 우리 이야기는 절망과 비관의 메시지가 아니다. 어른들이 지금처럼 가만히 앉아 지켜보기만 할 게 아니라 아이와 자신을 위해 훨씬 더 많은 일을 해야 한다는 걸 알려줄 것이다. 이 책을 읽는 독자들이 부모든, 조부모든, 전문 의료인이든, 교사든, 아니면 아이를 돌보는 그 어떤 사람이든, 여러분의 행동은 아이가 통증에 반응하고 대처하는 방식에 영향을 주고, 그 영향은 아이들이 앞으로 세상을 살아가는 데 큰 도움이 된다. 이 책은 그 수단을 제공하고, 아이의 통증을 해결해줄 각종 자원도 알려줄 것이다. 그러기 위해서는 제일 먼저 통증 관리의 필요성을 인지해야 한다. 그다음은 이 책을 읽어나가다 보면 분명해질 것이다. 독자들도 이 책에서 영감을 얻기를 바란다.

방치된 '통증 유행병' 환자

최근 몇 년 사이 의학계와 정책 입안자, 뉴스 매체는 미국 성인 '통증 유행병'의 심각성을 인정하고 그 해결책을 찾기 시작했다. 최근 추산에 따르면, 약 7000만 명의 미국 성인이 만성 통증(일반적으로 12주 넘게 지속되는 통증을 가리킨다)을 앓는 것으로 나타났는데, 이는 당뇨병과 심장병, 암 환자를 합한 것보다 많은 수치다. 만성 통증의 경우 육체적·정신적 고통도 문제지만, 그로 인해 막대한 생산성 저하와 치료비 지출이 발생해 미국에서는 매년 5000억 달러(약 673조 원) 이상의 금전적 피해가 발생한다.[1] 통증 완화용 오피오이드 약물(opioid medication, 아편 비슷한 작용을 하는 합성 진통·마취제로 '아편 유사제'라고도 한다 – 옮긴이)에 대한 의존도도 심화돼, 매일 130여 명이 오피오이드 약물 과다 복용으로 숨지는 것으로 추산된다.[2] 만성 통증으로 고통받는 건 성인뿐이 아니다. 미국 아이들 중 약 5퍼센트가 경증 또는 중증의 만성 통증을 앓고 있는 것으로 추산되며, 지출되는 비용도 연간 약 195억 달러(약 26조 원)에 이른다.[3]

레이첼은 만성 통증의 고통을 누구보다 잘 안다. 8살 때 척추측만증(scoliosis, 척주가 비틀어지면서 옆으로 구부러지는 질환 – 옮긴이) 진단을 받아 16살 때까지 등 부목을 착용했고, 이후 통증이 더 악화되어 참기 힘든 요통과 근육 경련으로 발전됐기 때문이다. 그래서 레이첼은 통증이 어떤 식으로 삶 속에 스며드는지, 어떻게 삶을 은밀히 공격

하는지 잘 안다. 그는 수십 년간 내과 의사와 물리치료사, 각종 대체
의학 전문가에게 도움을 받으려 했으나 효과를 거의, 아니 전혀 보
지 못했다. 그야말로 아무 희망도 없는 상황으로, 이런 사람은 사실
수도 없이 많다.

환자가 통증 치료에 필요한 도움을 받기 힘든 이유는 무엇일까?
우선 내과 전문의, 가족 주치의, 외과 의사 등 최일선에서 활동하는
전문 의료인이 통증 관리에 대한 교육을 거의 받지 못했다. 게다가
대부분의 의대생이 통증 분야를 전공하지 않는 한 통증 관리 교육은
1~6시간 정도밖에 받지 못한다. 내과 의사 지망생이 받는 통증 완화
교육보다 오히려 수의대 학생이 받는 동물 통증 완화 교육이 훨씬 더
많을 정도다.[4]

의사가 통증을 관리한다는 건 오피오이드 같은 아편 유사제를 처
방하는 걸 뜻하는데, 그 진통제들은 중독성이 높은 걸로 악명 높고,
장기적으로 효과가 없는 경우도 많다. 그러나 많은 연구원과 통증
전문 협회(국제통증연구협회, 미국통증의학협회 등), 통증 환자 지원 단
체(미국만성통증협회, 미국통증재단 등), 각종 의료기관(미국질병통제예방
센터, 미국국립보건원 등) 덕에 통증 관리의 중요성을 서서히 인식하는
중이다. 2015년 미국국립보건원과 보건복지부가 이끄는 정부기관
이 '국가통증전략National Pain Strategy'을 발표해, 성인의 만성 통증을 독
립된 하나의 질환으로 규정하고, 치료를 위한 광범위한 접근방식을
제공하고 있다. 이는 오랜 세월 간과되어온 만성 통증을 질환으로

인정한 괄목할 만한 진전이라 할 수 있다.

만성 통증에 관한 아이들의 상황은 여전히 암울하다. 특히 미국과 캐나다, 서구 유럽 국가들의 경우, 일반 국민과 의사는 물론 심지어 부모까지도 아이의 만성 통증 문제에 대한 인식이 놀랄 만큼 부족하나. 국가통증선략에서는 만성 통증 악화 예방의 중요성이 강조되지만, 아이의 통증 문제는 언급조차 되지 않는다. 수십 년에 걸친 연구 결과, 소아 통증은 아이의 삶을 망가뜨리고 엄청난 사회적 비용을 발생시킨다. 어린 시절 만성 통증을 앓으면 성인이 되어서도 만성 통증을 앓게 될 가능성이 크다는 게 입증되고 있지만, 아이들의 통증은 여전히 무시되고 있다.

소아 통증은 국가적인 차원은 물론 개인적인 차원에서도 무시되고 있다. 지난 20여 년간 주요 의학저널에 발표된 많은 연구에 따르면, 아이 다섯 명 가운데 한 명이 만성 통증을 앓고 있지만 도움이 될 만한 치료를 받는 아이는 소수에 불과하다.[5] 이는 통증 치료 서비스가 부족해서 그런 것이 아니다. 아이의 통증 관리에 상당한 효과가 있는 것으로 입증된 통증 치료 서비스는 많다. 그러나 〈통증임상저널〉에 실린 한 연구에 따르면, 만성 통증이 있는 아이들 중에 통증 관련 심리치료나 물리치료같이 치료 효과가 입증된 서비스를 받는 아이는 반도 되지 않는다. 소아 통증 전문의 수가 워낙 적은 데다가, 그런 치료 서비스를 다루는 의료기관(소아용과 성인용 모두) 역시 한정되어 있기 때문이다.[6]

같은 통증을 앓고 있다 해도 어른과 아이가 받는 치료는 다르다. 실제로 어른은 아이에 비해 적어도 두 배 많은 통증 관련 약을 받는다.[7] 대체로 아이들은 나이가 어릴수록 통증 조절 치료를 덜 받는다.

캘리포니아주립대학교 베니오프 아동병원의 소아 통증 의학 및 완화치료센터 책임자인 스테판 프리드리히스도르프 Stefan Friedrichsdorf 는 말한다.

"17살 난 아이는 생후 17개월 된 아기보다 더 많은 통증 조절 치료를 받고, 생후 17개월 된 아기는 생후 17일 된 아기보다 더 많은 통증 조절 치료를 받습니다. 미국과 서구 국가들의 통증 관리는 여전히 최악입니다."

아이들의 통증 조절이 우선순위에서 밀려난 가장 중요한 이유는, 전문 의료인들이 아이도 어른만큼이나 심한 통증을 느낀다는 걸 인정하는 데 수십 년이 걸렸기 때문이다. 1980년대까지만 해도 유아는 심장 절개 수술 같은 외과적인 의료 절차를 마취제나 진통제 투여 없이 받았다. 유아는 신경계가 제대로 발달되지 않아 통증을 느끼지 못한다고 추정했다. 이후 방대한 과학적 연구를 통해 그 추정은 완전히 틀렸다는 게 입증됐으나, 오랜 습관은 버리기 힘든 법이다. 여전히 당면한 질병을 치료하는 데 집중해, 아이의 통증 관리는 뒷전으로 밀려나는 경우가 많다. 심지어 전문 의료인들은 통증 조절의 필요성을 잘 알고 있는 상황에서도 아이에게 강력한 진통제를 쓰는 걸 주저하는 경우가 많다. 성장하는 아이의 뇌 손상 및 위험한 부작용이 두려운 데다 오피오이드 중독도 우려되기 때문이다(연구 결과에 따르면, 그건 대개 불필요한 두려움과 우려에 불과하다). 이처럼 의사들은 아이가 크면 통증을 기억하지 못할 거라 생각하면서 모든 걸 합리화했다.

의식적으로는 유아나 아이들이 통증에 대한 경험을 기억하지 못하더라도 신경계는 그 경험을 기억한다는 증거도 있다. 20여 년 전에 실시된 한 연구에 따르면, 어린 시절 통증에 노출될 경우, 그리고 의사와 부모들로 인해 아이들이 통증에 대해 왜곡된 반응을 보이게 되는 경우 아이의 신경 연결 통로에 영향을 미친다고 나타났다.

1997년 의학저널 〈란셋〉에는 유아 통증과 관련된 중요한 연구가 발표됐다.[8] 그 연구에서 연구진은 남자 유아들을 세 범주로 나눠 살펴보았다. 첫째, 통증 관리를 받지 않고 포경수술을 받은 유아들. 둘째, 국소 통증 치료와 함께 포경수술을 받은 유아들. 셋째, 아예 포경수술을 받지 않은 유아들. 이 유아들이 생후 4~6개월쯤 됐을 때 일반적인 예방접종을 하면서 동영상 촬영을 했고, 주삿바늘에 찔릴 때 통증에 각각 어떤 반응을 보이는지 살펴보았다. 각 유아가 어떤 범주에 속하는지 전혀 모르는 연구원들은 동영상을 보며 유아들이 어떤 표정을 짓는지, 얼마나 오래 우는지에 따라 통증 반응에 등급을 매겼다. 그 결과, 포경수술을 받지 않은 유아들이 주사를 맞은 뒤 가장 잠깐 울었고, 적절한 통증 관리 없이 포경수술을 받은 유아들은 가장 오래 울었다. 이 연구 결과는 유아도 통증과 관련된 기억(잠재

의식일 수 있지만)을 가지며, 그 기억이 훗날 통증 반응에 영향을 미친 다는 사실을 보여준다. 또한 통증 유발 과정이 적절히 관리되지 못 하면 유아의 신경계는 통증에 노출될 때 더 민감하게 반응할 수 있 다는 사실도 보여준다. 결국 모든 통증 경험은 가장 마지막 경험에 큰 영향을 받는다.

신생아 집중치료실에 있는 아기들을 대상으로 한 연구에 따르면, 아주 어린 시절에 잘못 관리된 통증은 뇌의 신경 연결 통로에 영향 을 줄 뿐 아니라, 생리학적 측면에도 지속적인 영향을 준다. 그 결과, 아이는 통증에 더 민감하게 반응하거나 만성 통증에 시달리게 될 위 험성이 높다. 아이가 만성 통증을 앓게 될 경우 그 통증은 평생 갈 수 도 있다. 만성 통증을 경험하는 아이들 중 3분의 2가 성인이 되어서 도 계속 만성 통증을 경험하게 되는 것이다. 만성 통증을 앓는 성인 들 중 일부는 놀랍게도 아주 어린 시절부터, 그리고 가끔 소아 의료 시설 내에서 통증을 경험하기 시작한다. 이는 성인의 만성 통증을 줄 이려면 먼저 소아 의료시설에서의 통증 치료 방식을 개선해야 한다 는 의미가 된다.

아이의 통증 치료를 과소평가해 맞는 비극적 결과는, 단순히 특정 순간에 통증을 느끼는 수준에서 그치는 게 아니라, 한참 발달 중인 아이의 신경 연결 통로에 악영향을 미쳐 지속적인 피해로 발전하는 수준까지 확대된다. 다시 말해, 사람들이 대수롭지 않게 여기는 아 이의 "아야!"는 훨씬 더 큰 피해로 발전될 잠재력을 갖는다.

소아 통증 센터의 선구자

다행히 소아 통증 치료 방법을 잘 아는 연구원과 의사 들이 있다. 이 전문가들은 지난 20~30년간 아이의 통증을 깊이 이해하기 위해 많은 시간과 노력을 쏟아왔다. 비교적 소집단인 그들은 현상을 타파하기 위해 많은 노력을 기울이고 있다. 이 책의 공저자이기도 한 안나는 미국 오리건주 포틀랜드에 있는 오리건보건과학대학교 소아 통증 관리 및 대처 클리닉에서 근무하고 있다. 그는 만성 통증을 앓는 아이들을 상담하면서 소아 통증 문제 해결책을 찾아내고, 만성 통증이 가족에게 미치는 영향에 대해 연구하고 있다. 또한 적절한 통증 관리가 아이와 부모의 삶에 어떤 변화를 주는지 가까이에서 목격해왔다. 하지만 안타깝게도 대부분의 가족은 그런 해결책을 찾기까지 너무 오랜 시간이 걸린다.

테일러가 어린 시절 롤러스케이트를 타다 당한 불행한 사고를 예로 들어보자. 9살 무렵 그는 초등학교 체육 시간에 균형을 잃고 바닥에 쓰러졌다. 근처에서 롤러스케이트를 타던 또 다른 학생이 그에게 걸려 넘어지지 않았더라면 별일 아닌 일로 끝날 수도 있었던 사고였다. 순간 테일러는 왼쪽 발에 타는 듯한 통증을 느꼈다. 그러나 부상 진단이 나오기까지 너무 오랜 시간이 걸렸다.

테일러는 그 사건 이후 농구 경기는 물론 댄스 교습도 중단해야 했다. 그는 당시의 일을 이렇게 회상한다. "밖에서 걸어다니거나 노는 건 물론 그 무엇도 할 수 없었어요." 그의 엄마 조디는 이렇게 말한다. "주치의는 처음엔 시간을 갖고 좀 지켜보자더군요. 그러곤 딸의 발에 붕대를 감아주며 휴식을 권했습니다. 물리치료도 처방해주었고요. 그런데도 통증은 전혀 수그러들지 않았어요."

그로부터 몇 개월 후, 테일러는 엑스레이와 MRI, CT 촬영을 하고 피검사도 받았지만, 그 어떤 검사에서도 부상을 입었다는 증거는 나오지 않았다. 그의 주 증상은 통증이었는데, 걷거나 뛰는 건 고사하고 아픈 발로 땅을 딛고 설 수도 없었다. 학교에서는 목발을 짚고 돌아다녔고, 집에서는 기어가거나 한쪽 발로 깡충깡충 뛰거나 오빠 등에 업혀서 이동해야 했다.

조디는 딸아이를 돕기 위해 이리저리 뛰어다녔지만, 전문 의료인들 중에 문제의 원인을 아는 사람은 아무도 없었다. "어찌해야 좋을지 알 수 없었어요. 딸아이가 그렇게 오래 힘들어하는 걸 보고 있으려니 가슴이 찢어지는 듯했어요. 정말 대신 아플 수 있다면 그랬을 거예요."

고통스런 1년 반이 지난 뒤, 테일러를 치료해온 정형외과 의사가 마침내 미네소타주 아동병원 통증 의학 및 통증 완화 센터 책임자였던 프리드리히스도르프 박사를 찾아가볼 것을 권했다. 그 아동병원은 테일러의 집에서 차를 몰고 갈 수 있는 거리에 있었다.

프리드리히스도르프 박사는 테일러의 증상을 복합부위통증증후군으로 진단했다. 그 질환은 말초신경계와 중추신경계 문제로 통증 신호가 과도하게 활성화되어 부상이나 트라우마를 치유한 뒤에도 통증이 계속된다.

그는 물리치료, 스트레스 완화 프로그램, 통증 완화 패치 등을 활용하는 통증 치료 계획을 세우면서 정상적인 생활과 수면을 되찾게 해주는 데 모든 노력을 집중했다(이 치료 기법에 대해 좀 더 알고 싶다면 12장 참조). 조니는 이렇게 회상한다. "모든 게 삽시간에 바뀌었어요. 눈으로 직접 보지 않았다면 아마 믿지 못했을 거예요. 문제를 이해하고 해결책까지 알고 있는 누군가가 마침내 나타난 거예요!"

'문제를 이해하는 사람'은 통증에 시달리는 모든 아이가 찾고 싶어 한다. 통증을 이해하고 과소평가하지 않으며 실질적인 도움을 줄 수 있는 의사나 부모 중 적어도 한 사람. 테일러는 만성 통증에 시달리는 다른 아이들에 비하면 운이 좋은 편이었다. 집에서 그리 멀지 않은 병원에서 통증 전문의를 찾은 데다가, 주변에 그 통증 전문의와 연결하는 데 도움을 줄 사람도 있었으니 말이다. 통증 관리 분야는 아직 낙후되어 있어 적절한 전문의에게 효과적인 통증 치료를 받는 게 하늘의 별 따기만큼 어렵다. 그래서 만성 통증에 시달리는 아이들 중에 소아 통증을 제대로 이해하는 전문의를 만날 수 있는 아이는 아주 드물다.

미래에 대한 약속

잠시 상상해보라. 우리가 이 모든 걸 바꿀

수 있다고. 이 모든 이야기를 처음으로, 아이가 태어나 가장 먼저 통증을 경험하는 때로 되돌린다고 상상해보라. 그건 선천적 질환 유무를 검사하기 위해 간호사가 막 태어난 아기의 발뒤꿈치에서 채혈할 때일 것이다. 아니면 취학 전 아동이 탁자에 부딪히면서 머리를 몇 바늘 꿰매야 할 때일 것이다. 아니면 10대 아이가 운동 중 부상을 당한 뒤 계속 요통에 시달리게 될 때일 것이다. 그때 우리가 통증을 더 정확히 찾아내고, 한참 발달 중인 뉴런(neuron, 신경계를 이루는 기본적인 단위세포 – 옮긴이)이 통제권을 벗어나기 전에 통증을 치료하는 법을 배울 수 있게 된다면 어떨까?

우리에겐 이 모든 걸 바꿀 힘이 있다. 그러므로 허술하기 짝이 없는 현재의 소아 통증 관리 실태에 만족해서도, 성인의 만성 통증이 늘어나는 걸 방치해서도 안 된다. 많은 연구 결과는 예전의 믿음이 잘못됐다는 걸 보여준다. 경험 많은 의사의 모니터링하에 아이에게 진통제(설사 아편 유사제 오피오이드라 해도)를 효과적으로 사용한다면, 뇌 발달을 저해하지 않고 중독에도 이르지 않을 수 있다. 약물치료는 많은 옵션 중 하나일 뿐이다. 통증 예방과 치료를 위해 인지행동요법, 물리치료, 명상, 침술 등 많은 치료법을 쓰면서 만성 통증의 싹을 자를 수 있다. 아이들이 통증에 시달려야 할 이유는 없다. 통증 치료를 받는다면 아이들은 더 건강하고 행복하게 활동할 수 있다.

이는 큰 사고 후유증이나 의료 관련 트라우마에 시달리는 아이에게만 해당하는 얘기가 아니다. 통증을 예방하거나 완화하는 방법은 예방접종같이 소소한 의료 행위 중에도 활용될 수 있다. 아이들은 주사를 맞거나 다리를 삐거나 통증이 수반되는 병에 걸리는 것 등이 모두 통증에 대한 반응이나 대처하는 방법, 전문 의료인과의 관계 등에 긍정적인 영향을 미치는 좋은 기회가 될 수 있다.

부남스런 얘기로 들린다면 마음놓아라. 아이의 통증을 완화하는 방법은 안전한 비외과적, 비침습성(침이나 관 등을 체내에 삽입하지 않는 방법 – 옮긴이)으로, 부모의 본성에 반하지 않는다. 예를 들어 의료 행위 중에 보호자가 아이를 꼭 안아준다든가, 예방접종 중에 아기에게 모유를 먹이거나 달콤한 용액을 삼키게 한다든가(좀 더 큰 아이에겐 막대 사탕을 물린다), 수술 전에 노래를 들려주거나, 숨쉬기 운동을 하게 하거나, 아이패드를 보게 해 정신을 딴 데로 돌리는 것 등이 모두 아이의 불편과 불안을 줄여주는 방법이다.

이런 방법은 아이가 적절한 치료를 받는 데도 중요한 역할을 한다. 그러나 이런 정보는 대부분의 육아 관련 서적과 의사 진료실은 물론 의대 교육과정조차 반영되지 않는다. 그래서 도움이 될 방법이 뻔히 있는데도 아이들은 여전히 제대로 된 통증 치료를 받지 못하고 있다.

캐나다 달하우지대학교 소아 및 심리, 신경과학, 통증 관리 분야 교수인 크리스틴 챔버스Christine Chambers는 이런 간극을 너무도 잘 안다. "신생아 집중치료실이나 수술실에서 경험하는 통증, 예방접종 때 경험하는 통증, 질병과 관련해 경험하는 통증, 응급실에서 경험하는 통증 등 모든 경우에 '현실과 이상 사이의 간극'이 있고, 그 간극 속에 과학이 숨어 있습니다. 그러나 실제로 매일 아이에게 일어나고 있는 일은 그 과학에 부합되지 않습니다." 그에 따르면, 많은 부모가 아이의 통증이 완화될 수 있지만 실행되지 못하는 현실에 큰 충격을 받는다. "어째서 이 사실을 몰랐을까요? 아이의 통증을 완화하는 방법이 있다면 의료진이 당연히 그 방법을 썼을 거라고 생각했거든요."

이렇듯 현실과 이상 사이의 간극이 생기게 된 것은 과학 연구와 그 연구에 기초한 정책이 시행되기까지 최대 17년은 걸릴 수 있고, 지금까지 그 연구의 고작 14퍼센트만 의사들에게 전파됐기 때문이다.[9] 주삿바늘의 단기적인 통증이나 만성질환의 장기적인 통증을 완화하는 데 입증된 방법을 사용하기 위해 정말 17년이나 기다려야 하는 걸까?

부모는 그렇게 오랜 시간을 참고 기다릴 수 없다. 아이 역시 참고 기다릴 수 없다. 이 순간에도 통증 완화 연구는 계속 진행 중이고, 시간이 지날수록 점점 더 완벽해지고 있다. 부모가 관심만 있다면 통증 완화 방법은 오늘날에도 당장 쓸 수 있다. 이제 소아 통증 관리에 대해 알고 있는 것과 실제 현실 속에서 활용되는 것 사이에 가로놓인 간극을 이어줄 다리를 놓을 때가 됐다. 이제 아이의 통증 치료가 최우선이어야 한다.

이 책을 읽는 모든 부모에게 하고 싶은 말이 있다. 이 책으로 아이를 키우는 방식에 획기적인 변화가 일어나길 바란다.

이 책을 읽는 모든 전문 의료인에게 하고 싶은 말이 있다. 의학 교재용이 아니지만, 이 책에 들어 있는 정보를 의대 강의실과 소아 진찰실, 수술실, 응급실로 가져가 어린 환자에게 직접 활용하길 진심으로 바란다.

통증에 시달려온 성인이나 현재 만성 통증을 앓고 있어 이 책에서 뭔가 해결책을 찾으려 하는 모든 이에게 전한다. 이 책을 계속 읽어나가라. 여러분의 통증 경험에 변화를 주기에 늦지 않았다. 이 책에 소개된 연구들을 통해 통증에 대해 깊이 알게 될 뿐 아니라, 통증을 완화하는 방법도 알게 될 것이다.

마지막으로 우연히 이 책을 접하게 된 독자들에게 하고 싶은 말이 있다. 이 책은 통증에 대한 보편적 경험을 비롯해 통증에 반응하는 방법을 알려준다. 아이가 있든 없든, 아이를 치료하고 있든 아니든, 직접 통증을 경험하고 있든 아니든, 여러분은 행동으로 옮길 수 있는 능력이 있다. 만성 통증 치료는 통증을 인정하고 적절히 대처하는 걸로 시작된다. 어린 시절부터 통증에 합당한 관심을 기울인다면 단기적인 통증 완화뿐 아니라 이후 장기적인 만성 통증을 막을 수 있을 것이다.

우리는 어떻게,
왜 통증을 느끼는가?

1장

격한 통증 신경 신호에 대한
신경생물학적 이해

When Children Feel Pain

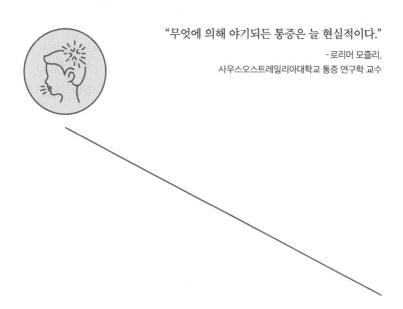

인간의 가장 원초적 경험인 통증은 어째서 보이지 않으면서 분명히 존재할까? 어째서 묘사할 수 없으면서 부인할 수 없을까? 어째서 만질 수 없으면서 구체적일까? 어째서 주관적이면서 보편적일까?

통증을 이해하려는 노력은 이런저런 모순 속에 수세기에 걸쳐 이루어져왔다. 그러나 현대의학 역사 내내 의료 관계자들은 통증이 100퍼센트 생체역학적인 현상이라고 믿었다. 이 믿음은 17세기 철학자 르네 데카르트Rene Descartes에 의해 널리 알려지게 됐는데, 몸에 상처가 나면 그 부위 신경 신호가 특정 경로를 통해 뇌에 전달되며, 상처 크기에 비례되는 통증이 등록된다는 것이었다. 데카르트는 "정신은 육체와는 완전히 별개이며 육체적 통증과는 아무 관계도 없다"라고 주장했다. 그러나 여러 해에 걸쳐 통증 이론이 나오는 가운데,

체성통(somatic pain, 몸과 관련된 통증 – 옮긴이)이 뇌와 불가분의 관계에 있을 뿐 아니라 정신 작용과도 연관되어 있다는 걸 알게 됐다.[1]

통증의 느낌과 강도는 육체적 감각을 뇌가 어떻게 해석하는가에 따라 달라진다. 또한 통증을 둘러싼 환경, 통증에 대한 개인의 과거 경험, 스트레스나 두려움 같은 감정처럼 다양한 정신적·상황적 요소를 뇌가 어떻게 평가하는가에 따라 달라진다.

통증에 대한 공식적인 정의는 1979년 국제통증연구협회에서 처음 내리고 2020년에 업데이트됐는데, 통증이 육체적(감각적)이면서 동시에 정신적(감정적)인 것이라는 점을 분명히 한다. 다음은 통증에 대한 그 정의의 일부다. "실제적 또는 잠재적 세포조직 손상과 관련된 불유쾌한 감각적·감정적 경험." 통증에 대한 정의는 상황에 따라 다음과 같은 6가지 특징을 갖는다.

- 통증은 개인적인 경험으로, 생물학적이고 정신적이며 사회적인 요소에 의해 각기 다른 영향을 받는다.
- 통증과 통각(nociception, 몸에 나쁜 자극이 주어질 때 생기는 감각 – 옮긴이)은 다른 현상으로, 통증은 감각 뉴런의 활동만으로 해석될 수 없다.
- 개인은 살아가면서 이런저런 경험을 통해 통증의 개념을 배운다.
- 통증에 대한 개인의 경험은 존중되어야 한다.

- 통증은 대개 바람직한 역할을 하지만, 신체 기능과 사회적·정신적 행복에 악영향을 끼치기도 한다.[2]

다시 말해 육체적 통증은 육체와 정신 양쪽 모두의 경험으로, 모든 상황에 동일하게 적용되는 통증 신호 같은 건 없다. 예를 들어 돌부리 같은 데 채여 발가락에 상처가 난 경우, 똑같은 상처를 입은 다른 사람과는 전혀 다른 통증을 느낄 수 있다. 뇌는 다른 사람이 아닌 바로 자신의 삶과 몸에 축적되어온 정보를 토대로 각종 감각에 반응한다. 우리는 통증을 보편적인 경험으로 생각하기 쉽지만, 사실 통증을 느끼는 방식은 극도로 개인적이며 상황에 따라 달라진다.

다행히 통증에 대한 우리의 인식은 정신적인 요소와 상황적인 요소(경험, 기억, 환경, 불안 수준 등)에 따라 달라진다. 그래서 우리는 정신 및 행동 전략을 활용해 통증 신호뿐 아니라 실제 느끼는 통증 강도까지 누그러뜨릴 수 있다. 우리에게는 실제 통증을 변화시키는 힘이 있다. 그 힘을 제대로 발휘하기 위해선 먼저 통증의 두 종류, 즉 급성 통증과 만성 통증 간의 차이를 제대로 알 필요가 있다.

급성 통증

급성 통증은 대개 다리가 부러지거나, 염증이 생기거나, 뜨거운 난로를 만질 때 느끼는 형태의 통증이다. 통증이 느껴지면 기분이 좋지 않기에 더 이상 다치는 걸 막자는 데 그 목적이 있다. '불유쾌한 감각적·감정적 경험'을 통해 몸이 위험에 빠져 있으니 지금 하는 행동을 멈추고 통증을 치유하기 위한 조치를 취해야 한다는 경고를 해주는 것이다. 이 통증 경고 시스템이 제대로 작동되지 않으면, 뭔가를 해야 할 상황이라는 걸 묵과하게 되어 자꾸 더 다치거나 아파할 가능성이 크다. 급성 통증은 대개 우리 몸을 보호하기 위한 것으로 단기적이며, 상처나 병이 치유되면서 저절로 사라지는 경향이 있다.

몸과 뇌는 감각과 정확히 어떤 관계가 있을까? 우리는 중추신경계(뇌와 척수로 이루어진 신경계)와 말초신경계(뇌와 척수에서 뻗어나와 근육과 장기들로 퍼져가는 모든 신경으로 이루어진 신경계)를 통해 감각 정보를 처리한다. 뜨겁게 달궈진 난로에 손을 댈 경우, 손안에 있는 통증 수용기(통증 수용체로도 불리는 말초신경)가 고통스런 감각을 감지해 바로 상행 신경 경로를 통해 신경 신호를 척수로 올려보낸다(신경전달물질이라 불리는 화학 메신저 형태로).

그러면 척수 뒤쪽에 있는 척수 후각dorsal horn이 검문소(일련의 관문을 상상하면 된다) 같은 데서 그 신경 신호를 받아들인다. 그 척수 관문은 받아들인 정보에 따라 줄줄이 열려 감각 메시지를 뇌 쪽으로 보내거나 아니면 줄줄이 닫혀 뇌에 도달하는 감각 메시지 수를 제한한다. '관문 통제 이론gate control theory'으로 알려진 이 이론은, 1965년 영국 신경생리학자 패트릭 데이비드 월Patrick David Wall과 캐나다 심리학자 로널드 멜잭Ronald Melzack이 제시한 것으로, 통증에 대한 인간의 지식에 혁명적 변화를 가져왔다. 이 이론에 따르면, 척수 관문은 육체적·심리적 요인에 따라 열리거나 닫혀, 뇌에 도달하는 메시지에 영향을 주게 된다. 척수 관문을 열어젖혀 통증 메시지를 뇌까지 보내는 요인으로는 스트레스와 두려움, 부상 입은 부위 및 통증 부위에 대한 집중 등을 꼽을 수 있다. 반면에 관문을 닫을 수 있는 요인으로는 긴장을 푸는 것, 무통증 감각을 추가하는 것, 무관한 일에 집중해 통증을 잊는 것 등을 꼽을 수 있다.[3] 이 이론은 중상을 입은 군인이 왜 한창 전투 중에는 통증을 전혀 느끼지 못하는지 설명해준다. 전투에 몰두하고 있을 때 그들의 몸은 생리학적으로 아주 흥분된 상태이기 때문에 통증 신호를 내보내는 척수 후각 내 신경세포의 능력이 일시적으로 억제될 수 있다. 그런 상태에서는 척수 관문이 닫힌다. 이는 몸이 이렇게 말하는 거나 다름없다. "지금 다른 중요한 일이 벌어지고 있어서 통증 신호를 처리할 여유가 없어요." 관문 통제 이론은 예방접종 주사를 맞을 때 누군가의 손을 잡는다거나, 높은 데서 떨어져 놀란 고양이를 부드럽게 어루만져 준다거나, 다친 부위 주변을 문질러줄 때 왜 통증이 줄어드는지 설명해준다. 이렇게 추가 입력되는 감각은 통증 신호가 지나가는 신경 연결 통로의 일부를 차지해, 통증 신호가 뇌까지 도달하게 될 가능성을 줄어들게 만든다.[4]

척수 관문을 지난 화학적 메시지는 척수시상로(상행 통증 경로)를 거쳐 뇌 안에 있는 시상(thalamus, 감각 등이 대뇌피질로 전도될 때 중계 역할을 하는 회백질 부위 – 옮긴이)까지 올라가게 된다. '뇌의 중계소'로 알려진 시상은 메시지를 받아 대뇌피질(cerebral cortex, 대뇌의 가장 겉에 위치한 신경세포의 집합 부위 – 옮긴이)로 보내고, 대뇌피질은 감각, 시각, 운동기관 등 여러 기관에서 보내온 신호까지 감안해 상황을 파악한다.

사우스오스트레일리아대학교 통증 연구원이자 신경과학 교수인 로리머 모즐리Lorimer Moseley에 따르면, 만일 뇌가 사고 과정을 거쳐 말을 할 수 있다면 시상은 아마 이런 식으로 말할 것이다. "이봐! 뭔가 위험한 게 내 손에 닿았어!" 시상이 그 메시지를 대뇌피질로 보내면 대뇌피질은 이렇게 물을 것이다. "무슨 일이야? 나 지금 하는 일들 중단해야 해? 대체 얼마나 아픈 거야?" 손이 뜨거운 난로에 닿은 경우, 대뇌피질은 아마 이런 결정을 내릴 것이다. "빨리 움직이지 않으면 손을 못 쓰게 될 수도 있는 심각한 상황이야. 그래서 난 이걸 아주 아프게 만들어야겠어!" 일단 뇌가 어떤 결론을 내리면(그야말로 순식간에 이루어지는 과정이다) 척수(하행 통증 경로)와 말초신경계를 통해 메시지를 다시 내려보내는데, 그 메시지에 따라 몸이 위협에 어떻게 대처할 것인지 또 얼마나 큰 통증을 느낄 것인지 정해진다.[5]

이 모든 일이 진행되는 동안, 메시지는 심박수와 호흡, 땀 같은 자율 기능은 물론 특정 호르몬의 분비를 관장하는 뇌의 여러 부위를 통과하게 된다. 대표적인 신경전달물질로는 세로토닌, 도파민(흔히 기분을 좋게 만드는 화학물질로 알려져 있으며, 통증 신호를 약화시킨다), 아드레날린, 에피네프린(위협에 대비해 몸을 활성화시킨다) 등을 꼽을 수 있다. 이 같은 자율 기능은 통증에 반응할 때 왜 심장이 뛰고, 숨이 차고, 식은땀을 흘리게 되는지 설명해준다. 급성 통증의 경우와 마찬가지로, '투쟁 또는 도피'라 불리는 이 스트레스 반응은 통증을 유발하는 감각에 맞서 어떤 조치를 취하거나 바로 도망가라고 경고해주는 역할을 한다.

모즐리 박사에 따르면, 결국 얼마나 큰 통증을 느끼는가 하는 건 다음과 같은 의문에 뇌가 어떻게 답하느냐에 달려 있다. "이건 실제 얼마나 위험한가?" 이 의문에 대한 답은 손으로 뜨거운 난로를 만진 경우 등에서 분명히 나타나겠지만, 통증에 대한 인식은 감정과 믿음, 과거 경험, 감각의 전후 상황에 따라 크게 달라지기도 한다.[6]

당신이 만일 가끔 뜨거운 데 손을 데기도 하는 노련한 제빵사라면, 일요일 오후에 아이들과 함께 재미로 쿠키를 만드는 중에 무심코 손을 덴다 해서 하던 일을 중단하진 않을 것이다. 당신은 과거 경험을 통해 통증은 일시적이며 상처는 곧 낫는다는 걸 배웠다. 그래서 상처 때문에 걱정하지 않고, 뇌는 통증이 생기게 된 전후 사정, 태도와 기억 등을 토대로 사소한 위협으로 해석해 뜨거운 오븐을 만진 손에 낮은 수준의 통증 신호 메시지를 내려보낸다.

그러나 엄마의 허락 없이 오븐을 사용해서 아주 불안해하고 있는 아이라면, 실수로 손을 데었을 때 아마 하던 일을 바로 중단할 것이다. 그 아이의 뇌는 뜨거운 것에 손을 데는 특수한 감각을 경험한 석이 없어 기억에 의존할 수 없다. 그래서 뇌는 쌓이는 스트레스와 두려움 속에 당면한 위험을 비상사태로 해석하고는, 다시 척수와 말초 신경계를 통해 소리 높여 통증을 외치게 할 메시지를 내려보낸다.

이런 경험은 다음에 다시 뭔가 뜨거운 것에 데었을 때 느끼게 될 통증의 강도에 영향을 미친다. 그러나 이런 통증 스토리를 바꿀 수도 있다. '생물행동 전략(다른 데 정신을 집중하기, 심호흡하기, 다른 감각 불러오기 등)'이라 불리는 심리학·감각 전략을 통해 통증 연결 통로상의 여러 지점에서 신경 신호에 영향을 줄 수 있다. 효과적으로 잘 활용한다면, 이런 전략을 통해 통증 수준을 낮출 수 있다. 또한 아이들에게 이 전략을 쓸 경우, 통증 대처 방식에 획기적인 변화를 줄 수 있다. 아이는 성인보다 무엇이 통증을 일으키는지 배울 기회가 더 적다. 그래서 이런 전략은 위기의 순간에 통증을 줄여줄 뿐 아니라, 이후 통증을 경험하게 될 때 심한 불편과 불안을 느낄 가능성을 덜어준다.

만성 통증

급성 통증과는 달리, 만성 통증은 잠깐 있다 사라지지 않고 더 이상의 피해를 막아주는 경고 장치 역할도 해주지 못한다. 만성 통증은 대개 3개월 이상 지속되는 통증을 뜻하는데(때론 최소 6개월 이상 지속되는 통증을 뜻하기도 한다), 그 어떤 부상이나 세포

조직 손상과도 연관이 없을 수 있다. 많은 사람(아이와 성인 모두)의 경우 만성 통증은 부상이나 질병으로 인한 급성 통증으로 시작되지만, 몸이 회복된 이후까지도 통증이 지속된다. 그러면 신경계는 잠시도 조용할 날 없는 동네 떠버리처럼 시도 때도 없이 마구 통증 경고를 울려댄다.

급성 통증이 만성 통증으로 변하는 이유는 늘 명확하지 않지만, 연구 결과에 따르면, 주로 통증 연결 통로가 과민해질 때 생기며, 아주 미세한 감각 자극만으로도 뇌에 통증 신호가 보내진다. 이는 편도체와 대뇌피질 부위같이 통증을 지각해 경고해주는 뇌 부위를 과민하게 만든다. 중추신경계는 통증 원인이 사라진 뒤까지 계속 온갖 경고 신호로 시끄러워지는데, 이런 현상을 '중추 민감화central sensitization' 라고 한다. 그 대표적인 예가 '환상지통phantom limb pain'으로, 절단된 팔다리가 여전히 존재하고 아픈 것처럼 느껴지는 현상이다. 절단된 팔다리와 손상된 말초신경이 더 이상 몸의 일부가 아님에도 불구하고 중추신경계가 계속 통증 신호를 받는 것이다.

때로는 만성 통증이 어느 날 느닷없이 나타난 것처럼 느껴지기도 한다. 그런 통증은 언제 문제가 됐는지 정확히 알기 어렵다. 어떤 만성 통증은 가끔씩 찾아오는 요통 형태로 시작된다. 처음에는 미세한 통증만 슬그머니 느껴지다가 시간이 지나면서 도저히 무시할 수 없는 격렬한 통증으로 발전한다. 또는 간헐적이고 경미한 두통으로 시작되기도 하며, 사춘기에 노달하면서 그 상도 및 빈도가 점점 더 심해진다. 특히 여성 호르몬 분비가 왕성해지는 12~14살 사이의 사춘기 때 각종 통증이 시작되는 경우가 많고, 여자아이들이 남자아이들에 비해 만성 통증 질환에 걸릴 가능성이 대체로 더 크다[7](왜 유독 여자아이들과 여성들이 만성 통증에 많이 시달리는지 12장에서 좀 더 자세히 다룰 예정이다).

만성 통증은 특정 질환의 일부로 또는 그 치료 과정에서 시작되기도 한다. 겸상적혈구성 빈혈이나 암, 관절염, 라임병(피부에 빨간 반점이 생기는 피부병 – 옮긴이) 같은 질환은 그 자체에서 통증이 생기기도 한다. 그런 경우 해당 질환에 대해 아무리 효과적인 치료를 한다 해도 통증과 불안감이 줄어들지 않는다는 점을 명심해야 한다. 일부 치료는 오히려 통증을 더 악화시키기도 한다. 항암 화학 요법과 방사선 치료 같은 암 치료들이 좋은 예다. 그래서 아이든 성인이든 누군가가 만성질환을 앓고 있으면 반드시 해당 질환은 물론 그에 따른 통증도 치료해야 한다.

통증 치료는 생각처럼 직관적이지 못하다. 만성 통증 완화와 관련된 가장 큰 오해는 만성 통증도 급성 통증과 같은 방법으로 관리될 수 있다는 것이다. 대체로 급성 통증과 만성 통증은 치료법 자체가 아주 다르다. 유감스럽게도 이런 사실은 일반인은 물론 심지어 의사들도 깨닫지 못한다.

일반적으로 만성 통증 관리는 약물치료 유무 등 동시다발적인 접근방식을 통해 가능하다. 만성 통증 질환은 대부분 동일한 신경생물학적 과정에 뿌리를 두고 있다. 감정과 기억, 환경, 수면 습관, 행동, 심지어 각종 증상을 관리하는 방법에 대한 지식 등이 모두 만성 통증에 영향을 미친다. 따라서 심리학적·생물행동학적 전략을 활용해 이 요소들을 조절함으로써 통증을 완화할 수 있다. 지금부터 그걸 가능하게 해줄 많은 수단을 살펴볼 것이다.

통증 측정하기

통증은 상황에 따라 달라지는 극히 개인적이고 주관적인 감각이다. 그렇다면 한 아이가 겪는 통증을 부모나 친구 또는 의사는 대체 어떻게 알 수 있을까? 우리는 절대 다른 사람의 통증을 정확히 알 수 없다. 특히 의사소통 능력에 한계가 있는 유아나 아이의 통증을 아는 건 더 어렵다. 그러나 다른 누군가를 도와 통증을 완화시키려면 통증 측정은 꼭 필요하다. 다행히 의사와 연구원 들은 다년간의 연구를 통해 유용한 통증 측정 수단을 만들었다. 우리는 그 수단을 통해 다른 누군가의 고통을 들여다볼 수 있다.

가장 간단하면서도 오래된 통증 측정 방법은 '숫자 통증 등급numeric pain scale'이다. 당신이 어딘가를 다쳐 의사나 병원을 찾아간 적이 있다면 아마 이 숫자 통증 등급이란 걸 접해봤을 것이다. 대개 간호사나 의사가 아주 통상적인 질문을 한다. "통증에 0에서 10까지 등급을 매긴다면 지금 통증이 어느 정도 되나요? 0은 무통증이고,

10은 가능한 한 최악의 통증입니다." 그들은 때론 통증 등급 숫자에 해당하는 표정들이 그려진 종이를 한 장 보여줄 것이다. 어떤 통증 등급은 색으로 구분되어 있고, 숫자별로 간단한 설명이 달려 있다 (예를 들어, 숫자 1에는 '통증이 없다'는 설명이, 10에는 '움직이지도 못하겠다'는 설명이 달려 있다). 구체석인 측면과는 관계없이 이 숫자 통증 등급은 모두 한 사람의 '자기 보고'에 의존하며, 모두 통증의 한 측면인 강도만을 나타낸다.

통증 강도에 대한 한 사람의 자기 보고는 통증의 복잡한 특성은 물론 시간에 따른 통증의 변화를 제대로 보여주진 못한다. 어린아이 에게는 통증에 대한 자기 보고를 요청할 수도 없다. 설사 그림까지 동원한다 해도 어린아이(특히 4살 이하)가 자기 통증 강도를 정확히 알려주기란 어렵기 때문이다. 진정제를 투여하거나 삽관(intubation, 입이나 코를 통해 기관 속에 튜브를 삽입한 것 - 옮긴이)을 한 사람, 인지 능력이나 운동 능력이 떨어지는 사람 역시 통증 수준이 어떤지 묻는 게 불가능한 경우가 많다. 이런 이유로 의사들은 통증 수준을 측정하기 위해 종종 자기 보고 외에 다른 방법을 활용한다.[8]

어린아이들의 통증 행동과
몸의 신호 관찰하기

관찰은 의사가 통증 측정을 위해 활용하는 아주 중

요한 방법이다. 어린아이의 움직임, 특히 울음 같은 비언어적 소리를 들어보면 어떤 상태인지 많은 걸 알 수 있다. 다양한 동물 종의 경우, 통증을 겪고 있다는 걸 분명히 보여주는 특정한 표정과 몸의 움직임이 있다. 연구원들은 관찰 가능한 신호를 토대로 아이들의 통증을 측정하는 방법을 개발해왔다. 팔다리를 흔든다거나, 주먹을 꽉 쥔다거나, 발길질을 해댄다거나, 이마를 찌푸린다거나, 얼굴을 찡그리며 윗입술을 올린다거나 하는 움직임이 통증 신호들이다.[9] 부모와 의사는 이런 움직임과 울음, 진정 여부 등을 관찰함으로써 아이의 통증 강도를 측정할 수 있다.

그러나 통증을 아무리 체계적으로 코드화하고 등급화한다 해도, 아이들의 행동을 관찰하는 것은 본질적으로 주관적일 수밖에 없다. "그건 그저 관찰자가 아이를 보고 통증 정도를 측정하는 것일 뿐입니다." 칸왈지트 J. S. (서니) 아난드Kanwaljeet J. S. (Sunny) Anand의 말이다. 아난드는 스탠퍼드대학교 메디컬센터 소아 및 마취, 통증 의학 교수로 유아 통증 치료 연구 분야의 선구자다. 의료계에서는 유아 통증 측정의 주관적인 측면을 보강하기 위해 심박동수와 혈압, 뇌파 같은 생리학적 신호들을 모니터링하는데, 이는 모두 인간의 관찰에 의존하지 않는 객관적인 측정 방법이다. 이 방법은 주로 신생아 집중치료실이나, 환자가 말이나 행동으로 자신의 통증을 설명하지 못하는 상황에서 활용된다.

전문 의료인들은 소리 빈도 및 패턴과 통증 및 통증 회복의 연관성을 알아내기 위해 유아들의 울음소리를 연구하는 중이다. 그러나 현재 통증 측정 방법 중 상당수가 연구소나 특수한 병원 시설이 아닌 곳에서는 활용되지 못하고 있다. 하지만 이러한 연구들과 정교한 알고리즘을 이용해 아이들의 통증이 시작되는 순간 바로 의료진에게 경고를 해주는 미래를 상상해볼 수 있다. 물론 아직은 갈 길이 멀다. 통증 측정에서 주관적인 측면을 배제하기까지는 아마 꽤 오랜 시간이 걸릴 것으로 보인다.[10]

통증의 특징 묻기

아이들이 스스로 말하고 표현하는 게 가능할 경우, 의사들은 통증을 보다 완전히 이해하는 데 도움이 되는 다른 통증 측정 방법을 사용할 수 있다. 예를 들어 만성 통증에 시달리는 아이가 통증 치료소를 찾아가면, 안나 같은 심리학자가 아이나 그 부모를 상대로 통증 강도 외에 훨씬 더 많은 것을 질문한다. 철저한 통증 측정을 위해 아이에게(또는 종종 부모에게) 던지는 질문들은 다음과 같다. "언제 처음 통증을 알게 됐니? 통증이 어떤 식으로 시작됐니? 통증이 얼마나 자주 생기니? 통증이 생길 때 어떤 패턴이 있니? 통증을 표현하는 데 주로 어떤 말을 쓰니? 화끈화끈하니? 아프니? 신경이 곤두서니? 콕콕 쑤시니? 통증이 생길 때 어떤 불편이 따르니?" 아이에게 사람 몸 그림이나 사진을 보여주며 통증이 생기는 부위를 표시

해보라고 하기도 한다. 의사들은 이런 정보를 토대로 치료 전략을 세울 수 있다.

치료의 일환으로 아이들에게 매일 통증 일기를 쓰게 해 통증을 추적 관찰할 수도 있다. 일기에는 통증이 어떤 느낌인지, 얼마나 아픈지, 어떤 종류인지 적게 된다. 이 방법은 어떤 치료법이 가장 효과가 있을지, 어떤 활동이 통증을 일으키는지, 스트레스와 수면 같은 요소들이 아이의 통증에 어떤 영향을 미치는지 등을 알아내는 데 큰 도움이 된다.[11] 연구 결과에 따르면, 아이들에게 설문지를 주며 지난 한 주 또는 한 달 동안 느낀 것을 기억해보라고 하는 것보다는 매일 통증 일기를 쓰게 하는 것이 보다 신뢰할 만한 통증 측정 방법이라고 한다. 아이들에게 과거에 느낀 통증을 기억해 설명하게 하는 건 쉽지 않기 때문이다. 다행히 요즘은 기술 발전 덕에 일기를 쓰는 게 보다 쉬워졌다. 아이와 10대 들이 자신의 통증 경험을 스마트폰으로 의료진과 공유하는 게 편리해진 것이다. 심지어 일부 스마트폰 앱은 맞춤형 통증 관리 팁을 알려주기도 한다.[12] 이런 수단은 결함이 없는 건 아니지만, 아이들이 스스로 느끼는 걸 표현하고 공유할 수 있게 해주고, 통증이 측정 가능하며 실재한다는 걸 확인할 수 있게 해준다.[13]

갓난아기의 울음소리에 귀를 기울이든, 걸음마를 배우는 아기의 찡그린 얼굴을 관찰하든, 10대 아이와 지난주에 쓴 두통 일기에 관해 얘기하든, 이런 방법들을 통해 아이의 통증을 보다 잘 이해할 수 있다. 그리고 급성 통증이든 만성 통증이든 앞으로 통증을 보다 효과적으로 관리할 수 있다. 구체적인 방법을 알고 싶다면 이 책을 계속 읽어보자.

어린아이들은 통증을
기억하지 못한다?

2장

역사적으로 허술했던
소아 통증 관리

When Children Feel Pain

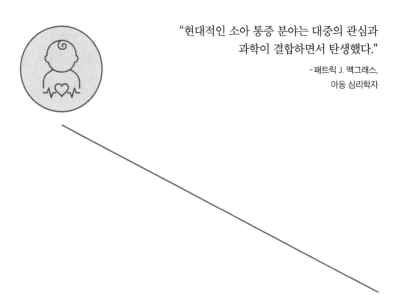

"당신 아기가 대수술을 받아야 한다고 상상해보십시오."

1986년 미국 메릴랜드주 실버스프링스에 사는 질 로슨Jill Lawson이
의학저널 〈버스〉 편집자에게 보낸 편지에서 한 말이다. "당신은 아
기의 수술을 아주 유명한 대형병원에 맡깁니다. 물어보는 것조차 우
스워 보이지만, 여러 의사에게 마취 방법을 물어봅니다. 수술 동의
서를 들고온 외과 레지던트가 아이는 편히 잠든 상태에서 수술을 받
을 거라 약속하고, 당신은 그 동의서에 사인을 합니다. 그런데 나중
에 당신 아들이 마취도 전혀 하지 않은 채 절개 수술을 받았다는 사
실을 알았다고 상상해보십시오. 이건 피비린내 나는 공포영화가 아
닙니다. 제게 실제 일어난… 알고 보니 아주 흔한 일이더군요."[1]

충격적인 일로 느껴지겠지만, 1985년 조산으로 태어나 진통제 투

여도 없이 심장 절개 수술을 받은 로슨의 아들 제프리에 대한 이야 기는 전혀 과장이 아니다. 이는 의사들이 의대 시절에 유아들은 통 증을 느끼지 못한다고 배웠다는 사실을 잘 보여주는 사례다. 수세기 간 이어져온 잘못된 이론과 허점 많은 연구, 문화적 편견 때문에 대 부분의 의사는 유아의 신경계는 아직 제대로 발달되지 않아 통증을 느끼지 못해 통증 관리를 할 필요가 없다고 믿었다. 그리고 그런 믿 음에 이의를 제기하는 소수의 의식 있는 의사조차도 의대 시절 이런 교육을 받았다. 유아들이 설사 통증을 느낀다 해도 마취제 같은 약 이 갖는 잠재적 부작용이 너무 커 자칫 호흡 장애나 심장마비, 죽음 에 이를 수 있다고 믿었다. 또한 설사 잠시 통증을 느낀다 해도 나중 에 분명 그걸 기억하지 못할 거라고 생각했다.

이런 이유들로 인해 1980년대 말 이전은 물론 1990년대 초에 수 술을 받은 제프리를 비롯한 많은 아기에게는 수술 과정에서 근육 이 완제만 투여됐다. 근육 이완제를 투여하면 아기들이 수술 중에 움직 이진 못하지만 의식은 생생한 상태다. 오늘날 생각해보면 말도 안 되는 진료 기준이 일반인들은 눈치도 채지 못한 상황에서 수십 년간 유지됐던 것이다.[2]

제프리의 엄마가 아들의 진료 기록을 살펴보고 수술 중에 어떤 트라우마를 겪었는지 알게 된 건, 아이가 1985년 문제의 그 수술을 받은 지 몇 주 만에 쇼크 및 장기부전으로 세상을 떠난 뒤였다.

이처럼 말도 안 되는 진료 기준이 어떻게 그리 오랜 세월 사람들

눈에 띄지 않고 의심도 받지 않은 채 유지될 수 있었던 걸까? 그 이유를 설명하자면 다음과 같다.

- 현대 전문 의료인을 둘러싼 문화는 오랜 세월 동안 의사가 가장 지식이 많은, 모든 것을 잘 알고 있는 주체임을 전파해왔다. 이는 특히 의과대학에 강도 높은 대학 교육과 훈련을 요구하기 시작했다. 그런 현상은 전문적인 의료협회가 설립된 1800년대 말부터 1900년대 초 이후에 더 강해졌다. 그 결과 각 가정에서는 의사가 환자를 적절히 치료하고 고통을 막아주기 위해 가능한 한 모든 의학적 수단을 동원할 거라고 믿는(가끔은 맹목적으로) 경우가 많아졌다.

- 일반적으로 통증은 뒷전이었다. 어린 환자의 삶이 위험에 처한 상황에서 최우선 목표는 그 아이를 살리는 것이었다. 특히 유아의 통증 인지 능력과 관련해 잘못된 믿음이 팽배해 있는 데다, 모든 게 미발달된 유아를 안전하게 마취하는 방법에 대한 연구도 부족한 상황에서 편안함은 의사의 목표가 아니었다. "직면한 모든 문제 가운데 지금 아이를 아프게 만들고 있는가 하는 것은 아마 가장 관심 밖의 문제일 겁니다. 아이의 생존에 꼭 필요하다고 생각되는 일이 아니면 하지 않을 거니까요."《소아집중치료실에서의 윤리학Ethics in Pediatric Intensive Care》에서 한 의사의 말이다. 반면에 통증 예방에 관심이 많지만 마취제 사용으

로 인한 미지의 합병증이 두려워 통증 예방 조치를 취하지 않는 의사들도 많았다.[3]

- 아이의 수술이나 진료 현장을 지켜보는 게 허용되지 않았다. 통증이 따르는 아이의 수술 장면 등을 지켜보게 해달라고 요청하는 용기 있는 부모도 있었지만 허용되지 않았고, 수술실 등에서 일어나는 일은 늘 베일에 가려 있게 되었다.[4]

- 많은 전문 의료인이 통증에 대한 낡은 사고방식의 영향을 받았다. 일부 의사는 통증이 몸의 치유 반응을 촉진하는 데 도움이 될 뿐 아니라 필요하다고 믿었다. 이는 19세기 후반까지 의료계에 공공연하게 있던 잘못된 믿음이다. 게다가 의사들의 마음속에 유아를 낮은 단계의 원시적 생명체로 보는 다윈의 인간 발달 이론 잔재가 남아, 통증에 대한 유아들의 표현을 단순한 반사 신경 정도로 봤다. 그 결과, 19세기와 20세기 초에는 진통제 투여 없이 바늘로 찌르거나 전기 충격을 가하는 실험적인 유아 통증 연구까지 이루어졌다. 의사들은 명백한 통증 반응을 단순한 반사 신경으로 무시했을 뿐 아니라, 그 연구 결과를 유아에겐 통증 인지 능력이 없다는 증거로 활용했다.[5]

- 어린아이는 자신의 통증을 말로 표현하지 못했고(물론 지금도 마찬가지지만), 진료 방식에도 불만을 표할 수 없었다. 그 애들은 의료시설 안에서 잠시 움찔하거나 소리 내 울 수는 있었지만 대개, 그 울음은 공허한 메아리로 끝났다.

1987년, 아동 심리학자 패트릭 J. 맥그래스Patrick J. McGrath와 작업치료사 겸 사회복지사 아니타 M. 운루Anita M. Unruh 부부는 소아 통증 문제를 집중적으로 다룬 최초의 책을 출간했다.[6] 《아동 및 청소년들의 통증Pain In Children and Adolescents》을 출간했을 때 그들은 캐나다 이스턴온타리오 아동병원에서 일하고 있었고, 의료계를 향해 소아 통증에 대한 접근방식을 재고할 것을 촉구했다. 믿기 어려운 일이지만, 그전까지만 해도 그런 책은 전혀 존재하지 않았다. 캐나다 맥길대학교 심리학 교수 멜잭 박사가 쓴 서문은 그 책이 왜 필요한지를 너무도 잘 보여준다.

우리는 아이를 돌보는 전문 의료인들이 통증을 예방하거나 완화시키기 위해 자신이 할 수 있는 모든 걸 다할 거라고 생각하기 쉽다. 그래서 아이는 성인만큼 통증을 심하게 느끼지 않기에 진통제가 덜 필요하거나 전혀 필요치 않다는 잘못된 믿음에 지배되고 있다는 사실을 알고 나면 큰 충격을 받는다. 한 연구 결과에 따르면, 과거에는 팔다리 절단 수술이나 목에 있는 암 덩어리 제거 수술, 심장 수술 같이 큰 수술을 받은 아이들의 50퍼센트 이상이 진통제 투여 없이 수술을 받았고, 나머지 아이들은 불충분한 양의 진통제만 투여한 채 수술을 받았다. 이렇게 끔찍한 통계 수치는 아이들의 통증 치료에 대해 조사한 거의 모든 연구에서 발견된다. 심한 통증을 치료한다고 마약 성분의 약을 쓸 경우, 빠른 속도로 약물 중독이 될 거라는 잘못된 믿음은 청소년에게도 그대로 적용됐다.

멜잭 박사가 이 말을 한 지 35년이 지났지만, 오늘날까지 어느 정도 통용된다. 물론 그 이후 많은 부분이 개선됐고, 통증에 시달리는 아이들은 대개 더 나은 치료를 받는다. 그러나 지금도 아이들의 통증 예방이나 치료를 위해 가능한 한 모든 노력을 다 기울이지 않다는 사실은 여전히 많은 부모와 의사에게 충격을 안겨준다. 우리가 가야 할 길이 얼마나 먼지 살펴보기에 앞서 어떻게 오늘날에 이르게 됐는지 되돌아보자.

소아 통증 관련 실태

의료 분야 과학자와 의사 들이 왜 1980년대에 이르러서야 유아와 아동 통증에 대한 접근방식을 재고하게 됐는지 알기 위해선, 먼저 수세기 동안 누적되어온 신념 체계와 통증에 대한 잘못된 믿음으로 집단의식에 영향을 준 사례를 탐구해야 한다.

수천 년간 지구 곳곳에서 발달된 대부분의 고대 문명사회에서 통증은 초자연적인 힘으로 생긴다고 믿었다. 그들은 고통스런 질병은 신들에 의해 생겼고, 때론 죄를 짓거나 악마에게 사로잡힌 사람들이 걸린다고 생각했다. 질병은 성직자나 신, 제물을 바치는 의식, 기도 또는 악령 쫓기 등을 통해 치료될 수 있다고 믿었다. 서구 역사에서 처음으로 통증을 종교적이거나 미신적인 문제가 아닌 생리학적 상태로 연구하기 시작한 건 고대 그리스인과 로마인(기원전 약 500년-서기 250년 사이) 들이었다. 흔히 '서양 의학의 아버지'로 여겨지는 그리스 의사 히포크라테스Hipocrates(기원전 약 460-370년)는 통증과 질병은 신이 내리는 벌도 아니고 악령들의 작품도 아니라고 믿었다.[7] 통증과 질병은 여러 환경적인 요인으로 나타나기에 의학은 몸과 마음을 동시에 치료하는 세속적인 학문(오늘날 우리가 말하는 이른바 과학에 이르는 철학)이 되어야 한다고 생각했다.[8] 그런 믿음은 오늘날 통증에 대한 지식의 토대가 되었다. 그러나 그 과정에서 다른 많은 이론 역시 뿌리를 내렸다.

그리스 철학자 아리스토텔레스Aristotle(기원전 약 384-322년)는 통증은 심장에서 비롯된다고 믿었고, 그리스 의사 갈레노스Galenos(서기 약 130-200년)는 오늘날과 비슷한 중추신경계와 말초신경계를 상상했다. 뇌는 신경의 원천이며, 그 신경이 척수를 통해 근육 및 팔다리 움직임을 통제하는 신경망과 연결된다고 기록했다. 그는 이런 시스템으로 통증 메시지가 뇌까지 전달된다고 생각했다. 이처럼 자신이 살던 시대를 한참 앞서갔던 갈레노스는 부모들에게 아기의 불편함을 완화시켜주라고 조언하기도 했다. 아기가 울면 품에 안고 흔들거나 노래를 불러주고, 필요할 때 늘 옆에서 돌봐주라고 권한 것이다.[9]

한편 통증과 관련된 반대 이론도 그 영향력이 아주 컸다. 대표적인 예가 그리스 스파르타인(기원전 1104-192년)의 '어려움을 참고 견디는' 관행으로, 그들은 고통을 참고 견디는 것이야말로 한 사람의 성격을 잘 보여주는 증거라고 믿었다. "여성들은 아기의 성격과 안색을 보기 위해서 새로 태어난 아기를 포도주로 목욕시켰다. 병약한 아기는 점점 쇠약해지지만, 반대로 강한 아기는 몸과 마음이 강철처럼 강해진다는 믿음에서 나온 관행이었다."[10] '고통 없이는 얻는 것도 없다'와 같은 이런 접근방식은 오늘날 많은 문화 및 의학 분야에서 그대로 적용된다.

히포크라테스는 스파르타인의 가치 체계에 동의하지 않았다. 그는 유아와 아동은 통증에 더 민감해 성인과는 달리 치료해야 한다고 믿었다. 예를 들어 당시 부모와 치료자 사이에 꾸준히 문제가 됐던 치통을 치료할 걸 권했다(그러나 아기의 잇몸을 토끼 뇌, 닭기름, 꿀, 꽃기름 등으로 문지르는 치료법을 권해 뭔가 석연치 않아 보인다).

중세시대(서기 5-15세기)에 접어들면서 통증은 신이나 기타 다른 영적 존재로 생기고 치유된다는 믿음으로 되돌아갔지만, 다른 페르시아인 아비첸나Avicenna(서기 약 908-1036년)는 이슬람 황금시대의 현대적인 사상가로 단연 두각을 드러냈다. 그는 약초 요법과 운동, 열탕욕, 기분 좋은 음악 듣기, 뭔가에 몰두하기 같은 육체적 방법과 정신적 방법을 통해 통증이 완화될 수 있다고 생각했다. 일부 사람들에게 '현대의학의 아버지'로 불리는 아비첸나는, 아이들은 통증으로부터 보호되어야 하며 편안하게 해주는 게 성장에도 도움이 된다고 강조했다. 이는 오늘날 각종 연구에서 사실로 입증되고 있다.

르네상스시대(1300-1600년)에 들어가면서 통증의 메커니즘과 치료에 대한 관심이 되살아났다. 영아와 아이는 성인과 다르게 평가되고 치료되어야 한다는 사실이 인정되곤 했다. 그러나 아이들의 고통을 어떻게 다룰 것인가 하는 문제를 둘러싸고 여러 학파 간에 경쟁이 있었다. 1544년 출간된 토마스 페어Thomas Phaer가 쓴 최초의 소아학 도서 《아이들의 책The Boke of Chyldren》은 유아들의 질병을 치료하고 불편을 덜어주는 치료법을 소개했다. 반면 철학자 존 로크John Locke(1632-1704년)와 장-자크 루소Jean-Jacques Rousseau(1712-1778년)는, 아이들은 삶의 역경을 헤쳐나가기 위해 단련될 필요가 있다고 강조했다. 두 사람은 아이들을 애지중지 키우면 일찍 사망할 가능성이 크다고 생각했다. 그래서 그 시절에 널리 쓰인 방법이 아이들을 찬물로 목욕시키는 것이었다. 아이들이 아무리 몸부림치고 비명을 질러대도 그 의식은 그대로 강행됐다. 이런 권위주의적이고 엄격한 양육 철학은 20세기까지 그 명맥을 이어갔다.

1928년 행동주의 심리학자이자 전 미국심리학협회 회장 존 B. 왓슨John B. Watson은 많은 논란을 불러일으킨 자신의 책 《유아와 아동에 대한 심리학적 돌봄Psychological Care of Infant and Child》에서 '너무나 많은 사랑의 위험'을 경고했다. 그는 아기의 울음에 일일이 반응하지 말고, 아기에게 너무 많은 애정을 보여주지 말라고 했다. 그런 믿음이 오늘날까지 이어져온 만큼 부모들이 아기를 달래주려는 본능과 '어려

움을 참고 견뎌야 한다'는 생각 사이에서 갈팡질팡하는 것도 전혀 이상한 일은 아니다.[11]

수수께끼 같은 아기의 울음

철학자와 의사, 부모 들은 여러 시대에 걸쳐(오늘날에 이르기까지) 또 다른 퍼즐을 풀기 위해 애쓰고 있다. 암호같이 미스터리한 아기들의 울음소리를 어떻게 해독하고, 아기들이 무얼 느끼는지 어떻게 알 것인가? 우는 것은 유아의 주요 의사소통 방식이다. 실제로 '유아'를 뜻하는 영어 'infant'는 '말하지 못하는 자' 또는 '말을 못하는'을 뜻하는 라틴어 'infans'에서 왔다. 자신의 울음 뒤에 감춰진 의미를 말로 설명할 수 없기에 유아는 그 해석을 어른에게 맡길 수밖에 없다. 그래서 어른들은 그간 온갖 해석을 다 내놨다.

1838년 스코틀랜드 작가이자 의사인 새뮤얼 스마일스Samuel Smiles는 《체육학Physical Education》에서 아기들의 울음은 대개 걱정할 필요가 없고, 오히려 건강에 도움이 되는 경우가 많다고 했다. "병약한 아이들은 시도 때도 없이 울고 십중팔구 오래 살지 못한다. 울음은 아이들의 유일한 운동이며, 가끔은 유일한 자양분이기도 하다. 그래서 우는 걸 멈추면 곧 시들시들해져 죽게 된다."[12]

그러나 하이델리세 알스Heidelise Als와 루스 그루나우Ruth Grunau 같은 현대 과학자(자세한 건 4장 참조)들이 주장해왔듯, 어떤 사람들은 유아는 울음과 표정을 통해 통증을 표현한다는 걸 인정했다. 펜실베이니아대학교 의과대학 최초 소아과 교수인 루이스 스타Louis Starr는 아이의 울음은 대개 통증이나 스트레스 또는 질병의 징후이므로 반드시 신경을 써야 한다고 강조했다. 그는 1886년에 출간한《유아기와 아동기의 소화기 질병Diseases of the Digestive Organs in Infancy and Childhood》에서 이렇게 말했다. "울음은 유아들이 자신의 불쾌감이나 불편함 또는 고통을 표현하는 중요한 수단(유일한 수단은 아니라 해도)이다. 언어의 힘이 생기고 나서 한참 후까지도 울음은 계속 불만을 나타내는 주요 역할을 한다. 건강한 아이는 울지 않는다는 걸 원칙으로 생각할 수도 있다. 물론 제아무리 건강한 아이도 넘어지거나 사고를 당하거나 뭔가에 맞으면 급성 통증이 생겨 울게 되지만, 그 폭풍우는 금방 끝난다. 잦은 울음이나 짜증은 건강과 양립될 수 없다."[13]

다행히 스타 박사와 같은 관점을 가진 사람들은 꾸준히 있어 왔다. 1900년대 중반 소아과 의사이자 아동 발달 전문가인 벤자민 스폭Benjamin Spock과 베리 브라젤튼Berry Brazelton은 일대 혁명을 일으켰다. 스폭 박사가 1946년에 출간한《유아와 아동 돌봄Baby and Child Care》과 브라젤튼 박사가 1969년에 출간한《아기들과 엄마Babies and Mothers》, 1984년에 출간한《아이의 말에 귀 기울이기To Listen to a Child》에서 두 사람은 독자들에게 아기의 울음과 기타 신호에 관심을 기울이고, 아기의 육체적·정신적 욕구를 인정하면서 따뜻한 마음으로 답할 것을 촉구했다. 두 사람의 주된 관심사가 소아 통증은 아니었지만, 그들

은 아기들을 복잡한 독립 개체로 보는 개념을 널리 보급시켰고, 의료시설과 가정의 중요성을 퍼뜨렸다.[14]

마취의 발명과 통증 관리의 새로운 도래

1800년대 중반 흡입식 마취가 발명되면서 통증 인식에 일대 지각변동이 일어났다. 외과 의사들은 이산화질소나 클로로폼을 흡입시켜 수술 환자를 마취시켰고, 후에는 산모들을 마취시켰다. 이전까지만 해도 외과 의사들은 수술 도중 환자들의 처절한 비명과 몸부림을 참고 견뎌야만 했다. 그러나 마취의 발명 덕에 환자와 의사 들은 고문에 가까운 수술에서 해방될 수 있었고, 의학에 대한 기대치에도 급격한 변화가 생겼다. 1846년 매사추세츠 종합병원에서는 에테르 마취를 활용한 최초의 수술이 성공적으로 마무리되었다. 하버드대학교 외과 교수 헨리 제이콥 비글로Henry Jacob Bigelow는 수술 현장을 참관한 뒤 이렇게 선언했다. "우리 의료 기술에서 끔찍한 공포가 사라졌다."[15]

마취의 발명은 통증 관리 연구를 진일보시켰을 뿐 아니라 통증 관리의 의학적 가치도 높여주었다. 그러나 의사와 과학자 들은 많은 형태의 통증을 제대로 이해하기까지 수십 년이 더 필요했고, 그 노력은 아직도 끝나지 않았다. 통증은 생리학적이면서 심리학적이고, 과학적이면서 주관적인 현상이지만, 많은 수수께끼는 여전히 풀리지 않았다. 게다가 유아와 어린아이 들이 내보내는 비언어적 신호들을 제대로 해독하고 대처하는 법을 배우기 위해선 더 많은 시간이 필요했다. 게다가 현대의학계가 어린 환자의 통증 연구 및 치료를 우선시하기까지는 더 오랜 시간이 걸렸다. 우리는 그 마지막 단계에 결정적으로 기여한 질 로슨과 다른 여러 연구원에게 고마움을 표해야 한다.

제프리 로슨이 남긴 유산

제프리 로슨은 1985년에 마취도 되지 않은 상태에서 심장 절개 수술을 받은 뒤 비극적으로 짧은 생을 마쳤지만, 그 유산은 지금까지도 살아 있다. 그의 어머니 질은 아들이 겪은 트라우마를 세상에 공개했고, 수술실 안에서 흔히 일어나는 야만적인 의료 관행의 실체가 백일하에 드러났다.

1986년 의학저널 〈버스〉에 실린 편지에서 질은 당시의 공포를 이렇게 적었다. "의사들은 제프리의 양쪽 목과 왼쪽 흉부에 구멍을 냈고, 척추 주변 흉골 부위를 절개했으며, 갈비뼈들을 벌려놨고, 심장 부근 동맥을 묶었습니다. 게다가 흉관을 꽂기 위해 몸 왼쪽에 또 다른 구멍을 냈습니다. 수술은 한 시간 반이나 계속됐습니다. 제프리는 그 시간 내내 깨어 있었고요."

아들이 죽은 뒤, 질은 왜 제프리에게 수술 중에 진통제를 투여하지 않았는지 의사한테 물었다. "의사는 제프리가 너무 약해서 강력한 마취제를 견딜 수 없을 거라 하더군요. 조산아는 통증을 전혀 느끼지 않는다는 말도 했습니다. 제가 왜 걱정을 하는지 의아해하는 듯했습니다."

질은 격분했다. 그는 자신이 찾을 수 있는 모든 의학협회와 저널에 편지를 보내 소아 통증 관리의 현실을 바꾸는 걸 자신의 임무로 삼았다. 질의 이야기가 주요 뉴스 매체에서 다루어지면서 사람들은 격렬한 반응을 보였고, 연구원들 역시 소아 통증에 많은 관심을 보였다.

소아 통증 관리에 대한 질의 호소와 당시 몇몇 과학자와 의사 들의 노력 끝에 소아 통증 관련 운동이 일어났고, 그 결과 소아 통증 분야는 아주 짧은 기간 내에 상당한 발전을 이루었다. 1980년대 말에는 소아 통증 관리와 관련해 발표된 논문 수가 1980년대 초와 비교해 배나 늘었고, 의사들의 소아 치료 및 통증 완화 방법에도 상전벽해 같은 변화가 일어났다.[16]

맥그래스 박사는 "현대적인 소아 통증 분야는 대중의 관심과 과학이 결합하면서 탄생했다."라고 이야기한다. 1986년 질의 경험에서 영감을 받은 〈워싱턴포스트〉 "마취 없이 행하는 수술: 조산아도 통증을 느낄 수 있는가?Surgery Without Anesthesia: Can Preemies Feel Pain?" 기사를 보면, 여론의 흐름이 얼마나 빨리 변했는지 보여준다. 소아 통증 관리에 대해 찬성과 반대 입장을 모두 제시하고, 신생아가 마취의 잠재적 역효과를 견뎌낼 수 있는지 평가한 그 기사에는 관행을 바꾸는 데 회의적인 의사들의 말도 인용되어 있다. 조산아 진정제 투여에 반대하는 한 마취과 의사는 이런 말을 한다. "조산아들이 통증을 느끼는지, 그들이 좀 더 큰 아이나 성인 들과 비교해 통증을 느끼는 데 차이가 있는지 정확히 알진 못하지만… 누군가 제가 조산아를 고문하고 있다고 말해도 그 아기를 죽음으로 내모는 짓은 하지 않을 겁니다."[17]

질이 세상 사람들에게 많은 아기가 수술 중 악몽같이 끔찍한 고통을 겪는다는 걸 일깨워준 지 꼭 1년 만에, 미국소아과학회와 미국마취학회는 신생아를 수술할 때 적절한 마취제를 써야 한다는 걸 처음 인정하는 성명을 내놓았다.[18] 물론 1987년에 나온 이 권고로 인해 모든 의사의 관행과 아동 의료를 둘러싼 문화가 바로 바뀌지는 않았다. 그러나 새로운 시대가 밝아오고 있는 것만은 분명했다.[19]

과학적인 소아 통증 연구의 탄생

아난드 박사는 혁명적인 시대를 이끈 연구원 중 한 사람이다. "저는 1983년 영국 옥스퍼드대학교에서 로즈 장학생으로 연구를 하다 우연히 소아 통증 연구 분야에 뛰어들었습니다." 당시 그는 분만 시 산모에게 놓는 마취 주사가 신생아에게 미치는 영향에 대해 연구했는데, 곧 신생아에게 놓는 마취 주사 연구가 거의 없다는 사실을 알게 됐다.

"당시 저는 신생아 집중치료실에서 일했는데, 어린 환자들이 수술 후 임상학적으로 아주 불안정한 상태로 되돌아오는 걸 보곤 했습니다. 수술 전엔 몸 상태가 아주 좋았던 아기가 수술을 받고 돌아오면 몸에 생리학적으로 큰 변화가 생기곤 했는데, 그건 정말 괴롭고 당혹스런 일이었습니다. 처음에는 마취 후유증이나 수술 후유증일 거라 생각했습니다. 그러다 아기들에게 마취를 하지 않았다는 사실을 알게 됐습니다. 의사들은 아기가 통증을 느끼지 않는다고 믿었고 또 그렇게 배웠기 때문에, 마취도 하지 않은 채 수술을 하고 있던 것입니다."

아난드 박사는 신생아 집중치료실에서 아기들이 고통스런 자극(예를 들어 정맥주사 라인이 삽입될 때)에 반응하는 걸 봤지만, 그는 그런 반응이 통증의 인지라기보다는 반사작용의 결과라고 배웠다. "많은 의학 교재에 이렇게 쓰여 있습니다. 아기의 신경은 아직 제대로 발달하지 않았고, 그들의 통증 시스템은 자극을 뇌까지 전달하지 못한다고. 물론 경험 많은 엄마들과 얘기를 나눠보면 아기도 통증을 느낀다는 건 아주 분명합니다. 다만 객관적인 증거가 없는 거죠."

아난드 박사는 증거를 찾기로 했다. 그는 자문 역할을 해준 옥스퍼드대학교 앨버트 앤슬리-그린 경Sir Albert Ansley-Green과 함께 관찰 실험 연구를 고안해내 수술 전후에 받은 아기의 혈액 샘플을 분석했다. "신생아는 미성숙 단계라 좀 더 나이 든 아동이나 성인에 비해 수술 시 호르몬 반응이 훨씬 낮을 거라는 게 가설이었습니다." 그런데 제프리 로슨의 수술이 있던 해인 1985년 의학저널 〈호르몬리서치〉에 실린 연구 결과는 아난드 박사를 놀라게 했다. "신생아의 스트레스 반응은 비슷한 수술을 받는 성인에 비해 무려 다섯 배나 컸습니다."[20]

연구 결과가 너무도 놀라웠기에, 앤슬리-그린 박사는 연구 초점을 '아기들의 스트레스 반응에서 수술'로 옮기는 데 동의했다. 두 사람은 수술 중 적절한 마취를 한 아기(실험 집단)의 혈액 샘플과 당시의 표준적인 수술 방식대로 약한 마취를 한 아기(통제 집단)의 혈액 샘플을 비교하는 무작위 테스트를 고안해냈다. 아난드 박사는 당시 통제 집단(control group, 실험 연구에서 새로운 처치의 효과를 알아보기 위해 아무런 처치를 하지 않거나 전통적인 처치를 한 집단 – 옮긴이) 아기에게도 수술 중에 약간의 진통제를 투여했다. "저는 수술 중인 아기에게 마취 주사를 놓지 않는다는 사실이 용납되지 않았습니다. 그런 관례를 받아들일 수 없었어요."

연구 결과는 1987년 1월, 의학저널 〈란셋〉에 처음으로 실렸다.[21] "수술 전에 적절한 마취가 된 아기는 현저히 낮은 스트레스 반응을 보였고, 수술 후 상태도 훨씬 더 안정적이었으며, 합병증에 시달리는 경우도 더 적었습니다." 이런 연구 결과는 어린 아기도 수술을 받을 때 적절한 마취를 받아야 한다는 질의 소아 통증 관리 운동에 큰 힘을 보탰다.

아난드 박사는 곧 유아 통증 인식에 대한 또 다른 연구에 착수했고, 연구 결과를 보스턴 아동병원 마취과 책임자이자 하버드 의과대학 마취학 교수 폴 힉키Paul Hickey와 함께 〈뉴잉글랜드의학저널〉에 발표했다. 연구 결과에 따르면, 유아들은 고통스런 자극에 생리적 반응을 할 뿐 아니라 통증을 인지하고 기억할 수 있다는 것이다.[22]

"저는 아기에 대한 마취가 수술 후 사망률을 떨어뜨리고 생존 가능성을 높인다는 걸 입증해 보이지 않는 한, 아기들을 마취시키는 게 좋은 일이라는 걸 납득시킬 수 없을 거라 생각했습니다." 그는 마취가 아기들에게 해로울 수 있다며 걱정하는 건 당연한 일이지만, 반면 시대에 뒤떨어진 생각으로 적정한 수준에서 마취하는 게 불가능했던 시절이어서 생긴 걱정이라고 말한다. 그래서 아난드 박사는 아기에게 적절한 마취를 하면 통증과 사망 위험이 줄어든다는 걸 입증하는 작업에 착수했다.

그와 힉키 박사는 '무작위 이중 맹검 위약 대조 테스트'를 고안해, 심장 수술 중에 많은 양의 아편성 마취제를 투여하고 수술 후에도 통증 완화 조치를 취한 실험 집단의 유아와, 표준 의료 방식에 따라 적은 양의 마취제를 투여한 통제 집단의 유아를 비교했다. 결과는 명확했다. "통제 집단의 경우 사망률이 27퍼센트였는데, 이는 당시 흔히 볼 수 있는 비율이었습니다. 그런데 실험 집단의 경우 사망률이 0퍼센트였습니다. 이 결과는 소아 마취 분야에 큰 충격을 던졌습니다." 아난드 박사는 이런 말을 덧붙인다. "마취로 인해 오히려 사망

률과 다른 합병증이 줄어든다는 증거였습니다."[23]

아이들의 삶을 개선해야 한다는 소명

아난드 박사가 연구를 이어나가는 가운데, 다른 의료 관련자들도 소아 통증 의학이라는 새로운 분야에 투신하고, 아동 전용 통증센터를 설립하기 시작했다. 미국 서부에서는 1985년 워싱턴대학교 시애틀 아동병원에 근무하던 도널드 C. 타일러Donald C. Tyler 의 엘리엇 그레인Elliot Krane이 소아 통증 관리 프로그램을 신설했다. 미국 동부에서는 1986년 보스턴 아동병원 찰스 버드Charles Berde가 급성 및 만성 통증 관리를 위한 아동 전용 통증치료센터를 설립했고, 코네티컷 아동의료센터 닐 셰크터Neil Schechter는 급성 및 만성 통증 관리를 위한 소아 통증 클리닉을 세웠다.

간호사이자 심리학자였던 조안 '조' 이랜드Joann "Jo" Eland는 1970년대에 이미 소아 통증 관리의 허술함에 대해 석사 학위 논문을 썼고, 이후 '아이가 어떻게 통증을 표현하는가'에 대해 많은 글을 썼다.[24] 그는 아이오와대학교에서 소아 통증을 연구하고, 간호사들에게 이를 교육했으며, 전 세계를 돌며 소아 통증 관리를 홍보하는 데 모든 걸 쏟아부었다. 미주리대학교 캔자스시티 간호대학 주디스 베이어Judith Beyer 같은 간호 분야 리더들은 겸상적혈구성 빈혈같이 고통스런 질병을 앓는 아이의 통증을 측정하는 기준과 통증 완화를 위한 실무 지침을 마련하는 등 임무를 계속 이어나갔다.[25] 그들은 다른 인종의 아동을 위한 맞춤형 통증 관리 방법을 만드는 데도 전념했다. 통증에 시달리는 아이를 제대로 돌보기 위한 간호사의 이런 초기 연구와 임상 노력은 소아 통증 분야에 큰 도움이 됐다.

어떤 의사는 처음 시도하는 과학 분야를 탐구할 기회 때문에 관심을 보였고, 어떤 의사는 소아 통증 관리가 절실히 필요하다고 믿어 관심을 보였으며, 또 어떤 의사는 두 가지 이유 모두 때문에 관심을 보였다. 마취과 의사 앨런 핀리Allen Finley는 소아 통증 관리에 관심을 쏟아붓게 된 건 케이틀린이라는 4살짜리 소녀 때문이었다고 말한다.

캐나다 달하우지대학교 마취 및 통증 관리 의학 분야 교수이자 IWK의료센터 소아 통증 관리 책임자 핀리 박사는 1989년 암으로 죽어가고 있던 케이틀린을 병원에서 처음 만났다. "처음 치료를 시작했을 때, 그 애는 고통 때문에 침대에서 새우처럼 몸을 웅크리고 있었습니다. 말도 하지 않았고, 아무 반응도 보이지 않았으며, 가족이나 세상과 담을 쌓고 있었습니다."

핀리 박사는 케이틀린이 살날이 얼마 남지 않은 상태에서 극심한 고통에 시달리고 있다는 걸 알게 되었고, 그 애를 위해 '과감한' 시도를 해보기로 마음먹었다. "저는 케이틀린에게 계속 모르핀 정맥주사를 놔주었는데, 적어도 우리 의료센터에선 어린아이를 상대로 그런 시도를 해본 사람은 아무도 없었습니다. 그 덕에 케이틀린은 세상을 떠나는 날까지 장난도 치고, 노래도 부르고, 농담도 하는 등 행복한 시간을 보낼 수 있었습니다."

시한부 판정을 받은 아이의 고통을 덜어주자는 게 어찌 '과감한' 시도일 수 있단 말인가? 핀리 박사의 설명에 따르면 이렇다. "당시에는 한 인격체로서 통증을 완화해주어야 한다는 문화가 따로 없었고, 특히 아이들의 경우 더욱 그랬습니다. 통증 관리는 기본적으로 수술실 안에서나 존재했던 것입니다." 셰크터 박사가 1986년에 진행한 한 연구에 따르면, 입원한 아이에게 투여되는 진통제 양은 같은 진단을 받은 성인의 절반 수준밖에 안 됐다. 그중에서 유아와 어린아이에게 더 적은 양의 진통제가 투여됐다.[26] 셰크터 박사는 '소아 통증에 대한 의사의 생각'에 관한 연구도 진행했는데, 그 결과 일부가 소극적인 소아 통증 치료를 더 부추기고 있다는 사실이 밝혀졌다.[27]

핀리 박사는 케이틀린의 사례를 통해 적절한 소아 통증 관리가 얼마나 큰 변혁을 몰고 오는지 보았다. 케이틀린은 모르핀 주사를 맞은 뒤 암이라는 무서운 병이 자신을 덮치기 이전으로 되돌아갈 수 있었다. "가족들은 그 애가 세상을 떠나기 전까지 6주라는 시간을 함께할 수 있었고, 크리스마스와 새해도 집에서 보낼 수 있었습니다." 핀리 박사의 진료실 벽에는 지금도 케이틀린이 병원에서 그린 무지개 그림이 붙어 있다. "그 애는 제 삶을 완전히 바꿔놓았습니다."[28] 핀리 박사는 케이틀린의 사례를 토대로 맥그래스 박사와 함께 연구를 시작했다. "통증 교육 분야에 공식적인 훈련이 없었는데, 케이틀린을 만난 뒤 제가 해야 할 일이 무엇인지 깨달았습니다."

그는 소아 통증 완화 조치(케이틀린의 경우처럼 시한부 환자들을 위한)를 취해 통증 문제를 해결하면서, 골수 검사같이 고통스런 검사를 받는 아이들에게 적절한 마취를 하는 관행을 만들어나가기 시작했다. "소아 통증 관리는 병원 내 다른 의료 서비스 분야의 급성 및 만성 통증까지 영향을 주었고, 여러 의료 서비스 분야의 협업이 필요하다는 걸 깨닫게 되었습니다." 1995년에 그는 맥그래스 박사와 함께 캐나다 캘리팩스에 소아 통증 연구센터를 설립했다.

핼리팩스와 미국 보스턴, 하트퍼드, 시애틀에서 시작된 소아 통증 연구센터는 소아 통증 연구의 밑거름이 되었고, 초창기 연구원이 후배 연구원의 멘토가 됨으로써 의료 업계에 폭넓은 영향을 주었다. 그리고 다시 그 후배 의료인이 소아 통증 관련 전문지식을 축적하면서 차세대 통증 연구원과 의사 들의 멘토가 되었다. 이 모든 과학 발전에 힘입어 소아 통증 연구는 비약적인 발전을 이루었다.

점점 확대되는 소아 통증 연구 운동

1988년 타일러 박사와 크레인 박사는 워싱턴주 시애틀에서 첫 심포지엄을 개최했고, 이는 훗날 국제소아통증심포지엄으로 발전되었다. 그로부터 2년 후 국제통증연구협회 안에 소아통증특별이익단체가 설립되었다. 처음에는 회원수가 10여 명밖에 되지 않았지만, 초창기에 참여한 사람들은 소아 통증 관리 분야의 미래에 큰 영향을 주었다. 초창기 멤버로는 칼 폰 바이어Carl von Baeyer, 앨런 핀리, 루스 그루나우, 셀레스테 존스턴Celeste Johnston 같은 캐나다인과, 찰스 버드, 엘리엇 크레인, 닐 셰크터, 개리 웰코Gary Walco, 로니 젤처Lonnie Zeltzer 같은 미국인, 구나르 L. 올슨Gunnar L. Olsson, 마리아 피츠제럴드Maria Fitzgerald, 에바-리이사 마우느크셀라Eeva-Liisa Maunuksela, 린다 프랑크Linda Franck, 리카르도 카르바할Ricardo Carbajal 같은 기타 국가 사람을 꼽을 수 있다. 소아통증특별이익단체는 현재 의료 관계자 수백 명이 활동 중인 학문적·지적 요람 역할을 하고 있다.

과학자와 의사 등은 소아 통증 관리 교육의 중요성을 절감했다. 그들은 소아 통증과 관련해 업계 최초로 연구 및 홍보 활동을 벌였다. 캐나다인 몇 사람이 의료 서비스 분야별로 소아 통증 관리 교육을 공식화하기 위한 노력을 기울였고, 결국 소아통증건강(PICH) 국제연구교육 프로그램을 만들었다.[29] 2002년 이후부터 세계 각지의 간호학, 심리학, 의학, 기초 과학 분야 교육생들이 소아 통증 연구를 가로막는 장애물과, 소아 통증 관련 과정과 해결책에 필요한 접근방식을 배우고 있다. 이 프로그램 덕에 지난 20여 년간 전 세계 교육생은 소아 통증 관리 연구 분야 리더들과 연결되었다. 예를 들어 미국 조지아대학교 한 대학원생은 소아 통증의 사회적 연구 혁신자인 브리티시콜럼비아대학교 케네스 크레이그Kenneth Craig 박사와 연결되는 게 가능해졌다. 영국 배스대학교 한 교육생은 토냐 팔레르모Tonya Palermo 박사가 시애틀연구소에서 실시한 최첨단 통증 치료 연구에 대해 알게 되었다. 이 프로그램에서 영감을 얻은 연구원(안나 C. 윌슨 포함)들이 소아 통증 분야 연구를 계속하게 됐다는 사실은 매우 주목할 만하다. 최근의 데이터 분석에 따르면, PICH 교육생이 소아 통증 분야에 지대한 공헌을 해온 결과, 급성 통증 및 만성 통증에 대한 이해와 해결 능력이 날로 높아지고 있다.

소아 통증 관리 분야는 점점 더 전문화되고 있다. 연구원들은 다양한 문제를 적극 해결하고 나섬으로써 소아 통증 관리에 직접적인 영향을 주고 있다. 연구원들이 해결하고 나선 문제들은 다음과 같다.

- 만성 통증 치료는 물론 예방접종 및 가벼운 진료 과정 중에 겪는 통증 완화의 중요성을 어떻게 병원과 지역사회 안에서 효과적으로 공유할 것인가?
- 왜 어떤 아이는 급성 근골격 손상을 당하거나 질병에 걸린 후에 만성 통증이 생기는데, 왜 어떤 아이는 그렇지 않은가?
- 수면은 아이들의 만성 통증에 어떤 역할을 하는가?
- 통증의 기억은 이후 통증 관련 경험에 어떤 영향을 주며, 통증 관련 불안감을 줄이기 위해 어떻게 할 것인가?
- 의학적·심리학적 개입을 통해 아이의 만성 통증을 어떻게 치료할 것인가? 또한 부모는 어떤 도움을 줄 수 있는가?
- 통증은 여러 세대에 걸쳐 가족 구성원들에게 어떠한 영향을 주는가?

- 유아 및 아동의 통증을 측정하기 위해 어떤 혁신적인 방법을 찾아낼 것인가?
- 수술 후 진통제 사용에 어떤 개선을 할 수 있는가?
- 부모는 아이의 통증 인식에 어떤 영향을 주고, 그 영향을 효과적으로 활용하려면 어떻게 해야 하는가?
- 암이나 다른 만성질환을 앓는 아이를 위해 통증 관리를 어떻게 개선할 수 있는가?

지난 30여 년간 과학자, 의사 집단은 소아 통증 관리의 중요성을 널리 알렸다. 현재 북미에는 40개가 넘는 소아 통증 관리 병원이 있다. 그런데도 소아 통증 관리 분야는 제대로 인정받지 못하고 있다. 의학적 연구 결과가 연구실 테두리를 벗어나 의료 현장에 적용되려면 대개 수년이 걸린다.[30] 문화 규범과 의료 원칙은 쉽게 바뀌지 않는다. 수세기에 걸쳐 내려온 아이들의 통증에 대한 잘못된 인식은 고치기 힘든 습관 속에 뿌리내렸다. 지금도 의사와 의대생의 일반적인 교육과정 중에 성인이나 아이를 위한 통증 관리 교육을 받는 시간은 얼마 되지 않는다.[31] 그 결과 대부분의 의사는 통증을 효과적으로 완화시키는 방법을 제대로 알지 못한다. 환자들이 자신의 통증을 말로 표현하지 못하면 그 통증은 그냥 무시되는 경우가 많다.

그러나 소아 통증 관리를 위한 전 세계적 노력은 지금도 계속되고 있다. 2008~2010년 하버드대학교 셰크터 박사와 달하우지대학교 핀리 박사를 비롯한 여러 연구자가 설립한 차일드카인드인터내셔널의 활동을 예로 들어보자. 차일드카인드인터내셔널은 소아 통증 관리를 선도하는 단체로, 소아 통증 예방 및 평가, 완화를 위해 철학적이며 실질적인 노력을 기울여온 병원들을 찾아내 소아 통증 관리 전문 병원으로 인증한다. 세크터 박사는 "우리에게 필요한 건 문화적 변화입니다. 그 변화는 마음이 따뜻하고 사려 깊은 사람들이 밑바닥에서부터 일으키는 것으로 시작됩니다. 이 인증 과정은 소아 통증을 완화하고 소아 통증 관리 문화를 바꿀 정책과 규약을 통해 제도적인 변화를 이끌어내는 데 그 목적이 있습니다."라고 말한다.

챔버스 박사는 최근 '통증을 겪는 아이들을 위한 해결책Solutions for Kids in Pain'이라는 프로그램을 만들었다. 이 프로그램은 소아 통증 관리 연구 결과를 병원 및 소아 의료기관 관계자와 부모 등 가장 필요로 하는 사람에게 전파한다. 또한 소아 통증 관리 방법을 실제 의료 현장에 더 많이 적용하고, 효과적인 치료법을 더 많은 아이가 이용할 수 있게 하는 데 목적이 있다. 현재 캐나다에서만 운용되나, 다른 나라에서도 그대로 따라 할 수 있는 역할 모델을 한다.[32]

핀리 박사는 지난 수십 년간 의료 현장에서 문화적 변화가 일어나는 걸 지켜봤다. "초창기 사람들은 소아 통증 관리가 너무 위험하거나, 아이들은 통증을 느끼지 못한다고 생각해서 위험을 감수하려 하지 않았습니다. 20년 전만 해도 강연을 하러 해외에 나가면 의사들은 이렇게 말하곤 했습니다. '뭐요? 아이들도 정말 통증을 느낀다고

요?' 그러나 이제 많이 달라졌습니다. 15년 전 여러 나라로 강연을 나가면 병원 관계자는 이렇게 말하곤 했습니다. '아, 네. 우리도 아이들이 통증을 느낄 수 있다고 생각하는데요. 하지만 뭘 어떻게 해야 할지 모르겠습니다.' 그러다 10년 전에는 이렇게 변했습니다. '네, 우리도 이제 소아 통증을 어떻게 해야 하는지 알고, 또 그렇게 하려고 노력 중입니다. 하지만 어떻게 해야 할지 확신이 서지 않습니다.' 소아 통증 관리는 이런 단계를 거쳐 발전하고, 장소와 사람에 따라 변화 속도도 다르게 나타납니다."

소아 통증 관리의 다음 경계

　　　　　　　1986년 제프리 로슨 사건이 언론에 대대적으로 보도된 후 북미 지역 주요 병원에서는 소아 수술과 관련된 통증 관리 분야에 큰 변화가 이루어졌다. 수술 결과가 좋아지면서 통증 관리 관행이 공고히 뿌리를 내렸기 때문이다. 탈리아 경우를 예로 들어보자. 그 아이는 2008년 뉴욕시 한 병원에서 태어난 지 며칠 만에 자칫 목숨을 잃을 수 있는 심한 심부전증을 앓았다. 심장 결함 진단을 받아 적절한 마취 상태에서 심장 절개 수술을 받았다. 수술 이후는 물론 그 뒤 나이를 먹으면서 받게 된 후속 수술과 기타 진료 과정에서도 적절한 통증 관리가 이루어졌다. 탈리아가 입원해 있는 동안 부모는 수시로 함께 있는 게 허용됐고, 그 덕에 정서적으로나 생리적으로나 탈리아의 통증 반응은 현저히 줄었다. 이는 아픈 아이 곁에 부모가 함께 있을 때 나타난 연구 결과와도 일치했다.

질이 자신의 아들이 적절한 마취를 받았어야 했다고 생각한 것과 마찬가지로, 탈리아 엄마 레이첼 골드버그 역시 마취제 투여가 필요하다고 생각했다. 골드버그 모녀는(또 수없이 많은 다른 환자는) 과거의 교훈에서 도움을 받았다. 현재 탈리아는 13살로 아주 건강하게 지내고 있다.

핀리 박사는 이렇게 경고한다. "통증 관리와 관련해 아직 가야 할 길이 멉니다." 통증 관리에는 보다 많은 의사 교육이 필요할 뿐 아니라 부모 교육과 각성이 필요하다. 의료 과실이 용인되어선 안 되듯 통증 관리를 하지 않는 것 역시 용인되어선 안 된다. "만일 환자 보호용 가로대를 세우지 않아 환자가 병원 침대에서 떨어지거나, 중심 정맥관이 감염되거나, 약물 과다 투여를 받았다면 그건 보고 후에 조사해야 할 일입니다. 마찬가지로 진통제를 너무 적게 투여받았다면 그 역시 조사해야 합니다. 병원의 통증 관리 실패는 일종의 이상 반응으로 적절한 개선책을 찾아야 합니다."

오늘날에도 일부 의사들은 소아 만성 통증 관리가 아이에게 얼마나 큰 영향을 주는지 알지 못한다. 만성 통증에 시달리는 아이는 대개 1~2년 동안 계속 여러 전문 의료인을 찾아다니다가 소아 통증 센터에서 통증 전문가나 의사 팀을 통해 적절한 통증 치료를 받는다.[33] 물론 일부 아이는 그런 치료조차 전혀 받지 못한다.

운 좋게도 우리는 소아 통증 관리가 크게 개선된 시대에 살고 있지만, 아직 갈 길은 멀다. 과학자와 의사 들은 아이의 통증 부담을 줄여주어야 한다. 전문 의료인과 부모 모두 한 걸음 나아가야 한다. 제프리의 사례에서 보았듯, 부모와 전문 의료인과 언론이 서로 힘을 합칠 때 변화를 이끌어낼 거대한 힘을 만들 수 있다.

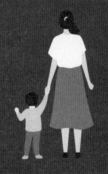

아야!

3장

따끔한 주사 통증 줄이기

When Children Feel Pain

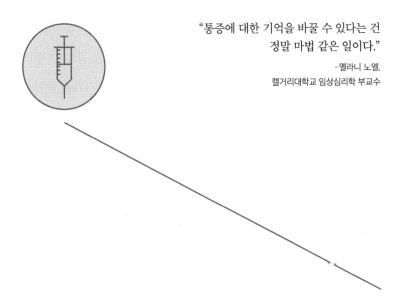

"통증에 대한 기억을 바꿀 수 있다는 건 정말 마법 같은 일이다."

-멜라니 노엘,
캘거리대학교 임상심리학 부교수

세상에 아이가 고통스러워하는 걸 보고 싶어 하는 부모는 없다. 레이첼도 마찬가지였다. 첫 번째 아이 레나를 낳았을 때 그는 기저귀 가방은 어떻게 싸는지, 유모차는 어떻게 펴는지도 잘 몰랐다. 그러다 아기를 소아과 의사한테 데려가 예방접종을 해야 하는 상황에 직면했다. 건강 분야 저널리스트였던 레이첼은 다행히 아기를 돕기 위해 자신이 할 수 있는 일을 이미 배운 상태였다. 그는 예방접종 중 아이들의 통증을 줄이는 방법 등을 연구한 토론토대학교 약학과 교수 안나 타디오Anna Taddio의 글을 읽었다. 타디오 박사는 주사에 대한 아이의 트라우마를 줄이기 위해 부모가 할 수 있는 일이 많다는 걸 강조했다.

타디오 박사는 상식적인 통증 완화 방법(아기를 진찰대 위에 눕히는 게 아니라 무릎 위에 앉혀 안거나, 젖병을 물리거나, 가짜 젖꼭지나 설탕물에 적신 천을 빨게 하는 등)으로 예방접종 중에 통증 반응을 줄일 수 있다고 말했다.[1] "육체적 편안함에 아기의 주요 본능인 빨기까지 추가해 관심을 다른 데로 돌려 덜 울게 만드는 겁니다." 이 방법은 효과가 있었다. 레나는 주사를 맞는 내내 엄마 품에 안겨 모유를 먹는 데 집중했다. 레이첼은 진찰실에서 들려오는 주삿바늘에 놀란 아기들의 울음소리를 들으며 왜 많은 사람이 이 단순하면서도 마법 같은 방법을 사용하지 않는지 이해할 수 없었다.

레이첼은 과학적으로 입증된 이 방법이 진료실 안까지 전파되지 않았다는 걸 알게 됐다. 예방접종 중에 통증 관리를 받는 아이는 5퍼센트도 안 된다. 대부분의 부모는 그런 방법이 존재한다는 걸 알지 못하기에 요청할 수도 없다. 주사를 놓는 동안 통증 완화 조치를 취해달라고 표명했다가 저항에 부딪히는 경우도 많다.

레이첼 역시 두 번째 딸 애니카의 첫 예방접종 때 주삿바늘 통증을 덜어주려다 저항에 부딪혔다. 다른 도시로 이사를 한 레이첼은 새 소아과 의사에게 타디오 박사 책에 언급된 내용을 메모해 건넸는데, 의사는 그 메모를 받지 못했다. 예방접종을 하는 날, 레이첼이 애니카를 무릎에 앉혀 젖병을 빨게 하려는데 간호사가 나서서 막았다. 애니카가 질식할까 두렵다는 게 그 이유였다(그런 상황에선 거의 일어날 수 없는 일이다). 레이첼은 이전 소아과 진료실에서 첫째 아이에게 써봤는데 아주 효과가 좋았다고 설명했다. 그러나 간호사는 계속 통증 완화 조치 없이 예방접종을 해야 한다고 했고, 결국 애니카는 소리 높여 우는 여러 진찰실 아기들 중 하나가 되었다. 두 번째 예방접종 날, 레이첼은 타디오 박사 연구 내용이 담긴 출력물을 가져갔다. 증거를 직접 보여주면 그 방법을 쓸 수 있을 거라 생각했다. 처음에는 저항했지만, 결국 간호사도 묵인했다. 그러나 그날 오후, 간호사의 사기를 꺾었다며 소아과 의사가 레이첼에게 항의 전화를 했다. 그 소아과 의사는 자신이 어린 환자와 부모를 취약한 상태로 내몰고 있다는 것도, 어린 시절 통증을 최소화해주는 게 얼마나 중요한지도 깨닫지 못하고 있는 게 분명했다

미국 전역에는 이와 비슷한 사고방식을 가진 소아과 의사가 부지기수이다. 어떤 소아과 의사는 이렇게 묻는다. "웬 소동입니까? 그래봐야 주사 몇 번 맞는 건데, 안 그래요?" 안 그렇다. 어린 시절에 겪은 통증은 그 후유증이 아주 크다. "어린 시절 주사를 맞으며 반복해서 통증을 겪으면 이후 살아가면서 의사와 바늘만 봐도 두려움을 느끼게 될 수 있습니다."[2] 타디오 박사의 말이다.

주사 통증 후유증

미국인은 1년에 약 3억 회의 예방접종 주사를 맞는데(코로나19 팬데믹 예방접종 주사는 제외), 대부분 주사를 맞는 건 아이들이다. 아이는 18살이 될 때까지 다양한 예방접종 주사를 54회 정

도 맞으며, 그보다는 적은 횟수이지만 예방접종 주사 외에 다른 주사도 맞는다.[3] 예방접종 주사를 맞으면 개인 면역과 집단 면역으로 치명적인 질병이나 심신을 쇠약하게 만드는 질병을 예방함으로써 생명을 구할 수 있다. 하지만 예방접종 주사는 아이들이 난생처음 겪는 통증 경험이다. 주삿바늘 통증에는 아이의 신경 신호 체계에 영향을 미칠 만한 힘이 있다. 예방접종 통증을 제대로 관리하지 못하면 아이가 통증에 반응하는 방식과 의료 행위에 대한 느낌에도 부정적인 영향을 미친다.

타디오 박사의 연구에 따르면, 아이들의 60퍼센트와 성인들의 25퍼센트는 주삿바늘에 두려움을 갖고 있다. 아이들의 8퍼센트와 성인들의 7퍼센트는 그런 두려움 때문에 예방접종 주사를 맞지 않는다. 일부는 바늘에 대한 두려움이 바늘 공포증(바늘을 극도로 두려워하는 병)으로 발전되는데, 그 공포증은 치료받지 않으면 대개 사라지지 않는다.[4]

따라서 예방접종 때 통증을 관리하면 단기적으로 아이가 우는 걸 막아주고, 장기적으로 통증의 과도한 반응과 의료 행위의 공포를 예방해 의술을 거부하는 일이 없게 해준다. 많은 의료인이 예방접종 때 통증 관리가 필요하다는 걸 인정하고 자식에 대한 부모의 걱정과 불안(때론 자신의 과거 경험에서 비롯되는)을 적극적으로 덜어준다면, 예방접종에 대한 반감을 상당 부분 줄일 수 있다.

유아나 아동을 상대로 주사 통증을 관리하는 건 전문 의료인에게도 새로운 개념이다. 2016년 미국소아과학회에서 신생아는 경미한 의료 행위에도 지속적이고 개선된 통증 관리를 해주어야 한다는 최신 정책 강령을 발표할 정도였다. 미국소아과학회 위원회 측은 어린 시절 통증(예방접종이나 발뒤꿈치 채혈 등)에 반복적으로 노출되면 뇌 발달이나 몸의 스트레스 반응 시스템에 단기적·장기적 변화가 일어날 수 있다고 강조했다. 수십 년에 걸친 연구 끝에 미국소아과학회는 어린아이에게 바늘 통증은 중요한 문제라는 결론에 도달했고, 아이를 돌보는 사람이나 의료인에게 통증 예방 및 완화 조치를 취할 것을 권했다.[5]

급성 통증 줄이기

주삿바늘이 들어갈 때 느끼는 통증은 급성 통증으로 분류된다. 주삿바늘이 피부 속을 파고들면 통증 수용체라 불리는 신경 말단이 활성화되고 통증 메시지가 척수를 따라, 즉 상행 통증 경로를 따라 뇌까지 올라간다. 그 과정에서 통증 메시지는 심장박동과 호흡 같은 자율신경 기능을 통제하는 여러 뇌 부위를 지나간다. 통증을 경험할 때 괴로움과 불안감, 두려움 등이 수반되는 건 이 때문이다.

사람은 이렇게 빠른 속도로 오르내리는 통증 메시지에 무력하지 않다. 다양한 전략을 구사해 뇌가 통증 신호를 해석하는 데 영향을 줄 수 있기 때문이다("위험! 위험! 당신은 지금 거대한 바늘에 공격당하고 있다!"와 같은 식으로 결론 내릴 수도 있고, "오, 다시 조그만 은빛 바늘이 들어오고 있다. 잠깐 따끔하다 사라질 것이다!"와 같은 식으로 결론 내릴 수도 있다). 통증 완화 전략을 효과적으로 구사하면, 뇌는 하행 통증 경로로 내려보내는 화학 메시지를 완화시키고 그 결과 통증 반응과 괴로움도 누그러진다.

주사를 맞는 게 반드시 심한 통증이나 불안감을 촉발하는 건 아니다. 어린 시절에 통증 완화 전략을 제대로 쓴다면, 주사를 맞는 일은 아이의 통증 반응에 자연스레 통합된다.

 입증된 주사 통증 완화 전략

- 아이를 보호자의 품에 안기게 하거나 무릎에 눕혀라.
- 아이에게 달콤한 용액(설탕물에 푹 적신 천이나 가짜 젖꼭지)을 빨게 해주어라.
- 주사를 놓기 전이나, 주사를 놓는 중에 모유 수유를 하거나 젖병을 물려라.
- 아이에게 이완 운동이나 심호흡을 하게 하라. (할 수 있는 나이일 경우)
- 아이의 관심을 딴 데로 돌리는 방법을 써라.
- 주사를 놓기 전에 아이의 피부에 국소마취 크림을 발라라.

안아주어라

통증 완화 방법의 최대 장점은 실행에 옮기기 쉽다는 데 있다. 통증과 스트레스를 겪을 때 안아주면 아기는 위안을 얻는다. 그래서 엄마들은 오래전부터 이 방법을 써오고 있다. 지난 20년간 연구에 따르면, 아기를 품에 안으면 아기의 신경이 차분해진다. 피부를 맞댄 상태로 안으면 더 그렇다. 신체 접촉이 아기의 심박동수를 안정시키고, 스트레스 호르몬 수치를 낮추며, 울음과 통증을 줄이는 데 도움을 준다.[6]

달콤한 용액을 빨게 하거나 모유를 먹여라

예부터 전해오는 또 다른 통증 완화 방법으로 아기가 통증을 겪는 동안 달콤한 용액을 빨게 하는 것이 있다. 유대인 중에는 '모헬'(유대교에서 할례 의식을 행하는 훈련을 받은 사람)이 남자아이를 상대로 할례를 할 때 단콤한 아인 몇 방울은 맛보게 하거나, 설탕물에 적신 천을 빨게 하는 전통이 있다. 간호사도 병원에서 아기에게 주사를 놓을 때 슬쩍 설탕물을 빨게 해왔다. 그러나 연구원들이 통증 완화 방법을 본격적으로 실험하기 시작한 건 1980~1990년대 일이다. 그들은 주사를 놓으면서 아기가 설탕물을 빨 때와 그러지 않을 때 바늘 통증에 대한 반응이 어떻게 다른지 비교했다. 놀랍게도 아기는 설탕물을 빨때 통증을 덜 인식하는 것으로 드러났다. 예방접종을 하면서 모유를 먹이거나 피부를 맞대는 접촉을 해도 비슷한 효과가 나타났고, 옥시토신(기분을 좋게 만들어주는 호르몬으로 스트레스를 줄이고 통증을 참는 힘을 늘려준다) 분비가 촉진되었다. 아기에게 젖을 물리거나, 설탕물에 적신 천을 물리는 것만으로도 주사를 맞는 일이 덜 고통스러운 경험이 된 것이다.[7]

이완 운동을 하게 하라

미국소아과학회에서는 일상적인 진료 과정 중에 통증을 줄일 목적으로 몇 가지 행동 전략을 권한다. 이완 운동, 심호흡, 유도 상상 활동(아이에게 마음이 진정되는 장면을 상상하게 하는) 등이 그 좋은 예인데, 이런 행동 전략은 심박동수를 안정시키거나 아이의 관심을 통증 대신 호흡이나 상상의 세계로 돌리는 데 도움이 된다. 어린아이의 경우에는 비눗방울을 불게 해 자연스레 심호흡하게 할 수 있다.[8]

관심을 딴 데로 돌려라

아이가 주사를 맞을 때 노래, 책, 비디오게임 등으로 관심을 돌려 불안감과 불편함을 덜어줄 수 있다. 2014년 달하우지대학교 연구진은 예방접종 중에 관심을 딴 데로 돌리는 방법과 관련된 연구를 분석했고, 그 방법이 통증이나 불안감을 줄이는 데 효과가 있다는 결론을 내렸다. 메타 분석(meta-analysis, 동일하거나 유사한 주제에 대한 여러 연구 결과를 다시 통합 요약하는 연구 방법 – 옮긴이) 결과도 관심을 딴 데로 돌리는 일이 일방적이기보다 쌍방향적일 때(예를 들어, 단순히 비디오를 보는 게 아니라 스마트 기기를 만지면서 비디오게임을 할 때) 고통과 불안감이 더 완화되는 걸 보여주었다. 아기의 관심을 딴 데로 돌려 다른 일에 집중하게 만들면 통증 조절 시스템이 통증 반응을 억제하고 신경 신호 해석도 통증이 덜한 것으로 나왔다.[9]

미리 국소마취제를 발라라

미국 의사들은 주사를 놓기 전에 국소마취제를 쓰는 일이 드물지만, 캐나다와 유럽에서는 미리 국소마취제가 함유된 크림을 바르거나 패치를 붙여 그 부위를 마취하는 일이 흔하다. 국소마취제는 따끔함을 느끼지 않게 하는 효과가 있지만, 통증 신호와 불안감을 억제하는 하행 통증 통제 경로에는 아무 영향을 미치지 못한다. 아무리 팔 감각이 둔해진다 해도, 주삿바늘이 들어오는 게 보이므로 과거의 경험이 떠올라 불안감을 느낄 수 있다.[10]

그렇다면 가장 효과 있는 통증 완화 방법은 무엇일까? 조지아주립대학교 심리학 교수이자 아동 건강 및 의료 통증 연구소 책임자 린지 코헨Lindsey Cohen은 여러 연령대의 아이들에게 예방접종을 할 때 통증을 줄여주는 가장 좋은 방법을 알아내는 데 초점을 맞춰 연구하고 있다. 코헨 박사는 1999년에 6개월간 학교 양호실에서 예방접종 주사를 세 번 맞은 초등학교 4학년 학생을 대상으로 실험을 진행했다. 아이들은 주사를 세 번 맞으면서 어떤 통증 관리를 받았느냐에 따라 세 그룹으로 분류됐다. 첫 번째 그룹은 간호사가 아이들에게 영화를 보게 했고, 영화 속에서 어떤 일이 일어나는지 이런저런 질문도 던지며 관심을 딴 데로 돌렸다. 두 번째 그룹은 주사를 맞기 한 시간(완전한 효과를 보기 위해 필요한 시간) 전에 국소마취 크림을 발랐다. 세 번째 그룹은 특별한 통증 완화 방법 없이 그냥 주사를 맞는 일반적인 예방접종 방식을 따랐다. 주사는 모두 같은 간호사가 놓았고, 아이들의 반응은 비디오로 촬영하고 코드화해 통증과 대처 수준을 측정했다. 그 결과, 영화를 통해 관심을 딴 데로 돌린 아이들이 다른 두 그룹의 아이들보다 통증도 덜 느끼고 통증 대처 행동(심호흡 등)도 더 활발한 것으로 드러났다. 국소마취 크림을 바른 아이들은 가장 통증을 높이 느낀 것으로 나타났는데, 크림을 바르고 주사를 맞기까지 한 시간 동안 불안감이 서서히 고조됐기 때문으로 보인다.[11]

코헨 박사는 일반적인 형태의 예방접종을 한 유아(평균 생후 7.5개월) 연구에서도 비슷한 결과를 봤다. 그는 관심을 딴 데로 돌린 유아들, 국소마취 크림을 바른 유아들, 일반적인 예방접종을 한 유아들로 무작위 분류했는데, 결과는 같았다. 평균적으로 가장 통증을 덜 느낀 건 관심을 딴 데로 돌린 유아들이었다.[12]

기억이 중요하다

통증 완화 방법이 아이에게 영향을 주는 건 확실할까? 우리는 모두 생물학적으로 아픔을 피하게 프로그램화되어 있다. 실제 아픔을 피하는 방법으로 아픔을 준 경험을 떠올리고 거기에서 교훈을 얻는 것이 있다. 주사를 맞는 아이도 예외는 아니다. 뇌는 주사가 아프다는 정보를 조심스레 저장한다. 감정까지 추가되면 기억은 더 강해진다. 아이가 주사를 맞으면서 높은 수준의 통증을 경험하면 주사 통증을 잘 기억되게 되고, 의료 행위에 대한 아이의 감정에 영향을 미친다.

이런 맥락으로 볼 때 기억은 아주 중요한데, 기억 역시 관심을 딴 데로 돌릴 수 있다. 캐나다 캘거리대학교 임상심리학 부교수 멜라니 노엘Melanie Noel이 이끈 한 연구에 따르면, 통증 강도에 대한 아이의 기억은 처음 통증을 어떻게 평가했는지에 따라 달라지고, 같은 일이 일어날 때 보이는 통증 반응은 처음 기억에 가깝다. 의학저널〈통증〉에 발표된 한 연구에서 그는 8~12살 아이를 상대로 통증이 수반되는 자극에 노출되는 실험을 한 뒤(아이들의 손을 얼음물에 집어넣는 방식), 그 아이들에게 각자 느낀 통증 수준을 평가해보게 했다. 그런 다음 2주 후 아이들에게 순전히 기억에 의존해 당시 통증 수준을 평가해보라고 했다. 그랬더니 어떤 아이는 실제 느꼈던 통증보다 더 심하다고 기억했고, 어떤 아이는 덜 심하다고 기억했다. 2주일 뒤 같은 아이들을 상대로 똑같은 통증 실험을 한 뒤 다시 통증 강도를 평가했다. 그랬더니 처음 통증 경험을 부정적으로 기억했던 아이들은 두 번째 통증 경험도 부정적으로 평가했다. 실험 결과로 미루어 보면, 주사 통증을 실제보다 더 심하다고 기억하는 아이들은 주사 통증을 별거 아니라고 기억하는 아이보다 이후 주사 통증에 부정적으로 반응할 가능성이 높다. "주사 통증은 주사를 다 맞았다고 해서 끝나는 게 아닙니다. 고통스러운 경험에 대한 기억은 평생 따라다닐 수도 있거든요."[13]

〈소아심리학저널〉에 실린 한 연구에 따르면, 아이는 통증이 따르는 일의 긍정적인 면(좋아하는 만화 스티커를 받는 등)을 기억함으로써 부정적인 면을 잊을 수 있었고, 다시 통증이 따르는 일이 생길 때 덜 불안해하고 더 잘 대처할 수 있었다. 이 연구는 부모가 아이의 기억을 바꿔줌으로써 통증 반응까지 변경할 수 있다는 걸 보여준다. 예를 들어 부모는 예방접종 때 아이에게 달콤한 막대 사탕을 주거나 함께 불렀던 노래를 떠올리게 해서 기억의 초점을 바꾸고 통증을 잊게 할 수 있다.[14]

노엘 박사는 이렇게 말한다. "아이의 기억은 유연하고 탄력성이 있어 이후 아이와 얘기를 나누는 것으로도 주사에 대한 기억을 변화시킬 수 있습니다. 무엇보다 아이 스스로 주사 통증 문제를 다룰 수 있다는 자신감을 갖게 합니다. 아이에게 이렇게 말하는 거죠. '어쩜 그리 씩씩하니! 심호흡을 정말 잘했어. 그게 큰 도움이 됐고!' 아니면 '내 스마트폰으로 비디오 보던 거 기억나니? 그걸 '관심을 딴 데로 돌리기'라고 하는데, 넌 정말 그걸 잘하는구나!' 이런 말이 아이의 기억을 긍정적으로 바꾸고, 자기효능감(self-efficacy, 자신이 뭔가를 잘해낼 수 있다고 믿는 기대와 신념 – 옮긴이)을 높이는 데도 도움이 됩니다."

노엘 박사는 이런 기억 변경 효과를 역 플라시보 효과(placebo effect, 환자가 가짜 약을 진짜 약으로 믿어 좋은 효과를 보는 것 – 옮긴이), 즉 통증이 그리 심하지 않다고 생각하는 소급적 믿음이라고 생각한다. "통증에 대한 기억을 바꿀 수 있다는 건 정말 마법 같은 일이죠. 앞으로 그렇게 될 겁니다."

부모의 힘

부모는 아이가 진료실에서 통증을 느낄 때 도움을 주지 못하는 사실에 무력감을 느낀다. 진료 중에는 전문 의료인이 주도권을 쥐지만, 실은 부모도 중요한 역할을 할 수 있다. 예를 들어 예방접종과 채혈 전후 및 도중에 부모가 아이를 진정시키려고 노력하면 아이의 통증을 줄이는 데 큰 도움이 된다.

캐나다 토론토 요크대학교 심리학 교수 레베카 필라이 리델Rebecca Pillai Riddell은 '아이의 통증 반응에 미치는 부모의 영향'에 대해 연구하고 있다. 취학 전 아동의 예방접종과 관련된 그의 연구에 따르면, 주사에 대한 두려움에 가장 큰 영향을 주는 건 부모의 행동이었다. 예방접종을 앞두고 부모가 전전긍긍하면 아이는 예민해져 더 큰 통증을 경험했다. 반면에 부모가 감정 표현 없이 일정한 상태를 유지하고 통증 완화 방법을 쓰면 아이는 차분히 대처해 통증을 덜 느꼈다. 필라이 리델 박사는 이를 이렇게 요약한다. "부모의 행동은 강력한 영향력을 갖고 있어, 예방접종 전과 도중에 세심하게 돌보면 아이가 통증을 덜 느낄 수 있습니다."[15]

실제로 많은 연구 결과가 부모는 아이의 불안, 두려움, 통증에 영향을 미친다는 걸 보여준다. 캐나다 겔프대학교 소아 통증 및 건강 커뮤니케이션 연구실 책임자이자 심리학과 부교수인 메간 맥머트리Meghan Mc-Murtry는 일반적인 채혈 과정 중 부모가 보이는 행동을 연구해왔는데, 결과는 아주 인상적이었다. 부모가 "걱정하지 마, 괜찮아!" 같은 뻔한 말로 안심시키면 아이는 부모가 두려워하고 있다는 의미로 받아들였다. 부모들이 그때 보통 불안한 표정을 짓는 경우가 많기 때문이다. 반면 부모가 채혈과 아무 관계 없는 다른 얘기를 하면, 아이는 부모가 두려워하지 않는다는 의미로 받아들였다. 이 연구 결과는 부모가 두려워하고 있다고 생각하면, 그것만으로도 아이는 더 두려워한다는 걸 보여준다. 결국 침착한 부모가 통증과 스트레스를 앞둔 아이의 마음을 진정시키고 통증도 덜 느끼게 해준다.[16]

이 책의 공저자 안나와 그의 남편은 부모의 이런 마음자세를 'Keep it together침착함을 유지하라', 간단히 줄여 'KIT'라고 부른다. 이를 통해 부모가 침착하면서도 차분하고 냉정하게 행동하는 게 아이에게 도움이 된다는 걸 상기할 수 있다. 실제로는 전혀 침착하지 않는다 해도 아이 앞에선 그렇게 행동하라는 것이다. 진료실로 들어갈 때 재미있는 얘깃거리 몇 가지만 준비해도 아이의 두려움과 통증을 줄일 수 있다. 부모가 여유로운 톤으로 즐거운 얘기들을 들려주면, 아이에게 오늘은 평소와 다름없는 날이라는 메시지를 주게 된다.

지금까지 이런 방법을 알지 못했다면? 마음 놓아도 좋다. 언제든 모든 걸 바꿀 시간은 있다. 필라이 리델 교수는 이렇게 말한다. "부모가 아이에게 긍정적인 영향을 주는 데 있어 너무 늦는다는 건 없습니다."

말 퍼뜨리기

소아 통증 연구원들은 통증 완화 방법의 효과를 수년 전부터 알고 있었지만, 이를 뒷받침해줄 과학적 증거는 아직 많은 의사가 받아들이지 못한 상황이다. 달하우지대학교 챔버스 교수의 지적에 따르면, 연구실에서 얻은 연구 결과가 의사 진료실까지 도달하는 데 대개 17년 정도 걸린다고 한다. 17년이면 어린아이 시절을 전부 보낼 정도의 기간이다.[17] 모든 세대의 아이가 통증 완화 방법을 이용하지 못하는 게 너무 안타까웠던 챔버스 박사와 다른 여러 과학자는 지금 바로 부모들에게 다가가기 위해 노력하고 있다.

예를 들어 온라인 인플루언서 및 부모 단체와 손잡고 '아프지 않아도 된다It Doesn't Have to Hurt' 소셜 미디어 캠페인을 벌이기 시작한 것이다. 이 캠페인은 짧은 비디오와 블로그 포스트, 페이스북, 트위터 등을 통해 부모에게 통증 완화 방법을 가르쳐주고, 의료 과정 중에 그 방법을 사용하게 하는 데 목적이 있다.

조지아주립대학교 코헨 박사도 부모와 직접 연결할 수 있는 새로운 방법을 찾아냈다. 그는 '베어 에센셜즈Bear Essentials'라는 부모 교육 프로그램을 개발 중인데, 취학 전 아동이 예방접종을 받을 때 알아야 할 정보를 제공한다. 이스턴온타리오 아동병원과 오타와대학교 간호학교는 서로 손잡고 신생아 채혈과 예방접종 시 통증 완화 방법을 보여주는 비디오를 제작하는 등 '아기에게 달콤하게 하기Be Sweet to Babies' 운동을 펼치고 있다.

2013년에는 미네소타주 아동병원과 클리닉 들이 팀을 구성해 '아이들의 편안함 약속Children's Comfort Promise' 운동을 펼쳤다. 그 운동에서 그들은 어린 환자들의 통증 예방 및 완화를 위해 가능한 모든 일을 다하겠다고 맹세하고 있으며, 부모들에게 의사를 상대로 요구할 수 있는 접근방식을 알려주고 있다.[18] 예를 들어 주사를 맞는 아이에게 국소마취 크림을 발라준다거나, 관심을 딴 데로 돌리게 한다거나, 주사 맞는 부위를 선택하게 한다거나, 달콤한 용액을 빨게 해주는 일을 병원에 요구하는 것이다. "교육을 통해 통증을 최대한 없애면 아이들은 병원 의료 행위들이 자신을 아프게 하려는 게 아니라 도움을 주는 거라는 걸 알게 됩니다. 덜 두려워하게 되는 거죠." '아이들의 편안함 약속' 운동 창시자인 프리드리히스도르프 박사의 말이다.

많은 의사, 병원, 소아 관련 기관은 이런 선례를 따르고 있다. 보스턴에서 시작된 소아 통증 관리 단체 차일드카인드인터내셔널(2장 참조)을 상기해보라. 이 단체는 전 세계 의사와 의료기관 들을 상대로 통증 관리 관행을 개선할 것을 요구하고, 그 요구에 따르는 의료기관에 인증을 해주고 있다. 모든 병원과 클리닉이 소아 통증 관리 전문 의료기관으로 인증받아 어린 환자에 대한 통증 관리가 제대로 이루어지길 바란다.

부모가 소아과에서 쓸 수 있는 전략

- 소아과 의사에게 통증 관리 철학에 대해 물어보라. 가능하면 아이에 대한 진료 방식이 결정되기 전에 물어라. 그래야 예방접종과 기타 의료 행위와 관련해 미리 알 수 있다. 진료 방식이 결정되기 전에 확인을 못 했다 해도 괜찮다. 의사에게 질문하는 건 당신의 특권이며, 그 답이 당신의 바람과 맞지 않는다면 다른 진료 방식을 찾으면 된다.

- 통증을 관리할 새도 없이 바로 통증이 수반되는 의료 행위를 할 경우, 의사에게 잠시 멈춰 달라 하고 아이를 위해 해줄 수 있는 것을 생각하라. 해결책이 없으면(대부분 그렇다) 의료 행위를 잠시 미루고 통증 완화에 도움이 될 다른 관행을 찾아보자. 의사나 간호사에게 떠밀려 적절한 통증 완화 조치 없이 의료 행위기 진행되지 않도록 히는 게 중요하다.

- 통증 완화 조치가 취해질 때까지 의료 행위를 미루는 건 타당하다. 그러나 의료 행위를 계속 미뤄 아이가 불안한 상태로 오래 있으면 오히려 역효과를 볼 수도 있으니 주의하라.

- 주삿바늘 통증에 대한 감정과 예방접종에 대한 두려움을 구분하라. 통증을 피하려는 욕구가 예방접종을 포기하는 변명으로 이용되어선 안 된다. 생명을 구해주는 예방접종의 이점이 따끔한 주삿바늘 통증과는 비교도 할 수 없을 만큼 중요하다.

- 아이에게 부정적인 메시지를 주지 말라. 의사나 간호사가 아이에게 주사는 전혀 아프지 않거나 참고 견디라고 말한다면, 그걸 당신의 메시지로 바꿔 아이에게 전하라. 예를 들어 잠깐 따끔할 테지만 그 통증은 금방 사라질 것이라고 말해주는 것이다. 그런 다음 이 책에서 소개한 통증 완화 방법을 쓰도록 하라. 아이가 주사를 맞거나 채혈을 하는 동안 관심을 딴 데로 돌리기 위해 최선을 다하고 차분함을 잃지 않도록 하라.

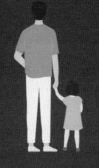

신생아 집중치료실에서 입은
상처

4장

보이지 않는다 해도
상처는 흔적을 남긴다

When Children Feel Pain

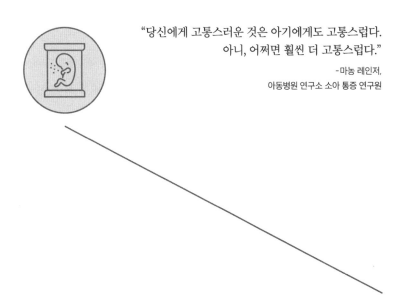

"당신에게 고통스러운 것은 아기에게도 고통스럽다.
아니, 어쩌면 훨씬 더 고통스럽다."

-마농 레인저,
아동병원 연구소 소아 통증 연구원

카일은 1996년 4월 캘리포니아주 산타바바라에서 예정보다 2개월 일찍 미숙아로 태어났다. 엄마 켈리는 그 어떤 임신 합병증도 앓은 적이 없었기에 카일의 조산은 난생처음 부모가 된 그와 남편은 물론 의사에게도 뜻밖의 일이었다. 아무 준비도 안 된 상태에서 태어난 아기는 밝은 불빛과 각종 경고음, 호흡관, 정맥주사 줄 등으로 정신 없는 신생아 집중치료실로 들어갔다.

태어날 때 몸무게가 2킬로그램밖에 안 됐던 카일은 신생아 집중치료실의 아기들 가운데 가장 작고 약한 아기는 아니었다. 그렇다고 덜 곤혹스러운 것도 아니었다. 켈리는 당시 상황을 이렇게 회상한다. "카일이 태어난 직후 병원 측은 아이를 한 번 안아볼 틈도 주지 않고 자기끼리 숙덕인 뒤 신생아 집중치료실로 데려갔어요. 트라우마를 안겨준 일이었죠. 그야말로 생전 처음 동물적인 본능이 되살아나는 기분이었어요. 그래서 속으로 외쳤죠. '나를 당장 아기한테 데려다줘!' 그 애가 어떤 기분이었을지 누가 알겠어요. 아마 '사랑은 어디 있어요? 대체 뭐가 날 찔러대는 거예요?' 이런 생각을 하며 충격에 휩싸여 있었을 거예요."

예기치 않은 조기 산통으로 미숙아로 태어난 카일은 엄마 품에 안겨보지도 못했다. 따뜻한 엄마 품에 안겼더라면 엄마 냄새에 마음이 편해졌을 것이고, 본능적으로 엄마 가슴을 파고들어 젖을 먹을 수도 있었다. 카일은 안전한 엄마 자궁을 떠나는 순간 바로 따뜻한 인간관계를 박탈당했다. 세상에 나온 첫 한 달을 엄마, 아빠와 유대감을 맺는 데 쓰지 못하고 대부분 인큐베이터 안에서 혼자 누워 보냈다. 작은 몸에 각종 튜브를 매단 채 호흡과 산소 개선에 도움을 주는 약물을 투여받으면서 말이다. 카일은 여러 차례 채혈도 했고, 매일 다른 의료 관계자를 마주해야 했지만 정작 엄마, 아빠와의 교감은 제한됐다.

카일은 폐가 계속 발달되는 상황에서 살아남는 데 필요한 의료 서비스를 받았지만, 신생아 집중치료실 접근방식에는 잘못된 부분이 많았다. 의료진은 의료 행위가 진행되는 동안 켈리가 아이를 안거나 만지는 걸 허용하지 않았고, 미국 전역의 신생아 집중치료실이 흔히 그렇듯 접촉을 못하게 했다. "간호사는 한 번에 5분에서 10분 정도만 아이를 안거나 접촉을 하게 해줬어요. 아이를 너무 자극한다는 게 이유였죠. 전 다양한 소음과 늘 켜 있는 불빛이야말로 아이를 자극한다고 생각했어요. 비록 미숙아로 신생아 집중치료실에 누워 있지만, 카일의 신경계는 아주 높은 경계 상태일 거라고 믿었거든요."

따끔한 통증이 문제가 된다

켈리의 믿음은 단순한 엄마의 직감만은 아니다. 지난 30여 년간 진행되어온 인간과 동물을 상대로 한 많은 연구가 그 믿음을 뒷받침해준다. 전문가에 따르면, 신생아 집중치료실의 아기들은 대개 매일 7~17차례 정도 통증이 따르는 의료 과정을 경험한다.[1] 피부 반응 검사에서 수술에 이르는 모든 경험은 아기가 통증과 스트레스 처리법을 배우는 데 영향을 준다.[2] 거기에 다양한 의료 과정이 추가되면서 아기의 신경계와 뇌 발달에 지속적인 영향을 미친다.[3] 연구 결과에 따르면, 신생아 집중치료실에서 시간을 보낸 아이는 훗날 감각 문제와 통증 과민증, 발달 지연, 불안감 등 행동 문제를 보일 가능성이 높다. 유아 시절, 통증이 수반되는 의료 과정을 많이 겪을수록 그런 문제가 더 나타난다.[4] 희망적인 소식도 있다. 간단하면서 안전한 부모 주도형 비외과적 의료는 유아를 편안하게 해주어 부정적인 결과를 예방한다. 또한 통증을 경험하고 나서 한참 후에 나타날 수 있는 나쁜 결과까지 막아준다.[5]

미숙아는 어떻게 통증을
감지하고 표현할까?

　　　　　　신생아학 분야가 낯설던 1980년대, 신생아 집중치
료실에서의 의료 과정이 미숙아들에게 미치는 영향이 연구됐다.[6]
가장 먼저 살펴본 문제는 '발육이 느린 아기가 대체 어떻게 통증을
느끼고 표현하나' 하는 것이었다. 신생아는 말을 하거나 찡그린 얼
굴 사진을 가리켜 통증 정도를 나타낼 수 없다. 또한 미숙아들은 보
통 아기들에게 기대할 수 있는 일반적인 자극 반응을 볼 수도 없다.
미숙아는 엄마 자궁 속에 있었던 기간이 37~40주가 안 돼 말초신경
계(주삿바늘이 들어오는 걸 감지한다)를 뇌(통증을 경험하는 중이라고 해석
한다)까지 연결해주는 통증 신경 경로가 제대로 발달하지 못한 상태
다. 게다가 뇌의 여러 부위가 신경 경로들로 제대로 연결되지 못해,
자신이 느끼는 감각을 보여주질 못한다.

　　"인체 시스템이 성숙할 때 통증에 자동적으로 반응하는 건 당연한
일입니다. 뇌가 통증 신호를 처리하고 그 신호에 반응할 때 많은 신
경전달물질이 개입됩니다. 미숙아의 경우엔 그렇지 않죠." 캐나다
밴쿠버 브리티시콜롬비아대학교 간호학 부교수이자 아동병원 연구
소 소아 통증 연구원인 마농 레인저Manon Ranger 박사의 설명이다. "미
숙아가 아무 반응이 없다고 해서 뇌 속에서 아무 일이 일어나지 않
는 건 아닙니다. 그 정반대입니다. 미숙아는 미성숙 상태지만, 좀 더
나이든 아이나 성인은 아무렇지 않을 외부 자극에도 더 강한 반응을

보이고 있는 걸 수 있습니다."

아기의 뇌는 임신 35주가 될 때까지 미성숙된 상태여서, 통증이 따르는 자극(주사를 맞을 때 같은)과 통증이 없는 자극(기저귀를 갈 때 같은)을 구분하는 데 어려움을 겪는다.[7] 이처럼 미숙아는 외부 자극을 제대로 구분하지 못하기 때문에 시트를 정리하기 위해 누군가가 인큐베이터에서 자신을 잠시 꺼내는 선의의 행동조차 통증과 스트레스를 받을 수 있다. 미숙아 입장에서는 주사 맞을 때 겪는 통증과 스트레스만큼 생생하게 느낄 수 있다.

좀 더 나이든 아이는 통증을 경험한 뒤 스스로 자제할 수 있지만, 미숙아는 그러지 못한다. "미숙아는 '타고난 모르핀'이라 불리는 내생적 도파민을 방출하는 하행 통증 경로가 발달하지 못한 상태입니다. 아이는 통증 반응을 억제하지 못하며, 외부 자극을 경험한 뒤에도 오랫동안 통증을 느낍니다."[8]

미숙아는 대체로 좀 더 나이든 아기나 성인에 비해 외부 자극(주삿바늘을 맞는 자극이든 정맥주사를 꽂는 자극이든)에 더 큰 통증을 느끼고, 통증이 가라앉아 평온을 되찾기까지 더 오랜 시간이 걸린다. 겉으로 볼 때 외부 자극에 어떻게 반응하는지와 관계없이, 미숙아가 신생아 집중치료실에서 겪는 트라우마는 뇌 신경 경로에 자국을 남겨 성장 및 발달에 영향을 준다.

미숙아가 무얼 느끼는지 어떻게 알 수 있을까? 연구원들은 미숙아의 반응으로(앞서 1장에서 잠시 언급됐듯) 통증을 재는 방법을 알아냈다. 1980년대 이후 브리티시콜롬비아대학교 신생아학 교수이자 심리학자인 루스 그루나우와 캐나다 맥길대학교 간호학 명예 교수 셀레스테 존스턴 같은 과학자들의 연구에 따르면, 아기는 많은 이유(일부는 통증과 관련 있고, 일부는 그렇지 않다)로 울지만, 미숙아의 얼굴 반응을 보면 통증 여부를 알 수 있을 뿐 아니라 통증 강도까지 측정할 수 있다고 한다.[9]

연구원은 심박동수 증가, 혈압 상승, 산소포화도 저하, 호흡 속도 증가 같은 생리적 통증 징후도 찾으려고 노력해왔지만, 그 방식은 열이나 질병 같은 비통증성 요인의 영향을 받을 수도 있다. 그래서 오늘날 미숙아의 통증을 측정하려면 얼굴 반응과 생리적 반응, 유아의 재태 기간(gestational age, 임신 기간을 뜻한다-옮긴이), 기타 다른 환경들을 고려하는 등 큰 그림을 봐야 한다는 게 중론이다.

최근 몇 년간 유아 통증 측정 연구는 신경 과학의 발전에 힘입어 더 정교해졌다. 일부 연구에서는 미숙아가 의료 과정을 거치는 동안 뇌가 어떻게 반응하는지 알아내기 위해 뇌파EEG나 자기공명영상MRI 검사를 활용한다. 이 검사로 주사처럼 통증을 유발하는 의료 과정에 대한 미숙아의 반응이 우리의 직관에 반한다는 게 확인됐다. 이와 관련해 레인저 박사는 이렇게 말한다. "어떤 아기는 너무 아프거나 진료 과정에서 지쳐 겉보기에는 어떤 반응도 하지 않습니다. 그 아기들의 뇌는 여전히 반응하는 걸 볼 수 있지만, 통증에 반응할 에너지 비축분이 없어 마치 통증을 느끼지 않는 것처럼 생각할 수 있습니다."

레인저 박사는 병원 의료진과 부모에게 이런 가정을 해보라고 권한다. "당신에게 고통스런 것은 아기에게도 고통스럽습니다. 아니, 어쩌면 훨씬 더 고통스럽습니다." 이 사실을 잊지 말라. 그러면 가능한 한 언제든 통증이나 불편을 예방하려 애쓸 것이다. 아기가 만일 신생아 집중치료실에 있다면, 반드시 의료진에게 통증 완화를 위해 어떤 조치를 취할 건지 물어라. 다음에 소개하는 통증 완화 방법을 배워두면 요긴하게 써먹을 수 있다. 다음은 아기의 통증과 통증 후유증을 줄여주는 방법이다.[10]

간단하고 안전한
부모 주도형 통증 관리

진통제와 국소마취제(국소마취 크림 등)는 미숙아의 통증을 예방해주는 중요한 약이다. 그러나 약을 쓰는 게 적절하지 않을 때도 있다. 가장 효과적인 통증 관리는 자연친화적이고, 부모 중심적이며, 비용도 적게 드는 방법이다. 가장 좋은 예는 '캥거루식 돌보기kangaroo care'라고 불리는 피부 대 피부 접촉이다. 이는 엄마나 다른 사람의 맨가슴에 아기를 안아 서로 피부가 완전히 맞닿게 하는 것으로, 대개 두 사람 겉에 담요를 둘러 아늑한 분위기를 조성한다. 연구 결과에 따르면, 피부 대 피부 접촉은 유아의 전반적인 행복감을 높이고, 통증이 수반되는 의료 과정에서 통증 반응을 현저히 줄이면서 신경계를 안정시킨다.[11] 훨씬 더 이상적인 방법은 피부 대 피부 접촉에 모유 수유를 추가하는 것으로, 아기에게 완전한 감각적·생리적 경험을 안겨줘 통증 완화에 더없이 효과적이다. 모유 수유가 불가능한 경우(아기가 계속 신생아 집중치료실에 있는 바람에 엄마 젖을 먹는 걸 배우지 못한 경우), 피부 대 피부 접촉을 한 상태에서 가짜 젖꼭지를 물리거나 병에 든 유아용 모유나 유동식을 먹이는 것이 도움이 된다.

"엄마는 유아의 생존과 행복에 꼭 필요한 존재지만, 그런 육아 환경이 늘 주어지는 건 아닙니다." IWK 건강센터 소아 통증 연구센터의 신생아 전문 간호사이자 달하우지대학교 간호학 교수인 마샤 캠벨-여Marsha Campbell-Yeo의 말이다. "연구 결과에 따르면, 미숙아든 정상적인 유아든 통증이 수반되는 의료 과정 중에 엄마나 다른 보호자와 피부 대 피부 접촉을 할 경우, 통증 반응을 줄이는 데 강력한 효과가 있었습니다." 캠벨-여 박사는 피부 접촉이 통증 완화에 큰 효과가 있다는 걸 강조한다. "피부 접촉은 아기의 통증 반응을 줄여주고 심박동수와 산소 수준을 안정시켜줄 뿐 아니라 통증에서 보다 빨리 회복하는 데 도움을 줍니다."[12]

'캥거루식 돌보기'를 하면 다른 보상도 있다. 편안한 상호 교감 속에 부모와 아기가 더 친밀해지고, 옥시토신(유대감을 높여주는 '사랑 호르몬') 분비가 촉진되며, 통증이 수반되는 힘든 상황에서 부모가 자신감과 통제력을 가질 수 있다. 뒤로 물러서서 아기가 아파하는 걸 지

커봐야만 하는 것보다 더 고통스런 일이 있을까? 부모들이 그런 상황을 바꿀 수 있다는 걸 보여주는 한 가지 예가 바로 피부 접촉이다.

캠벨-여 박사와 존스턴 박사의 연구에 따르면, 캥거루식 돌보기나 모유 수유, 피부 대 피부 접촉은 그 효과를 극대화하기 위해 통증이 수반되는 의료 과정 전에(2~15분 전) 시작되어야 하고, 가능하다면 그 과정이 끝나고 아기가 통증과 스트레스에서 회복될 때까지 계속되어야 한다. 의료 과정 중에 캥거루식 돌보기나 모유 수유를 할수 없다 해도, 의료 과정에 들어가기 2~15분 전에 그 방법을 쓰면 통증 완화 효과는 여전히 크다.

설탕의 장점과 단점

미숙아의 통증을 줄여주기 위해 널리 쓰이는 또 다른 방법은 아기에게 의료 과정 2분 전에 자당 용액(설탕물)을 주고 가능하면 의료 과정 중에도 계속 주는 것이다. 아기에게 자당 용액을 주는 관행은 1980년대에 시작됐다. 의사들은 미숙아의 통증을 완화시켜줄 필요가 있다고 인정했지만, 아편 유사제 오피오이드를 반복해서 투여하는 건 부작용이 있어 안 된다고 믿었다. 이와 관련해 캠벨-여 박사는 말한다. "많은 약을 투여하는 게 늘 더 좋은 건 아닙니다. 그 맥락에서 어린 아기를 약물에 노출시키는 일과 통증을 막아주는 일 사이에 적절할 균형을 찾아야 한다는 걸 깨달았습니다. 그래서 오피오이드 사용은 억제하면서 비약물성 통증 완화 방법을 찾기 위한 많은 연구가 이루어졌습니다."

단맛을 내는 용액은 발뒤꿈치 채혈 같은 가벼운 의료 과정에 좋은 진통제 대체제로 사용되었다. 여러 연구를 통해 주삿바늘이 사용되는 의료 과정 직전에 날콤한 사탕을 주면 아기가 진정되고 통증 반응도 줄일 수 있다는 사실을 알았다.[13] 그 결과, 유아에게 자당을 주는 것(보통 설탕물을 똑똑 떨어지게 하는 기구를 통해)이 신생아 집중치료실의 통증 완화 표준이 되었다. 그러나 약과 마찬가지로 하루에 너무 많은 자당을 쓰면 의도치 않은 부작용이 생겼다.

다음은 레인저 박사의 말이다. "신생아 집중치료실 의료진은 자당이 인공물질이라는 사실을 인지하지 못한 채 아기에게 하루에 10번씩 자당을 줄 수도 있거든요. 게다가 우리는 매일 몇 번 자당을 투여해야 발달 중인 뇌에 장기적인 영향을 주는지 알지 못합니다." 아기에게 주는 자당 속에 든 당분은 적어 보일 수 있지만, 어린 유아에게 주면 누적 효과가 예상보다 클 수 있다. 레인저 박사는 이렇게 강조한다. "물론 아기에게 자당을 주는 것보다 통증을 완화해주지 않는 게 더 나쁩니다. 그러나 쥐 실험을 해본 결과, 반복해서 자당을 주면 미성숙한 뇌에 영향을 주고 훗날 기억력과 관련된 해마 등 중요한 뇌 부위에 영향을 미칠 수 있습니다."[14]

자당이 통증이나 스트레스 경로에 어떤 영향을 주는지 확실치 않지만, 미숙아에게 너무 많은 자당을 줄 경우 나타날 수 있는 잠재적 부작용 때문에 레인저 박사가 근무하는 병원 등 일부 병원의 신생아 집중치료실에서는 의료 과정 중에 아기에게 자당을 주는 걸 중단했다. 다른 병원에서는 주삿바늘과 관련된 소아 통증을 줄이기 위해 계속 자당을 쓰지만, 캠벨-여 박사 병원에서는 신생아 집중치료실의 의료진과 부모에게 피부 대 피부 접촉 같은 통증 완화 방법을 먼저 사용하라고 권한다. "피부 대 피부 접촉이나 모유 수유는 자당을 주는 것만큼 효과가 있습니다. 그렇다고 단맛이 나쁘다는 얘기는 아닙니다. 신생아 집중치료실에서 부모야말로 아직 잠재력을 잘 활용하지 못하고 있는 수중한 자원이라는 얘기입니다."

신생아 집중치료실에서 부모와 의료진이 아기의 스트레스와 통증을 줄이기 위해 사용할 수 있는 다른 방법도 있다. 피부 대 피부 접촉, 모유 수유, 자당 주기, 국소마취 크림 바르기 같은 방법만큼 효과적이진 않지만, 의료 과정 중에 사용하면 통증 관리를 전혀 하지 않는 것보다는 훨씬 좋다. 게다가 앞의 방법과 함께 사용하면 효과가 더 크다.

대표적인 방법으로는 영양가 없는 물건(가짜 젖꼭지 등) 빨게 해주기, 간단한 위안 주기(부모나 간호사가 손으로 아기의 팔다리나 머리를 감싼다), 아기를 포대기로 싸주기, 음악 들려주기, 엄마 냄새 맡게 해주기(엄마 가까이 있을 수 없는 아기에게 엄마 옷 냄새를 맡게 해준다) 등을 꼽을 수 있다. 신생아 집중치료실에서 많은 아기는 불가피하게 부모가 없는 상황에서 의료 과정을 거치는데, 그때 이 방법이 유용하다.

앞으로는 다른 옵션도 더해질 예정이다. 현재 인큐베이터 안에 놓는 '카머(calmer, '진정시켜주는 장치'라는 뜻 – 옮긴이)'라는 로봇 플랫폼을 개발하는 중인데, 이 장치는 엄마의 심장박동 소리, 엄마가 숨쉴 때의 미묘한 호흡 높낮이, 엄마 피부 같은 느낌 등을 그대로 재연해낸다. 브리티시컬럼비아대학교 작업치료학 부교수 리사 홀스티 Liisa Holsti가 고안해낸 이 장치는 의료 과정 중 가족이 함께할 수 없을 때 '예비' 피부 대 피부 접촉 역할을 해준다. 연구 결과에 따르면, 이 감각 개입 장치는 통증이 수반되는 의료 과정 15분 전이나 도중에 또는 5분 후에 사용하면 통증 완화 효과가 있다. "이 장치는 아기를 보다 빨리 진정시키고 정상 상태로 되돌리는 데 도움이 됩니다. 신생아 집중치료실에서 쓸 때는 통증 반응을 줄이는 데 '간단한 위안 주기'만큼 효과가 있었습니다."

'카머'는 신생아 집중치료실에서 아기에게 위안을 주지 못하는 엄마의 스트레스를 줄여준다. 다음은 레이저 박사의 말이다. "엄마를 대신하자는 아이디어는 아닙니다. 그러나 부모는 아기와 함께하지 못하는 상황에서 아기의 통증을 줄이는 데 도움이 될 무언가가 있다는 걸 알면 마음이 든든하다고 했습니다."[15]

잃어버린 통증 완화 기회

미숙아 통증 관리에 대한 연구는 많지만, 신생아

집중치료실에서는 여전히 통증 완화 방법을 제대로 활용하지 못하고 있다. 이 분야 연구를 제대로 모르기 때문이다. "신생아 집중치료실에서 일하기 시작했을 때 통증에 대한 관심은 전무했는데, 아기는 통증을 느끼거나 기억하지 못한다는 잘못된 믿음 때문이었습니다. 그때를 생각하면 그간 정말 많은 발전이 있었습니다." 캠벨-여 박사의 말이다. 그러나 여전히 가장 발전된 신생아 집중치료실에서조차 의사들은 통증 관리를 과소평가하는 경우가 많다. 제도화된 시스템은 쉬 변하지 않기 때문이다.

캠벨-여 박사는 이렇게 말한다. "의료 종사기는 환자를 치료하기 위해 최선을 다합니다. 그러나 중환자를 치료할 때는 통증 관리보다 의료 과정이 더 중요하다고 생각하는 경우가 많습니다. 대부분의 아기는 통증이 수반되는 의료 과정에 들어가기 전에 5분만 시간을 내면 얼마든지 진통제를 투여할 수 있습니다. 아기에게 정맥주사를 놓거나 다른 조치를 취하기 전에 잠시만 시간을 내면 엄마가 캥거루식 돌보기를 해줄 수도 있습니다." 그러나 낡은 습관은 쉽게 사라지지 않는다. 아기의 건강과 신체 발달에 도움을 주는 일에 잠시라도 시간이 할애되는 일은 아주 드물다.

신생아 전문 간호사였던 카렌은 의료진의 한 사람으로서, 자신의 아기가 신생아 집중치료실에 들어간 적 있는 엄마로서 신생아 집중치료실의 이런 가변성을 익히 봐왔다. 그는 1980년대 말 미국 보스턴 브리섬여성병원 신생아 집중치료실에서 일했고, 학창 시절에는 하버드 의과대학 심리학 교수이자 유아 및 아동 신경행동 연구 책임자인 알스 박사의 철학을 교육받았다. 신생아 통증 측정 및 관리 분야의 선두주자였던 알스 박사는 신생아 개인별 발달 관리 및 측정 프로그램NIDCAP을 개발했는데, 이 프로그램은 전 세계 많은 신생아 집중치료실에서 활용되고 있다.[16]

"신생아 집중치료실 안의 풍경과 소리는 유아에게 엄청난 스트레스를 주기에 스트레스에 최대한 덜 노출되게 하는 게 우리가 할 일이라고 배웠습니다." 카렌의 말이다. 카렌은 자신이 근무했던 신생아 집중치료실 조명을 은은하게 조정했고, 간호사는 자궁 속 같은 환경을 만들어주기 위해 미숙아 보육기를 담요로 덮어주었으며, 의료 관계자는 여러 의료 과정을 최대한 한데 모아 유아들이 스트레스를 덜 받게 했다.

"브리검여성병원 신생아 집중치료실에서는 간호사에게 많은 권한을 주었습니다. 각 간호사에게는 집중적으로 보살피는 전담 유아가 있어 한 간호사가 매일 같은 아기를 돌볼 수 있었고, 불필요한 의료 과정으로 불안감을 안겨주는 레지던트나 담당의로부터 전담 유아를 보호할 수 있었습니다. 일부 의사들은 간호사 때문에 모든 일이 늦어진다고 생각했지만, 대부분의 의사는 시대 흐름에 순응했고 아기와 부모에게 도움이 된다고 봤습니다."

1995년 카렌의 아들 자흐는 뉴저지주에 있는 한 신생아 집중치료실에 2주 동안 머물렀는데, 유감스럽게도 그곳의 의료 관계자는 신생아 통증 측정 프로그램에 전혀 관심이 없었다. 자흐는 10달을 다 채우고 태어났지만, 분만 중에 태변(meconium, 태아의 대장 내용물-옮긴이)을 들이마셔서 심각한 후유증이 나타날 수 있었기에 신생아 집중치료실에서 치료를 받았다. 그러나 통증 관리가 전혀 이루어지지 않았고, 두 차례 채혈 과정 중에 폐가 함몰됐다. "의료진은 아이를 계속 주삿바늘 등으로 찔러댔고, 그 과정에서 폐에 문제가 생긴 것 같습니다." 카렌의 말이다.

자흐의 폐를 다시 팽창시키기 위해서는 흉관을 삽입해야 했는데, 그 과정에도 통증 관리는 이루어지지 않았다. "통증 완화 조치 없이 당신의 갈비뼈 사이로 튜브를 폐 속까지 집어넣는다고 상상해보세요. 저는 계속 '제발 그 애 좀 내버려둬요!'라고 말했어요. 신생아 집중치료실 전문 간호사이기 이전에 엄마가 되고 싶었어요. 의료진은 아기를 위해 빛을 가려주지도, 각종 소리를 줄여주지도 않았어요. 통증이 수반되는 의료 과정을 한데 모으지도 않는 걸 보면서 내 아기를 위해 목소리를 높여야겠다고 느꼈어요."

신생아 집중치료실에서 아기를 위해 간호 일을 한 경력이 있는데도 카렌은 자기 아들을 위해 뭔가를 해주는 건 어려웠다. 그는 막 분만을 해 너무 지친 데다 겁에 질려 있었고, 아기의 건강과 관련해 생과 사를 넘나드는 결정에서 옆으로 밀쳐진 기분이었다. "그들은 제게 피부 대 피부 접촉을 할 기회도 주지 않았어요. 의료진을 향해 내 아기를 건들지 말라고 말했지만, 그들은 제게 왜 특정 의료 행위를 원치 않느냐는 질문만 해댔어요."

2000년 뉴욕주 버펄로에서 일란성 쌍둥이가 임신 31주 만에 태어나 신생아 집중치료실에 들어가게 됐을 때, 티나는 특정 의료 행위에 반발하지 않았다. 뉴저지주의 카렌이나 캘리포니아주의 켈리와 마찬가지로, 티나도 아기들이 병원에 입원해 있던 한 달 반 동안 통증 관리에 대한 얘기를 듣지 못했다. 쌍둥이 아들 중에 빈센트는 태어났을 때 몸무게가 약 2.4킬로그램, 제이콥은 약 1.7킬로그램이었고, 두 아이 모두 인큐베이터 안에 들어갔으며, 산소호흡기를 비롯한 각종 정맥주사 줄이 연결되었다. 특히 빈센트는 많은 수혈을 받았는데, 티나의 기억으로는 아주 끔찍한 과정이었다. "그 애는 온몸이 결박된 채 멍투성이였고, 기저귀도 채워지지 않았고, 머리와 배꼽은 물론 팔 정맥에도 동맥 주사 줄이 어지럽게 연결되어 있었어요."

엄마가 된 티나는 제이콥을 생후 3일째까지 안아보지 못했고, 빈센트는 생후 12일까지 만지지도 못했다. 소아 언어 치료사이자 독서 전문가이기도 한 티나는 이렇게 말한다. "그런 의료 과정은 감각적인 면에서 아이의 발달에 영향을 미칠 것입니다. 분명 필요한 조치긴 했지만, 오랜 시간 많은 전선에 결박되어 있었으니 말이죠."

오늘날까지도 티나는 쌍둥이 아들이 태어나자마자 신생아 집중치료실에서 겪은 경험이 발달 지연과 관계가 있다고 믿는다. 두 아이 모두 심각한 언어 지체 문제를 해결하기 위해 수년간 언어 치료를, 대근육 운동 발달 문제를 개선하기 위해 작업치료(occupational therapy, 치료를 목적으로 일이나 놀이 같은 걸 하는 치료법 – 옮긴이)를 받았다. 두 아이는 학창 시절 내내 읽기와 실행 기능, 정서적 성장과 관련해 별도의 도움을 받아야 했다. "두 아이는 신경계 조절을 위해 늘 별도의 감각 자극을 필요로 했어요." 신생아 집중치료실에서 시간을 보낸 뒤에도 신경 문제는 해결되지 않아 두 아이 모두 퇴원 후 6개월 동안 종종 날카로운 경고음을 발하는 산소 모니터를 24시간 내내 착용하고 있었다.

신생아 집중치료실에서의 경험이 아이의 발달에 영향을 준다는 티나의 믿음은 연구 결과로도 뒷받침된다. 유전학적 문제 때문이든, 신경학적 차이 때문이든 미숙아로 태어난 유아의 발달 지연에 영향을 미치는 요인은 많다. 연구 결과에 따르면, 신생아 집중치료실에서 치료를 받은 아기는 인지 기능이나 신체 기능에서 발달 지연이 생길 가능성이 현저하게 크다. 추정에 따르면, 신생아 집중치료실을 거친 저체중 출생아의 약 절반이 발달 장애나 학습 장애를 겪고, 10명 가운데 약 1명은 사회성 문제나 주의력 결핍 문제 또는 영구적인 운동 문제를 겪는다.[17]

1996년 캘리포니아에서 예정보다 두 달 일찍 태어난 카일도 어린 시절 내내 심각한 감각 추구(sensory-seeking, 감각이 비정상적으로 예민해 계속 강한 자극을 찾으려 하는 성향 – 옮긴이) 성향을 보였다. "카일은 어린 나이부터 힘겨운 투쟁을 벌였어요. 늘 관심 있게 지켜봐야 했죠. 그 애의 신성세는 여동생의 신경계보다 더 많은 관심을 필요로 했어요." 카일의 엄마 켈리의 말이다. "카일은 따뜻한 손길을 훨씬 더 많이 필요로 했습니다. 우리는 그 애의 감각 문제와 동작 조정 문제를 해결하기 위해 작업치료를 병행했습니다." 켈리는 신생아 집중 치료실에서 보낸 시간을 되돌아보며 이렇게 말한다. "채혈할 때마다 카일이 움찔하는 걸 보면서도 통증 관리를 요청할 생각을 전혀 하지 못했어요. 아이는 분명 통증을 느꼈어요. 우리는 그 애가 토하는 한이 있어도 진통제를 주어야 했어요. 그런데 저는 달리 선택할 수 있는 방법이 없다고 생각했어요."

켈리가 신생아 집중치료실에서 겪은 마지막 경험에서도 통증 관리는 존재하지 않았다. "퇴원을 앞두고 신생아 집중치료실에서 보낸 마지막 날, 병원 의료진은 카일에게 포경수술을 해줄 것을 권했어요. 아들과 함께 그냥 퇴원할 수 없냐고 물었더니 안 된다고 했어요. 지금 돌이켜 보면, 포경수술을 시키지 말았어야 했어요. 그땐 제정신이 아니었죠." 간호사가 켈리의 아들을 데리고 왔을 때 아기의 얼굴에는 할퀸 자국이 나 있었다. 간호사는 포경수술 중에 아기가 스스로 자기 얼굴을 할퀴었다고 했다. "애가 얼굴을 그렇게 심하게 할퀼 정도면 통증을 느꼈던 게 틀림없어요. 그리고 생각했죠. '우리는 왜 이런 짓을 하고 있는 걸까? 앞으론 또 어찌 될까?' 간호사는 이구동성으로 말했어요. '걱정 마세요. 아기는 이걸 기억하지 못해요.' 그러나 훗날 작업치료를 하면서 생각했어요. '이 애는 그걸 기억하고 있어. 몸이 그 모든 걸 기억하고 있는 게 분명해.'"

켈리의 직감은 옳았다. 카일이 태어난 그 이듬해인 1997년, 토론토대학교 약학과 타디오 교수가 의학저널 〈란셋〉에 발표한 연구에 따르면, 포경수술 중에 국소마취(국소마취 연고)를 하지 않은 아기의 경우, 국소마취를 했거나 아예 포경수술을 하지 않은 아기에 비해 생후 4~6개월쯤 예방접종을 할 때 통증 반응이 더 크게 나타났다. 즉 유아 시절에 겪은 통증 경험은 훗날까지 영향을 미칠 수 있다는 얘기다. 아기는 갓 태어나 겪은 통증 경험을 의식적으로는 기억하지 못할지 몰라도 아기의 신경계는 분명 기억하고 있다.[18]

신생아 집중치료실 통증 관리의 발전

오늘날 대부분의 대형병원에는 통증 관리 전문 의사가 있고, 신생아 집중치료실에서는 통증 관리 방법을 개선하기 위한 노력이 꾸준히 이루어지고 있다.[19] 그러나 부모들은 모든 신생아 집중치료실에서 통증 관리가 이루어지고 있다고 생각해서는 안 된다. 연구 결과가 현장에서 적용되기까지 시간이 걸리는 걸 감안하면, 통증 관리에 앞장서는 신생아 집중치료실도 있고 그렇지 못한 곳도 있다. "북미 지역에서는 아기들 중 약 50퍼센트가 통증 완화 조치 없이 주삿바늘 관련 세포 조직이 파괴되는 통증을 경험하고 있습니다." 캠벨-여 박사는 말한다.

그의 연구 결과에 따르면, 유아가 신생아 집중치료실에서 의료 과정을 거칠 때 부모가 함께하는 경우는 35퍼센트에 불과했다.[20] 유아의 의료 과정에 참여할 기회조차 주어지지 않는 상황에서 부모가 어떻게 통증 관리를 도모할 수 있겠는가? 부모들은 신생아 집중치료실에서 자신들이 할 수 있는 중요한 역할에 대해 교육을 받아야 한다. 캠벨-여 박사는 신생아 집중치료실에서 이기를 돌보는 방법을 가르쳐줄 가족 대상 온라인 학습 플랫폼을 개발하는 중이다.[21]

캠벨-여 박사의 제자 브리아나 리처드슨Brianna Richardson 역시 '부모 통증 완화Parenting Pain Away'라는 온라인 플랫폼을 개발하는 중인데, 이 프로그램은 임신한 엄마에게 출산 후 건강한 아기를 위한 통증 완화 방법을 가르쳐주는 데 그 목적이 있다. "아기들은 출생 직후에 근육 내 주사를 맞고 대사 이상 혈액검사를 받는데, 그때 피부 대 피부 접촉이나 모유 수유가 함께 진행되어야 합니다." 아기가 신생아 집중치료실에 들어가든 아니든, 유아 시절 통증이 수반되는 의료 과정에 노출될 때마다 우리는 사실 아기의 신경계를 더 나은 방향으로 형성되게 해줄 수 있다.

다행히 오늘날 부모 참여는 점점 확대되고 있다. 뉴욕시에 사는 캘빈 부부의 아들 아이작은 장이 자라면서 탈장되는 선천성 복벽탈장(배꼽 내장 탈장이라고도 한다)을 갖고 태어났다. 아이작은 태어나자마자 14개월간 병원에서 지냈고, 복부와 심장에 여러 차례 수술을 받았다. 가슴 아픈 시련이었지만, 캘빈 부부는 아들에게 어떤 도움을 주고 어떻게 돌봐야 하는지 잘 알고 있었다. "아이작을 도울 수 있는 최선의 방법은 통증 관리에 발 벗고 나서는 것이었습니다. 많은 의료진 속에서 그 애의 유일한 지지자는 우리뿐이었습니다. 우리는 통증 관리에 대해 자세히 배웠고, 채혈을 비롯한 여러 의료 과정 중에 늘 함께하며 그 애를 최대한 진정시키려 애썼습니다."

난생처음 부모가 된 캘빈 부부는 온 힘을 다해 통증 관리에 참여했다. "간호사가 어떤 의료 행위를 할 때 우리 둘 중 한 사람은 늘 아이작의 두 팔을 잡아주었습니다. 장갑 낀 간호사의 손이 아닌 익숙한 엄마, 아빠의 손이 그 애를 잡을 수 있었죠." 두 사람은 기관절개과(아이작의 목에 삽입된 ㅎ흡관)은 교환하는 법 등 의료 장비를 디루는 법까지 배웠다. "아내와 저는 안 해본 일이 없는데, 그게 아이작의 통증을 관리하는 건 물론이고 그 애와 소통하는 데도 도움이 됐다고 생각합니다."

플로리다주 포트마이어스에 사는 재키는 2019년에 태어난 세쌍둥이가 신생아 집중치료실에서 7주 동안 머물 때 통증 관리를 해주는 법을 배웠는데, 그가 그렇게 할 수 있었던 건 의료진의 적극적인 도움 덕이었다. "모두 체중이 1.36킬로그램도 안 되어서 태어난 지 4일 후까지 그 애들을 인큐베이터 밖으로 꺼낼 수 없었습니다. 그때 간호사가 알려준 '손 포옹법'으로 아이들을 만지면서도 과도하게 자극하지 않고 진정시킬 수 있었죠." 세쌍둥이가 머문 신생아 집중치료실은 TV를 보려면 헤드폰을 써야 하는 낮은 조도의 특별실이 있었다. 그 덕에 유아들은 주변 불빛과 소음으로 인한 감각 과부하를

겨지 않았다. "의료진은 미숙아에게 과한 접촉은 좋지 않지만 요령 껏 접촉하는 건 괜찮다고 했습니다. 그러면서 기저귀를 갈거나 체온을 잴 때도 어떻게 안고 만져야 진정시킬 수 있는지 가르쳐주었습니다." 간호사는 재키 부부에게 '캥거루식 돌보기'를 권했고, 아기들의 몸을 부드럽게 마사지해 운동 기능과 감각 기능, 소화 기능을 높여주는 법도 가르쳐주었다. "통증 관리에 직접 참여하면 부모는 아기에게 위안을 줄 수 있게 됩니다." 재키의 말이다.

신생아 집중치료실의 환경이 어떻든지 간에, 가능할 때마다 아기를 만져주고 안아주는 간단한 행동만으로도 아기와 부모에게 큰 위안을 준다. 하지만 많은 부모가 직장에 나가거나 다른 아이도 돌봐야 해서 신생아 집중치료실에 내내 있을 수 없다. 아기가 집에서 멀리 떨어진 병원에서 특수 치료를 받거나 오래 입원하면 더 그렇다. 그럴 때는 간호사나 병원 자원봉사자가 아기를 만져주고 안아주는 등 부모 역할을 대신할 수 있다. 부모에게는 신생아 집중치료실 의료진을 향해 통증 완화 조치를 취해달라고 요청할 권한이 있다. 부모는 아기와 멀리 떨어져 있는 상황에서도 통증 관리를 위해 노력할 수 있는 것이다.

아기를 낳고 갓 태어난 아기를 돌보는 건 육체적·정신적으로 힘든 일이다. 만약 아기에게 매 순간 의학적으로 관심을 쏟아야 한다면 부모로서는 엄청난 부담이다. "아들이 미숙아로 태어나면서 갖게 된 트라우마를 지우는 데 오랜 시간이 걸렸어요." 켈리의 말이다. 그의 아들 카일은 현재 법대에 다니고 있다. "그 애는 이제 강하면서도 유능한 성인이 되었어요." 그는 아들이 내내 유리잔처럼 약해 보호해주어야 한다는 느낌을 떨치지 못했다. 결론적으로 통증 관리를 잘하는 것은 신생아 집중치료실 스트레스를 최소화하고, 아이의 신경계 발달에 큰 도움을 주는 확실한 방법이다.

 신생아 집중치료실에서 아기의 통증 최소화하기

신생아 집중치료실은 부모에겐 아무 권한도 없는 전문가 영역 같지만, 다음 조언을 잘 활용하면 아기를 돌보는 데 큰 변화를 줄 수 있다.[+]

- 신생아 집중치료실 의료진에게 통증 측정과 관리를 어떻게 하는지 물어보고, 통증이 수반되는 의료 과정에서 통증 예방 및 관리가 제대로 이루어지길 바란다는 점을 분명히 하라. 또 아기가 통증을 경험하는 시간을 최소화하기 위해 가능하면 통증이 수반되는 의료 과정을 한데 모아달라고 하라.

- 가능한 한 빨리 캥거루식 돌보기와 피부 대 피부 접촉을 시작하라. 아기는 유리잔처럼 깨지기 쉬운 존재여서 아기를 안는 건 힘들고 신경 쓰이는 일일 수 있다. 그러나 일단 익숙해지기만 하면 촉감을 통한 유대감은 아기의 통증 관리에 핵심적인 부분이 된다.

- 간단한 의료 과정 중에 도움이 되는 비약물 요법도 있다. 주삿바늘을 찌르기 전에 모유 수유, 가짜 젖꼭지 물리기, 포대기 덮어주기, 자당 입에 넣기 등을 시도해보라. 가능할 경우 두 가지 이상을 함께해도 좋다.

- 요추천자(lumbar puncture, 수막염이나 백혈병 등을 확인하기 위해 척수에서 뇌척수액을 채취하는 검사 – 옮긴이)나 카테터 삽입과 같이 통증이 오래 지속되는 의료 과정에는 진통제를 투여해달라고 하라. 큰 통증이 수반되는 의료 과정은 국소마취를 해야 하며, 아편 유사제 오피오이드와 같이 전신에 영향을 주는 약을 소

량 투약할 수 있다.

- 아기가 신생아 괴사성 장염(장에 생기는 염증으로 미숙아들이 잘 걸린다)과 같이 통증이 심한 병에 걸렸다면, 의료진과 상담해 진통제 사용이 가능한지 알아보라. 보통 오피오이드 주입이 권장되는 경우가 많다.

- 아기의 행동이나 반응에 변화가 보이면 바로 의료진에게 알리도록 하라. 아기가 통증을 느끼는 걸 가장 먼저 알아차리는 사람은 부모인 경우가 많다.

- 사정상 부모가 매일 병원에 있지 못할 수 있다.++ 신생아 집중치료실에는 아기를 안아주는 자원봉사자들이 있다. 이 옵션을 이용해보고 싶다면 병원 관계자에게 말하라.

+ 스탠퍼드대학교 메디컬센터 소아 및 마취, 통증 의학 교수 아난드, 〈신생아 통증의 예방 및 치료 Prevention and Treatment of Neonatal Pain〉, 2021년 5월 28일 업데이트

++ S.N. 색스턴, B.L. 워커, D. 듀크홉니, 〈부모들이 중요하다: 신생아 집중치료실에서 가족들이 아기와 함께하는 것에 대한 조사 Parents Matter: Examination of Family Presence in the Neonatal Intensive Care Unit〉, 〈미국 출산의료학 저널 American Journal of Perinatology〉 38, no. 10 (2021): 1023-1030.

수술, 소소한 의료 행위,
병원 방문

5장

아이는 이 순간을
어떻게 기억할까?

When Children Feel Pain

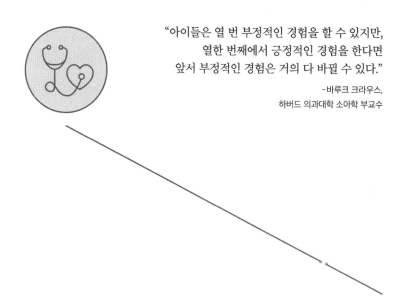

"아이들은 열 번 부정적인 경험을 할 수 있지만,
열한 번째에서 긍정적인 경험을 한다면
앞서 부정적인 경험은 거의 다 바뀔 수 있다."

-바루크 크라우스,
하버드 의과대학 소아학 부교수

아이들이 병원 환경을 경험하는 일은 점점 흔해지고 있다. 미국에서만 매년 약 500만 명의 아이들이 마취를 필요로 하는 수술이나 기타 의료 과정을 거친다. 그중에는 입원해서 받는 큰 수술(척추 유합술 등)도 있고, 외래 환자로 받는 경미한 수술(편도선 절제 등)도 있으며, 수면 상태에서 받는 의료 과정(대장 내시경이나 요추천자 등)도 있다. 의료 기술의 발전과 의료비 지불 방식 및 보험 제도의 변화로 인해 지난 10년간 병원을 찾은 아이들의 수는 꾸준히 늘어났다.[1] 마취가 필요한 아동 환자의 수는 미국뿐 아니라 유럽에서도 계속 늘고 있다.[2] 게다가 만성질환과 단기질환을 앓는 수백만 명의 아이들이 의료 과정 중에 채혈이나 각종 주사, 정맥주사 삽입, 상처 봉합 등을 경험한다. 따라서 많은 아이가 병원이나 응급실, 수술센터 등에서 통증이 수반되고 부모에게도 스트레스를 주는 의료 과정을 거친다.

수술을 비롯한 각종 의료 과정에선 불가피하게 통증이 따라오지만, 그 통증을 최소화하기 위해 의료진과 부모가 할 수 있는 일은 많다. 물론 그 일이 늘 실현 가능한 건 아니지만 말이다. 1980년대 제프리 로슨의 비극적인 수술 이후 기하급수석인 발선을 이룩해왔지만, 아직 해야 할 일은 많다. 다행히 연구원들은 각종 의료 과정 중에 아이의 통증을 완화할 방법을 계속 개선하고 있고, 부모는 그 방법에 열렬한 지지를 보내고 있다.

웬디 이야기: 통제하기

미국 보스턴주에 사는 17살 웬디는 어린 나이에 수술과 기타 의료 과정에서 따르는 고통을 겪었다. 그는 3살 때 세균 감염증 중 하나인 대장균 감염에 걸려, 건강한 아동에서 하루아침에 몇 주간 병원 신세를 져야 하는 환자가 되었다. 웬디는 대장균 감염이 용혈성 요독 증후군HUS으로, 다시 심부전과 발작, 장, 췌장, 신장 손상 등 여러 문제로 발전됐다. 5살이 될 때까지 웬디는 여러 차례 산소호흡기 신세를 졌고, 장의 일부를 떼는 수술과 신장 이식 수술도 받았으며, 췌장이 망가져 당뇨병에 걸리면서 늘 인슐린 주사를 맞아야 했다.

웬디의 엄마 다시Darcy는 걸핏하면 응급실로 달려갔다. 그는 200

일간 병원 신세를 졌던 웬디의 어린 시절을 감내하기 힘든 끔찍한 시간으로 기억한다. 그러면서도 각종 의료 과정과 지속적인 병원 생활에 어떻게 대처해야 하는지, 또 만성질환을 갖고 살아가는 데 필요한 것이 무언지 많은 걸 배웠다고 말한다.

다시가 '나약하면서도 용감한 전사'라 부르는 웬디는 여러 해 동안 투병생활을 해오면서 두려움과 통증을 관리하는 데 전문가가 다 되었다. "어렸을 때는 허구한 날 혈액검사나 채혈, 수혈 등을 했는데, 제가 주삿바늘을 워낙 무서워해 절 진정시키려면 대여섯 명이 달려들어야 했어요. 그러나 그때 이후엔 차분해졌습니다. 워낙 자주 겪다 보니 나중엔 주삿바늘이 몸 안으로 들어오는 것에 익숙해졌죠." 웬디에게 도움을 준 것은 각 의료 상황과 자기 몸에 대해 가능한 한 많은 통제력을 갖게 해주려 한 부모의 의지였다. 그 모든 건 작은 선택들로 시작됐다. 혈당 수치를 재기 위해 어떤 손가락을 찌를 것인가, 혈당이 낮게 나오면 어떤 간식을 먹을 것인가 하는 선택 등. 웬디는 수술받기 전날 밤 먹을 음식도, 자신이 쓸 마취 마스크 냄새도, 병원에 가져갈 동물 인형도 직접 선택했다.

"우리는 웬디에게 더 많은 통제권과 선택을 주려 애썼어요." 고등학생이 된 웬디는 여전히 건강 문제가 있고, 장기 이식을 받고 살아난 사람들이 그렇듯 면역력이 약해 응급실을 찾는 건 드문 일이 아니다. "그 애는 여전히 당뇨병이 있고, 매일 약을 복용 중이며, 세균 감염을 걱정하고, 음식 제약도 많습니다. 그러나 그 애는 그런 것들이 자기 발목을 잡게 내버려두진 않습니다." 웬디는 현재 축구선수로 활약 중이며, 친구들과 수영과 달리기 시합도 한다. 그 모든 건 부모가 심어준 독립심 덕이기도 하지만, 늘 모든 걸 스스로 해내는 습관을 들여온 이유도 있다. "정맥주사가 아프면 주사액이 차가워서 그런 거라 따뜻한 팩을 요청합니다. 그런다고 통증이 없어지는 건 아니지만, 따뜻해지면 손의 느낌이 더 좋아지거든요." 웬디의 말이다. "때론 정맥주사액 들어오는 속도를 더 빠르게 해야 하는데, 저는 직접 조정하곤 해요. 대개는 간호사가 해주지만, 저는 그것도 제가 직접 통제하려 해요. 제 몸속에 들어오는 것들은 제가 통제하고 싶어서요." 자신의 경험 일부를 통제하는 건 병원에 입원한 아이에게 꼭 필요한 일이다. 특히 몸에 대한 치료와 삶의 여러 측면이 자신의 통제권 밖에 있어 더 그렇다.

예상되는 일에 대해 알기

웬디와 다시는 다른 아이들이 병원에 가는 걸 덜 무서워하는 데 도움을 줄 방법을 알아냈다. 아이들이 응급실에 가서 하는 일을 웬디의 음성으로 설명해주는 애니메이션 비디오 각본을 만든 것이다.[3] 웬디와 다시가 아이디어를 내고 보스턴에 있는 매스 제너럴 아동병원이 개발한 이 애니메이션 비디오는, 웬디(진분홍색 후드티를 입고 초록색 모자를 쓴 캐릭터)가 응급실로 가상 여행을 가 의사와 간호사를 소개하고 아이들이 경험하게 될 의료 과정을 보여준다. 다시의 말에 따르면, 이 비디오는 통증이 있는 아이가 두려움 속에 병원을 찾을 때 필요한 정보를 이해하기 쉬운 용어로 설명해주는 데 그 목적이 있다. "생각해보세요. 비행기를 타면 늘 비상사태 시 일어날 일을 비롯해 다양한 설명을 듣게 되잖아요. 그와 마찬가지로 병원에서 기다리는 동안 앞으로 일어날 일에 대한 정보를 얻고 설명을 들으면 기분이 더 나아지지 않겠어요?"

이 아이디어는 시의적절했다. 연구 결과에 따르면, 병원과 관련해 아이 친화적인 정보를 제공하면 수술을 앞둔 아이들의 불안감을 줄여주는 데 효과가 있는 걸로 밝혀졌다. 비디오 가상 여행을 통해서든, 직접 방문을 통해서든, 그림책을 통해서든 다른 많은 병원 역시 각 연령대에 맞춘 수술 전 프로그램을 제공한다. 이런 형태의 프로그램은 어린 환자에게 병원에서 일어날 일을 설명해줌으로써 미지의 세계에 대한 두려움을 줄여준다.[4]

수술 전 아이 진정시키기

수술을 앞두고 스트레스와 두려움을 덜어주는 일은 그 자체로 중요하지만, 사실 또 다른 목적도 있다. 연구 결과에 따르면, 아이가 수술 전에 스트레스와 두려움을 덜 느끼면 대개 수술 후 통증도 덜하고 며칠간 진통제를 복용할 일도 줄어든다.[5] 이 연구 결과에서 또다시 스트레스와 두려움이 통증 인식과 얼마나 깊은 관계가 있는지 알 수 있다. 과학자와 의사 들이 지난 수년간 개선해보려고 노력한 수술 과정은 마취를 통해 아이가 무의식 상태로 빠져드는 수술 도입 단계다.

수술실은 무서운 곳처럼 보일 수 있는데, 특히 자신이 왜 거기에 있는지, 또 앞으로 무슨 일이 일어날지 제대로 모르는 아이는 더욱 그렇다. 밝은 불빛, 살균된 벽, 삐삐거리는 기계, 마스크를 쓴 채 부산히 움직이는 어른 등 수술실은 마음을 평온하게 해주는 곳은 분명 아니다. 마취 마스크를 얼굴에 씌우는 수술 도입 단계야말로 아이에게는 트라우마를, 부모에게는 스트레스를 안겨주는 중요한 순간으로, 이때 불안감을 낮춰준다면 수술 경험이 극적으로 좋아진다.

최근 들어 수술 도입 단계에서 아이들의 마음을 진정시켜주는 최선의 방법은 '관심을 딴 데로 돌리기'라는 게 입증되고 있다. 연구 결과에 따르면, 수술 전에 아이에게 비디오게임을 하게 해주거나, 동영상을 보여주거나, 최면 기법을 사용하는 것이 모두 관심을 딴 데로 돌리는 데 효과가 있었다.[6] 때론 이런 방법이 졸음을 유발하고 마음을 편하게 해주기 위해 수술 전에 투여하는 약만큼이나 아이를 진정시키는 데 효과가 있었다.[7] 관심을 딴 데로 돌리는 방법은 그 효과가 오래 지속되기도 한다. 연구 결과에 따르면, 수술 전에 비디오게임이나 최면으로 관심을 딴 데로 돌려 마음을 진정시킨 아이는 수술후 한 주 동안 행동 문제를 보이는 경우가 더 적었다.

최근의 한 조사에서 6~12살 난 한 그룹의 아이들에게는 수술 한 시간 전에 근육 이완법과 심상 유도법을 가르쳤고, 또 다른 그룹의 아이들에게는 일반적인 수술 전 조치를 취했다. 15분밖에 안 걸리는 교육을 통해 연구진은 첫 번째 그룹 아이들에게 발끝부터 머리끝까지 근육을 이완시키는 방법을 가르쳤고, 좋아하는 장소나 경험을 시각화하면서 그와 관련된 편안한 느낌을 떠올리게 했다. 가족끼리 바닷가에 놀러 갔던 기억 등을 떠올리며 발가락 사이로 느껴지던 모래의 촉감, 바다 냄새, 두 팔을 스치던 미풍 등을 떠올리게 한 것이다. 그런 다음 첫 번째 그룹 아이들에게 수술 들어가기 직전에 배운 대로 다시 좋았던 기억을 떠올리게 했다. 그 결과, 근육 이완법과 심상 유도법을 배운 아이들은 그렇지 않은 아이들에 비해 수술 도입 단계에서의 불안감이 눈에 띄게 줄었고, 수술 후 통증 또한 크게 줄었다.[8]

기억하라. 이런 방법으로 아이를 돕는다고 해서 부모가 근육 이완법과 심상 유도법에 전문가가 될 필요는 없다. 근육 이완법을 알려주는 아동용 앱도 있어 아이는 부모의 도움을 받거나 혼자 힘으로 얼마든지 연습할 수 있다. 요즘은 많은 병원에 공인된 전문가가 있는데, 이들은 각종 의료 관련 상황에서 아이들을 돕는다. 아이들의 관심을 딴 데로 돌리거나(비디오나 비누 거품, 스퀴즈볼, 게임 등을 통해), 호흡 연습을 하게 하거나(바람개비 돌리기 등을 통해), 심상 유도법을 연습하게 함으로써 각종 의료 과정이나 수술 전에 아이의 불안감과 스트레스를 줄여준다. 어떤 이는 아이에게 스스로 진정시키는 법을 가르치기도 한다.

최근 연구 결과에 따르면, 수술 전 전반적인 환경이 어떤가에 따라 아이가 겪는 불안감과 통증에 큰 차이가 있다. 그 사실을 알게 된 것은 소아과 마취 전문의이자 캘리포니아대학교 스트레스 및 건강센터 실무 책임자인 지브 카인Zeev Kain이 이끄는 연구 결과에 힘입은 바가 크다. 수술 전후에 느끼는 아이의 두려움과 스트레스를 최소화시켜주는 지식 가운데 상당 부분은 그의 연구에서 나왔다. 초기 연구에서 그는 시끄럽고 분주하고 밝은 병원 환경이 수술을 받는 아이에게 미치는 영향을 살펴보았다. 연구진은 이 연구에서 아이들을 무작위로 두 그룹으로 나누었다. 높은 감각 자극을 받는 첫 번째 그룹 아이들은 일반적인 수술 전 환경을 경험하게 하고, 낮은 감각 자극을 받는 두 번째 그룹 아이들은 차분한 분위기의 수술 전 환경을 경험하게 했다. 특히 두 번째 그룹의 경우 불빛 밝기를 은은하게 낮추고, 잔잔한 클래식 음악을 틀어놓았으며, 한 아이에게 담당자 한 사람이 배당됐다. 낮은 감각 자극을 받는 두 번째 그룹 아이들은 스트레스와 불안 강도가 현저히 줄었고 수술 도입 단계에서 협조도 더 잘했다.[9] 이후 수술 전 환경을 차분하게 만들면 아이의 불안감이 줄고 수술 결과도 개선된다는 사실이 널리 알려졌다. 하지만 모든 병원이 아이를 위해 그런 일을 해주거나 여건을 갖추고 있는 건 아니다. 따라서 부모는 병원 의료진을 상대로 미리 수술 전 환경에 관해 묻고, 가능한한 아이 중심의 통증 관리를 해줄 걸 요청해야 한다(수술 전 아이를 진정시키고 수술 후 회복을 앞당기는 데 필요한 제안은 이 장 뒷부분 참조).

카인 박사는 수술 도입 단계에서 부모가 수술실에 함께 있는 게 도움이 되는지에 관한 연구도 해오고 있다. 놀랍게도 그 연구에 따르면, 수술 도입 단계에서 부모가 함께 있는 것만으로는 아이의 불안감을 줄이지도, 협조를 잘하게 만들지도 못했다. 일부 부모들은 아이가 수술을 받는 걸 지켜보면서 불안해하고 큰 스트레스를 받아 아이의 마음을 효과적으로 진정시켜줄 상태가 되지 못한다.[10] 이런 이유로 부모는 수술 전에 의료진과 얘기를 나눠 수술실에 들어가도 좋을지 알아봐야 하며, 만일 들어가도 괜찮다면 어떻게 해야 가장 효과적으로 아이를 도와줄 수 있을지 생각해야 한다. 일부 병원에서는 부모가 수술실에 들어갈 때 어떻게 해야 하는지 알려주는 교육 프로그램을 갖추고 있다.

기억의 역할

3장에서는 예방접종에 대한 아이의 기억이 이후 통증 반응에 어떤 영향을 미치는지 살펴보았다. 아이들이 수술이나 통증이 따르는 다른 의료 과정을 거칠 때도 같은 원칙이 적용된다. 과학자들은 아이들이 어린 시절에 경험한 수술이나 기타 의료 과정을 기억할 뿐 아니라, 그 기억이 훗날 진통제 반응까지 영향을 끼친다는 사실을 밝혀냈다. 연구 결과에 따르면, 수술이나 기타 의료 과정 중에 적절한 통증 치료를 받지 못하면 적절한 치료를 받은 아이보다 통증이 수반되는 의료 과정에서 더 강도 높은 진통제를 투여받게 될 가능성이 크다.[11] "아이는 기억을 하지 못한다는 믿음 때문에 많은 고통을 느끼고 있습니다." 캐나다 캘거리대학교 심리학 부교수 노엘 박사의 말이다. "아이의 기억은 다른 사람의 영향을 받기 쉬워 통증이 수반되는 경험에 어른이 어떻게 반응하느냐에 따라 기억뿐 아니라 통증 반응 또한 바뀔 수 있습니다."

최근의 한 연구에서 노엘 박사가 이끄는 연구팀은 편도선 수술을 받은 어린 환자들을 두 단계로 나누어 살펴보았다. 수술 직후에 아이들이 어느 정도의 통증을 느꼈는지 알아보고 2주 후에 다시 그 아이와 부모를 만나본 것이다. 두 번째 만남에서 연구진은 부모에게 평상시처럼 아이와 수술에 대한 대화를 나눠보라 했으며, 대화가 어느 정도 진행됐을 때 아이에게 수술 직후에 어느 정도의 통증을 느꼈는지 기억해보라고 했다. 놀랍게도 그 대화에서 부모가 긍정적인 언어를 많이 쓸수록, 수술 당시 통증 얘기에 덜 집중할수록, 아이들은 수술 후 통증을 애초에 기억했던 것보다 덜 심한 것으로 기억했다. 부모와의 대화가 통증 얘기에 더 집중됐던 아이보다 긍정적인 기억을 갖게 된 것이다.[12] 이는 곧 우리가 하는 얘기와 기억하는 얘기가 통증 이후에 겪게 될 각종 의료 과정에 대한 반응에 영향을 줄 수 있다는 의미다.

노엘 박사는 수술과 기타 의료 과정 중에 아이들의 통증을 효과적으로 관리하는 게 가장 중요하다고 강조하지만, 기억의 힘을 활용해 이후 통증을 완화하는 데도 낙관하고 있다. "단 15분이면 부모들을 상대로 어떻게 아이와 얘기를 나누면 수술에 대한 기억을 긍정적으로 만들 수 있는지 가르칠 수 있습니다. 수술 후에도 수술 경험을 달리 기억하게 해줄 수 있습니다."

노엘 박사의 최종 조언은 다음과 같다. 앞서 3장에서도 언급했듯이, 통증이 수반되는 일이나 경험을 한 직후에 아이와 그 얘기를 나누도록 하라. 다만 '통증'이니, '아야'니, '상처'니 하는 말을 반복 사용해 통증 감각을 자극하진 말라. 그보다는 수술 후에 아이스크림을 갖다준 친절한 간호사 얘기나, 병원 로비에 있던 멋진 수족관 얘기 같은 것에 집중하라. 노엘 박사는 부모에게 아이가 수술 전후 또는 수술 중에 마음을 가라앉히기 위해 사용했던 방법 등의 얘기를 하라고 권한다. 긍정적인 얘기들을 해주면 아이가 경험을 스스로 통제할 수 있다는 자신감을 갖는 데 도움이 된다. 예를 들면 채혈 중에 심호흡한 것이나, 정맥주사를 맞을 때 비디오게임에 집중한 걸 잘했다고 칭찬해줄 수 있다. 통증을 줄이기 위해 아이 스스로 사용한 방법을 상기시켜주고 칭찬해주는 것은 만성질환이 있어 수시로 통증이 따르는 의료 과정을 거치는 아이에게 특히 큰 도움이 될 수 있다.

수술 후 통증 끝내기

　　　　　　지난 수십 년간 소아과 마취 전문의들은 수술 중 아이의 통증 관리 방식을 대폭 개선시켜왔고, 지금도 큰 수술 후에 계속되는 통증을 줄이는 방법을 찾기 위해 애쓰고 있다. 시애틀 아동병원 소아과 마취 전문의이자 워싱턴대학교 부교수 제니퍼 래비츠Jennifer Rabbitts의 연구 결과에 따르면, 척추 유합술 같은 큰 수술을 받은 아이 가운데 약 20퍼센트는 수술 후 12개월이 지나서도 여전히 통증을 느낀다.[13]

　청소년의 수술 후 통증 연구에 집중하는 래비츠 박사에 따르면, 의사들은 극심한 수술 후 통증을 예방하기 위해 전신 마취를 하지만(성인들과 아이 모두), 수술 중에도 국소마취를 점점 더 많이 하는 추세다. "아이의 국소마취는 대개 잠든 이후 수술 시작 전에 행합니다. 주목적은 수술 후 통증 완화죠." 그는 이 접근방식이 수술 후 단기뿐 아니라 장기적인 통증 완화에도 효과적일 수 있다고 말한다.

　만성적인 통증을 예방하면 수술 후 강도 높은 오피오이드를 투여할 필요성이 줄어든다. 이와 관련해 래비츠 박사는, 아편 유사제 오피오이드(중추신경계와 뇌 속 수용기에 들러붙음으로써 통증을 막아준다)는 수술 중이나 후 아이에게 정말 필요한 경우가 많다고 말한다. 그러나 오피오이드는 호흡기 문제, 졸림, 구역질, 중독 위험 등 부작용이 심해 꼭 필요한 때만 사용되어야 한다. "미국에선 그간 아이들이 오피오이드에 노출되는 것과 관련해 우려가 있었고, 그 우려를 줄이기 위한 노력도 많았습니다. 그러나 우리는 대부분 오피오이드 외에 다른 진통제는 쓰지 않습니다." 그래서 의사와 부모 사이에서는 '그렇다면 아이들에겐 수술 후 어떤 진통제를 처방해야 하는가?'와 관련해 혼란이 있어왔다.

최근에 나온 증거에 따르면, 편도선 절제 수술 같은 외래 수술 후에 오피오이드를 처방하는 것은 합병증을 줄이거나 통증 또는 탈수 재발을 줄이는 데 별 효과가 없으며, 오히려 수술 후 변비가 발생할 가능성만 더 커진다.[14] 이는 오피오이드를 처방받는 것이, 특히 독단적으로 오피오이드를 투여하는 것이 수술 후 통증 관리에 최선책이 아니라는 의미다. 다행히 수술 후 아이들에 대한 오피오이드 처방 관련 새로운 임상 지침이 있다.[15] 요즘에는 의사들이 수술 중이나 후에 오피오이드는 물론 비오피오이드계 진통제도 처방하려는 움직임이 늘고 있을 뿐 아니라, 편도선 절제 수술 같은 특정 수술에 대한 새로운 권장 사항도 나오고 있다. 최근 연구에 따르면, 이부프로펜(애드빌Advil) 같은 비스테로이드성 항염증제나 아세트아미노펜(타이레놀Tylenol)을 추가 사용하면 아이의 통증 관리에 필요한 오피오이드의 양을 줄일 수 있다(오피오이드에 대해 좀 더 자세히 알고 싶다면 10장 참조).[16]

가정에서는 아이들이 수술 후에 갖는 느낌에 대해 비이성적인 기대를 해선 안 된다. "통증 치료를 통해 모든 통증을 없앨 순 없습니다. 수술 후 통증이 완전히 사라질 거라고 생각하는 건 현실적이지 못합니다. 만일 아이에게 '걱정하지 마! 우리가 네 통증을 다 치료해줄 거야!'라고 말한다면, 수술 후 통증이 느껴질 때 더 견디기 힘들 겁니다. 따라서 아이에게 수술 후 겪게 될 통증에 대비하게 해줘야 합니다." 래비츠 박사의 말이다.

수술 후 통증을 줄이는 비약물치료 방법도 있다. 수술 전에 아이의 불안감을 줄여주는 게 중요하듯, 아이에게 미리 적절한 수면을 취하게 하는 것 역시 중요하다. 래비츠 박사의 연구에 따르면, 수술 받기 전주에 수면을 덜 취한 아이는 매일 밤 충분한 수면을 취한 아이보다 수술 2주 후에 더 높은 강도의 통증을 느꼈다. 수면과 통증 사이에 이렇게 깊은 관계가 있다는 건 곧 수술 전에 충분한 휴식을 취하면 아이의 회복에 큰 차이가 있을 수 있다는 것을 의미한다.

부모들은 아이에게 충분한 수면을 취하게 하는 등 수술 전 건강 유지를 위해 어떻게 적극 참여할 수 있을까? 자식에게 독립 정신을 심어주려는 부모의 노력에 많은 10대들이 반발한다는 점을 감안한다면, 그런 일을 스마트폰 앱에 맡기는 걸 고려해보는 것도 괜찮다. 래비츠 박사가 이끄는 팀은 수술 전후에 두려움과 통증을 줄여줄 수 있는 심리학적·행동학적 방법(심호흡 등)을 아이들에게 가르쳐주는 앱을 개발했다. 이 앱은 아이에게 '통증 자기효능감(pain self-efficacy, 통증 관리 능력에 대한 자신감으로, 수술 후 통증 회복에 도움이 되는 걸로 알려져 있다)'을 심어준다(어린 시절 대장균에 감염된 뒤 많은 후유증으로 고생한 웬디의 경우를 떠올려보라. 그 애는 스스로 자기 몸을 잘 돌볼수록 몸 상태도 더 좋아진다는 걸 깨달았다).[17] 래비츠 박사는 앱의 효과가 임상실험에서도 입증되어 10대와 부모들 사이에서 널리 쓰일 수 있길 바라고 있다. 코로나19 팬데믹 여파로 많은 의사와 부모 들이 대면 진료를 피하고 디지털 진료 방법을 애용하게 되면서, 이 앱은 많은 사용자에게 매력적으로 느껴질 수 있다.

마지막으로, 아이의 수술을 앞둔 부모에게 통증 관리에 대해 코치해주는 게 아주 중요하다. "부모가 스스로 아이의 수술에 대비할 수 있게 도움을 주어야 합니다. 그래야 부모가 아이를 위해 진정할 수 있죠." 큰 수술을 받은 아이에 대한 래비츠 박사의 연구에 따르면, 부모가 수술 전에 아이의 통증에 대해 필요 이상으로 불안해하면 그 아이는 그러지 않은 부모의 아이보다 더 높은 강도의 통증을 느꼈다. 많은 통증 경험의 경우와 마찬가지로, 수술 등을 앞두고 부모가 차분한 모습을 보이면 아이들은 자신감을 갖게 되어 어려운 경험을 보다 잘 참아낸다.

수술 후 집에서 통증 관리를 하느라 고생하는 아이의 경우에도, 그 경험에 긍정적인 측면이 있을 수 있다.[18] "그간 많은 10대들이 내게 이런 말을 했습니다. 수술 통증에 대처하느라 배운 기술을 살아가면서 계속 잘 쓰고 있으며, 그 덕에 예전과는 다른 더 강한 사람이 됐다고요." 래비츠 박사의 말이다. "이런 기술은 살아가면서 다른 어려움에 처할 때도 잘 써먹을 수 있거든요."

대비할 시간이 없을 때

안나는 머릿속에 생생히 남아 있는 8살 때의 기억이 있다. 그는 커다란 유리 미닫이문을 닫고 있었는데, 문이 딸깍 닫히려는 순간 2살이었던 여동생이 문틈으로 손을 집어넣었다. 여동생은 피를 흘리며 비명을 질렀다. 여동생의 새끼손가락 끝은 아주 위험한 상태였다. 안나의 엄마는 놀라운 침착성을 발휘해 안나에게 거즈를 가져오라고 한 뒤 막내딸의 새끼손가락을 감쌌다. 응급실로 달려가 손가락을 꿰매야 할 상황이었기 때문이다. 안나는 병원 대기실에 앉아 여동생의 비명을 듣던 순간을 생생히 기억한다. 당시엔 손가락을 꿰맬 때 여동생이 비명을 질러대는 게 이해가 됐다. 안나는 이제 소아 통증 심리학자가 되었고, 당시 병원의 최우선 과제가 아무리 손가락 끝을 봉합하는 것이었다 해도, '여동생의 고통을 덜기 위해 할 수 있는 일도 있었을 텐데' 하는 아쉬움을 느낀다. 오늘날에도 아직 많은 병원에서는 상황이 달라진 게 별로 없다는 점도 유감스럽다.

하버드 의과대학 소아학 및 응급의학 부교수 바루크 크라우스 Baruch Krauss는 그 현실을 바꾸려 노력 중이다. 그가 알아낸 바에 따르면, 아이들이 두려움 속에 도착해 통증을 호소하는 응급실처럼 모든 게 정신없이 돌아가는 의료 환경에서도 의사는 아주 짧은 시간 내에 아이에게 믿음을 줄 수 있다. 그게 아이의 불안감을 덜어주고 통증을 줄이는 첫걸음이다.

그는 그걸 어떻게 알아냈을까? 25년 전 처음 응급실에서 아이를 치료하기 시작했을 때, 크라우스 박사는 일부 선배 동료 의사들보다 자신이 더 차분히, 더 쉽게 아이의 마음을 사로잡는다는 걸 깨달았다. 선천적으로 다른 의사보다 더 재능이 있었다거나 아이를 다루는 데 '적합한 성격'을 갖고 있었던 건 아니다. 그는 아이의 믿음을 얻는 데 적합한 기술을 사용했지만, 당시에는 그것을 뭐라 정확히 설명할 수 없었다. 그는 자신의 접근방식 중 어떤 것이 효과가 있는지 알아보기 위해 임상 작업을 비디오 촬영했고, 아동 발달 및 비언어적 커뮤니케이션 연구를 했다. 그 결과, 자신이 사용하는 모든 방법에 대한 이론을 만들어낼 수 있었다. 그의 말을 빌리자면, '직감적인 것을 구체적인 것으로 정리하는' 방법론을 만들어낸 것이다.

"저는 이후 15년간 제가 하는 직감적인 일을 분석하고 이해하고 재종합해 다른 사람에게 가르쳤습니다." 그의 방법론은 아이에게 두려움에서 벗어나 믿음을 갖게 하는 게 핵심이다.[19] "이는 두려움에서 두려움이 없는 상태로 변하는 얘기가 아니라, 인간과 인간을 연결해주는 관계를 말합니다." 일단 믿음이 생기면 아이는 덜 긴장하고 더 협조적이며, 의료 과정 전반에 걸쳐 더 나은 경험을 할 수 있다.

파란색 수술복을 걸친 부드러운 음성의 크라우스 박사는 빨간색 스웨터만 빼면 영화배우 프레드 로저스Fred Rogers를 연상케 한다. 그의 접근방식은 조직적이기도 하지만 그 바탕에는 공감 능력이 깔려 있다. 그는 모든 걸 관찰로 시작하는데, 진료실 안으로 걸어들어가면서 아이의 표정과 행동, 자세, 그의 출현으로 인한 반응을 눈여겨 살펴본다(아이가 엄마에게 매달리는가? 의사를 잘 쳐다보려 하지 않는가? 의사가 가까이 다가가면 엄마 무릎 사이로 더 파고드는가?). 크라우스 박사는 부모와 아이 간에 감정적 교류가 제대로 이루어지는 상태인지도 유심히 관찰한다. "부모와 아이 간에는 감정적인 무선 연결 상태가 유지되며, 그 상태에서는 서로의 감정이 잘 교류됩니다." 그의 연구에 따르면, 부모와 자식 간에는 긴밀한 감정적 교류가 있는데, 진료 과정에서 자신이 아이와 감정적 교류를 할 때 부모는 마음을 놓는다.

크라우스 박사는 아이의 감정 상태를 제대로 이해하고 난 뒤 아이의 행동을 그대로 따라 하는 매칭 기법을 사용한다. 아이가 자신의 두 손을 꼭 쥐면 그도 두 손을 마주 잡는다. 만일 아이가 얘기를 할 수 있는 나이이면 그는 아픈 부위와 관계없는 옷이나 물건 얘기로 관심을 끄는 등 위협적이지 않은 방법으로 아이의 마음을 사로잡는다("넌 머리카락이 갈색이고 곱슬곱슬하구나"). 아이가 마음을 여는 것처럼 보이면 그는 좀 더 가까이 다가가 자기 손에 있는 설압자(tongue depresso, 입안을 들여다보기 위해 혀를 누르는 기구 – 옮긴이)를 만져보고 싶냐고 묻는다("이 특별한 기구를 잡아보고 싶니?"). 이 모든 감정 교류 속에 아이는 그의 존재와 접촉에 둔감해지고, 그는 아이의 관심을 사로잡게 되며, 그렇게 두 사람 간에는 신뢰가 쌓이기 시작한다.

크라우스 박사는 아이들의 관심을 그림 색칠하기 같은 일에 몰입하게 만들어 불안감과 통증을 최소화한 뒤 치료했다. "무슨 방법이

아이가 수술을 받을 때 팁

수술 전

- 아이에게 언제 수술과 기타 의료 과정에 관한 얘기를 해줄 건지, 얼마나 많은 정보를 전해줄 건지는 아이의 나이나 성격을 고려해 결정하라. 병원 방문과 관련한 책을 보여주는 것도 좋은 방법이다. 아이가 5살이 넘었다면, 앞으로 일어날 일에 대해 궁금한 게 없는지 물어보라. 그리고 나이에 맞는 설명을 해줘라.
- 아이가 수술 중 일어날 일에 대비할 수 있는 프로그램이 있는지 병원에 물어보라. 또한 병원아동생활전문가의 도움을 받을 수 있는지도 체크하라.
- 아이가 만성 통증에 시달리거나 마취에 안 좋은 경험이 있으면 주저하지 말고 병원에 연락해 궁금증이나 우려하는 것들을 얘기하라. 병원에서는 수술 후 통증을 줄이기 위해 어떤 조치를 취할 건지 사세히 알려줄 것이다.
- 수술을 몇 주 앞두고 아이에게 심호흡, 근육 이완, 심상 유도 등 마음을 진정시키는 방법을 연습할 수 있도록 도와주어라.
- 수술을 앞두고 한 주 동안은 아이에게 충분한 수면을 취하게 하라.
- 수술을 기다리는 동안 아이의 관심을 딴 데로 돌릴 활동을 할 수 있게 하라. 모니터 보는 걸 자제시켜야 할 때가 아니다. 아이가 해보고 싶어 하는 게임이나 사용해보고 싶어 하는 앱이 있다면 수술하는 날 관심을 딴 데 돌리는 방법으로 활용할 수 있다.
- 수술 전에 병실에서 아이에게 마음을 편하게 갖는 방법을 가르쳐주어라.

수술 후

- 의료진에게 수술 후 회복기에는 어떤 일이 일어나는지, 어떤 신체적 제약이 있는지, 언제 다시 일상적인 활동을 할 수 있는지 등을 물어보라. 가능한 한 빨리 회복해 안전하게 돌아다니는 게 가장 좋다.
- 수술 후 통증 관리를 아편 유사제 오피오이드에만 의존하진 말라. 아이의 담당의나 간호사에게 오피오이드 의존을 최소화하고 약효가 24시간 계속되는 아

세트아미노펜 복용을 병행해도 되는지 물어보라.
- 아이에게 좋아하는 TV 프로그램을 보게 해주거나, 친구나 가족과 화상 채팅을 할 수 있게 해주어라. 관심을 다른 데로 돌리면 회복기에 통증과 불안감을 최소화하는 데 도움이 된다.
- 아이의 몸이 치유되려면 평소보다 더 충분한 수면을 취하는 게 좋다.
- 아이에게 서서히 정상적인 활동들을 재개하라고 권하라. 수술 후 회복 조치 중에 물리치료나 작업치료가 포함된다면 그들이 방법을 알려줄 것이다.
- 수술 후 아이가 아주 힘들어하거나 트라우마가 생긴 것 같다면 전문가에게 도움을 청하라. 아이들은 수술이나 기타 의료 과정의 결과로 트라우마를 경험할 수도 있고, 그때 심리학자를 비롯한 전문가들이 도움을 줄 수 있다.

든 아이에게 적합해 보이는 방법을 써서 관심을 다른 데로 돌리는 겁니다." 크라우스 박사는 아동 발달에 대한 현대의학 지식을 완전히 뒤바꿔놓은 소아과 의사 T. 베리 브라젤튼T. Berry Brazelton에게 많은 걸 배웠다. 물론 크라우스 박사가 사용하는 접근방식을 취한다고 해서 의료 과정에서 아이들이 불안감과 스트레스를 전혀 경험하지 않는 건 아니다. 그는 아이들이 의료 과정 중 특정 시점에서 약간의 스트레스를 받거나 불편을 느끼는 데 신경 쓰기보다는, '정서적 트라우마를 안겨주는 기억 없이' 긍정적인 경험을 할 수 있는 의료 환경을 조성하는 데 더 신경 쓴다. 기억이 통증에 영향을 미친다고 믿은 노엘 박사와 마찬가지로 크라우스 박사 역시 의료 과정에 대한 아이들의 기억은 이후 계속 영향을 주지만, 그 기억은 바꿀 수 있다고 믿었다.

"희망적인 소식이 있는데요. 아이들은 열 번의 부정적인 경험을 할 수 있지만, 열한 번째에서 긍정적인 경험을 한다면 앞서 부정적인 경험은 거의 다 바뀔 수 있습니다."

크라우스 박사의 방법은 노련한 심리학자가 쓰는 방법에 더 가깝다. 그는 이 쉬운 방법이 의료계의 표준 관행이 되어야 한다고 굳게 믿는다. "제 목표는 병원 문화를 바꾸는 것입니다. 아이들이 보내는 각종 신호와 반응을 적절히 읽기 위해 굳이 의학박사나 공인 등록 간호사가 될 필요는 없거든요. 병원 안내 직원도 할 수 있고, X-레이 촬영 기사도 할 수 있는 일입니다. 병원에서 일하는 모든 사람이 아이에게 관심을 갖는다고 상상해보십시오. 아주 강력한 힘을 발휘할 겁니다."

기타 소소한 의료 과정에 대비하기

연구 결과에 따르면, 주삿바늘 통증이나 다른 사소한 의료 과정에서 발생하는 통증을 최소화하면 그 순간 아이를 좀 더 편안하게 해줄 뿐 아니라 이후 의료 과정 중에 생기는 통증의 강도까지 달리 느끼게 할 수 있다. 아이의 불편함이나 통증을 예방하고 완화하려면 다음 방법을 써보라.

- 의료진에게 미리 국소마취를 해달라고 부탁하라. 예를 들어 포경수술을 할 경우, 절개 전에 꼭 국소마취 크림을 발라달라고 하라.
- 아이에게 피부 대 피부 접촉을 해주어라. 예를 들어 채혈 같은 의료 과정 중에 아이를 안아주면 스트레스와 통증이 줄어들 수 있다. 두 손을 잡아주는 것만으로도 아이의 마음이 진정된다.
- 달콤한 용액을 준비해두어라. 아기라면 통증을 줄여주기 위해 의료 과정 중에 모유를 먹이거나 설탕물을 빨게 해줄 수 있다. 좀 더 큰 아이라면 막대 사탕을 물린다. 아이 곁에 있지 못하는 상황이라면 담당 의사나 간호사에게 부탁해 아이에게 달콤한 용액을 빨 수 있게 해주어라.
- 아이에게 심호흡시키는 걸 잊지 말라. 어린아이에게는 촛불을 끄거나 풍선에 바람을 넣는 걸 상상하라고 해보라. 호흡하면 스트레스 반응이 줄어 정맥주사 삽입 같은 의료 과정 중에 통증이 줄 수 있다.
- 아이가 의료 행위에 집중하지 못하게 하라. 아이의 나이에 따라 비디오를 보여주거나 창밖 풍경에 대한 대화를 나누어라. 관심을 딴 데 돌림으로써 통증을 줄일 수 있다.
- 미리 의료진을 향해 이런 방법을 써달라고 주장하라. 효과가 입증되고 비용도 들지 않는 이런 통증 완화 방법을 아이에게 쓰는 건 대개 가능하면서도 적절한 일이다.

배가 아파요

6장

전형적인 통증 호소,
그 이유와 해결책

When Children Feel Pain

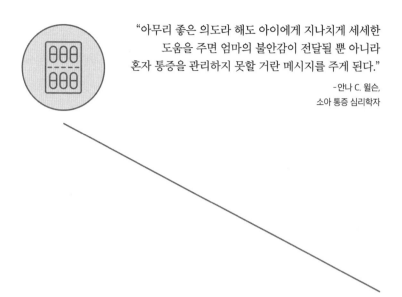

"아무리 좋은 의도라 해도 아이에게 지나치게 세세한
도움을 주면 엄마의 불안감이 전달될 뿐 아니라
혼자 통증을 관리하지 못할 거란 메시지를 주게 된다."

-안나 C. 윌슨,
소아 통증 심리학자

운동선수인 놀란은 12살 때 통증 심리 상담을 받으러 안나의 진료
실을 찾아왔다. 처음에는 조금 수줍어했지만 놀란은 곧 스포츠, 특
히 미식축구와 럭비에 대한 자신의 사랑을 얘기하기 시작했다. 엄
마 데니스에 따르면, 놀란의 복통은 1년 전쯤인 11살 때 먹은 걸 토
하는 등 며칠간 앓고 난 후 시작됐다. 복통은 흔한 일이기에 데니스
는 처음엔 아들이 뭔가를 잘못 먹었거나 바이러스에 감염되었다고
생각했다. 어느 날 놀란은 복통이 너무 심해 침대에서 일어날 수조
차 없었다. 그렇게 몇 번 토하고 나더니 몸 상태가 좋아져 학교로 돌
아갔다.

그다음 주 내내 놀란은 학교 수업을 끝내고 집에 오면 배가 아프
다고 호소했다. 대개는 배꼽 주변이 아픈 듯했지만, 어떤 때는 계속

찌르는 듯 아팠다. 하루는 복통이 너무 심해 놀란이 일찍 데리러와 달라고 엄마에게 전화를 했다. 그날 오후 데니스는 너무 걱정이 되어 놀란을 데리고 소아과 의사를 찾아갔다.

의사는 별걱정을 하지 않는 듯했다. 그는 놀란을 진찰했고 통증과 최근 배변 상태에 대해 물었다. 그러곤 장운동이 활발하지 못하다면서 약한 완하제(laxative, 배변을 촉진하는 설사제 – 옮긴이)를 복용하고 변비를 막기 위해 섬유질 음식을 더 섭취하라고 권했다. 만일 열이 나거나 토하거나 설사를 하지 않는다면 다시 학교에 가도 될 거라는 조언도 해주었다. 데니스는 놀란에게 평소보다 많은 과일과 채소를 먹인 뒤 다시 학교로 데려다주었다.

얼마 지나지 않아 데니스는 소아과 의사의 조언에 의구심을 품었다. 놀란이 일주일에 세 번은 학교 양호실을 찾아가 복통을 호소하며 일찍 집에 가게 해달라고 요청했던 것이다. 놀란은 종종 저녁 식사를 한 뒤 몸을 구부린 채 배를 움켜쥐었고, 가끔은 음식을 토했다. 데니스는 다시 아이를 데리고 소아과 의사를 찾아 기본적인 검사를 했다(결과는 모두 정상이었다). 이번에는 위산 역류 때문에 복통이 생기는 걸 수도 있다며 약을 처방해주었다.

약을 복용하자 구토 증세가 완화되는 듯했으나 몇 주 후에도 놀란의 복통은 여전히 사라지지 않았다. 게다가 뭐만 먹었다 하면 복통이 오니, 놀란은 음식 먹는 걸 무서워하기 시작했다. 데니스는 놀란의 식단에서 유제품을 빼고 섬유질을 포함시켰지만 별 도움이 되지 않았다. 그다음 달에 놀란은 매일 한 번씩 복통에 시달렸고, 음식 먹는 걸 거부했으며, 진정되는 데도 시간이 걸렸다. 그러면서 학교에 결석하고 운동 연습에 가지 못하는 상황에 점점 더 큰 스트레스를 받았다. 데니스는 좌절감에 빠졌고 뭔가 심각하게 잘못됐는지도 모른다는 불안감을 느꼈다. 데니스는 놀란을 데리고 담당 소아과 의사를 찾아갔다. 세 번째 방문이었다. 의사는 놀란의 복통이 너무 오래 지속되는 걸 걱정했고, 그에게 오리건주 포틀랜드에 있는 도언베커 아동병원(안나가 근무하는 병원이다)의 한 소아 위장병 전문의를 소개해주었다. 복통을 느끼기 시작한 지 거의 3개월 만에 마침내 해결책을 찾기 시작했다.

불가사의한 기능성 위장 장애

잠깐씩 지속되는 경미한 복통은 아주 흔하지만(평범한 복통에 대해선 뒤에서 다시 살펴볼 것이다), 놀란의 병명은 미국 아이들 10명 가운데 1명이 앓는다는 기능성 위장 장애인 것으로 밝혀졌다. '기능성 위장 장애'라는 의학 용어에는 다소 오해의 소지가 있다. 뭔가 제대로 작동되지 않지만 구조적이나 생화학적으로 위와 장에 아무 문제가 없다는 뉘앙스가 담겨 있는데, 사실 이 병에 걸리면 위와 장이 좀체 제 기능을 발휘하지 못하기 때문이다. "기능성 장애는 하드웨어 문제가 아니라 소프트웨어 문제입니다." 보스턴 아동병원 소아 만성 통증 클리닉 책임자인 셰크터 박사의 말이다.

복통은 기능성 위장 장애의 주 증상으로, 반복적인 복통에 시달리는 많은 아이는 설사나 위산 역류 같은 다른 소화 장애 증상은 보이지 않는다. 기능성 위장 장애에 대한 최근의 한 메타 분석에 따르면, 10대 이하 아이들의 약 13.5퍼센트가 이런 종류의 복통을 반복해서 경험한다고 한다.[1] 당사자와 가족의 경우 뭐가 잘못됐는지 알지 못하는 것만큼 힘든 일도 없다. 절망스럽게도 기능성 위장 장애로 진단받은 아이의 90퍼센트가 소화기 계통에는 특정한 의학적 문제가 없는 것으로 확인된다.[2] "기능성 장애 증상도 질병이지만, 아이들은 대개 질병의 징후를 보이지 않습니다. 아이들은 의사를 찾아가 복통을 호소하지만, 진찰 결과는 정상으로 나옵니다." 미국 맨더빌트대학교 의과대학 아동 심리학자인 린 워커Lynn Walker의 말이다.

워커 박사는 기능성 위장 장애의 흔한 증상인 기능성 복통 연구에 평생을 바쳐왔다. 소아 소화기 연구팀은 기능성 복통 증상을 보이는 114명의 아이를 대상으로 조사했는데, 그중 107명(94퍼센트)이 의학적 근원을 알 수 없는 통증에 시달리고 있었다.[3]

기능성 복통은 의학적 증거가 없는 데다 대부분의 의사가 기능성 복통 치료에 익숙하지 않아, 아이와 부모 들은 오해하는 경우가 많다. 부모들은 안나에게 자신이 상담한 의사는 아이의 복통을 인정하지 않는다는 말을 종종 한다. 이 같은 불신 때문에 아이와 부모 들은 자신마저 불신하는 경우가 많다.

과거 경험에서 배우기

　　　　20세기 의사들은 복통이 있는 아이들에게 구조적·생리적으로 어떤 문제가 있는지 알아내기 위해 노력했다. 1930~1950년대까지 많은 의사가 소아 복통 원인을 알아내기 위해 시험적 수술(exploratory surgery, 진단이 어려운 경우 눈으로 직접 보고 진단 및 치료를 하기 위해 신체 일부를 절개하는 수술 – 옮긴이)을 했다.[4] 일부 아이에게서 심각한 복부 문제가 나타났으나, 많은 경우 아이의 몸속에서 작은 붓기나 염증만 발견되거나 아예 문제가 나타나지 않아, 여전히 통증의 원인은 알 수가 없었다. 다만 시험적 수술이 꼭 필요한 건 아니라는 게 밝혀진 셈이다. 그러나 X-레이와 MRI 같은 현대적인 영상 촬영 기법이 없던 당시의 의사들로선 수술 외에 다른 옵션은 없었다.

　1958년 의사 존 애플리John Apley와 노라 나이쉬Nora Naish는 영국의 학령기 아이들 1000명을 대상으로 복통과 관련해 최초의 대규모 설문조사를 벌였다.[5] 그들은 실험을 통해 많은 통증 문제와 마찬가지로 복통이 생길 가능성은 남자아이보다 여자아이가 더 높다는 걸(9퍼센트 대 12퍼센트) 알게 됐다. 또한 복통이 유독 많이 생기는 두 번의 발달 시기가 있다는 사실도 알아냈다. 한 번은 5~9세까지 시기로 남자애 아이와 여자아이 모두 복통 발생이 늘어났고, 또 한 번은 14~15세까지 시기로 여자아이만 복통 발생이 눈에 띄게 늘어났다. 또한 세 가지 상관관계도 발견했다. 복통을 앓는 아이는 복통 가족력이 있고,

편두통이나 불안감 및 수면 문제를 겪을 가능성이 컸다. 두 사람의 연구가 나온 지 50년이 넘게 지났지만, 소아 복통에 대한 일반인들의 지식은 기본적으로 크게 변한 게 없다. 아이 10명 중 1명은 복통에 시달리고 여전히 불안감 및 수면 문제를 겪을 가능성이 크다.

1950~1960년대 내내 연구원들은 대부분의 아이가 겪는 복통은 '잘못된 식습관'이나 '심인성 통증'(psychogenic pain, 특별한 장애 없이 심리적 요인으로 생기는 통증 – 옮긴이) 탓으로 보았다. 그 결과, 1960년대 소아과 의사들은 복통을 '기질적(또는 생리적) 요인'과 '심리적 요인'으로 명확히 구분했다.[6] 이후 10~20년 동안 의사와 과학자 들은 생리적 요인을 찾지 못하면 심리적 요인에 의한 복통이라는 이론을 지지했다.

1967년 소아과 의사 도널드 G. 마셜Donald G. Marshall이 그 이론에 반하는 이론을 내놨다. "심인성 통증으로 진단하기 위해선 명백한 기질성 질환(organic disease, 신체의 구조적 변화로 발생하는 질환 – 옮긴이)이 없는 것 이상으로 눈에 띄는 정신병리학적 요인이 있어야 한다." 다시 말해, 복통과 무관한 심리학적 요인에 대한 증거도 없이 한 아이의 통증이 심리적 요인에 의한 것이라 결론 내려선 안 된다는 것이다. 마셜 박사는 심리적 문제와 동시에 별도의 복부 문제가 있는 경우도 가능하다고 말한다. "정신 건강에 문제가 있는 아이가 충수염을 앓을 수도 있거든요." 단지 정신병리학적 문제가 있다고 해서 특정 통증이 심인성 통증인 건 아니다. 마셜 박사는 다른 의사를 향해 생리적 요인이나 심리적 요인의 직접적 증거가 없다면 '결론을 내리지 않는다는 결론'을 내려야 한다고 조언한다.[7] 그러나 인간은 대개 애매모호한 것을 불편해한다. 대부분은 불확실성 속에 사는 것보다 몸의 문제든 마음의 문제든 분명한 답을 아는 것을 더 좋아한다. 그러나 매사에 늘 분명한 답이 있는 건 아니다. 복통이 어떻게 만성으로 발전되는지 최근 몇 년간의 과학적 연구 결과와 인체의 복잡성만 부각됐을 뿐이다. 우리 내장과 뇌의 활동은 면역, 염증, 스트레스 반응 경로와 복잡하게 뒤얽혀 있다. 특히 기능성 복통에 관해 생리적 요인과 심리적 요인을 구분하는 선 서의 불가능하나.

연구 결과는 반대로 나오고 있지만, 여전히 많은 사람이 몸과 마음은 근본적으로 구분된다고 확신한다. 몸-마음의 이원론적 모델이 과학과 철학에 이롭다고 주장할 수 있겠지만, 복통에 관한 한 이런 믿음은 도움이 되지 않는다. 몸과 마음을 별개로 나누면 오히려 복통의 작동 원리에 대한 과학적 발견만 더뎌질 것이다.

퍼즐 조각 맞추기

다행히 공중위생 분야에서 많은 발전이 이루어지고, 복통의 만연으로 비싼 대가를 치른다는 걸 깨닫게 됨으로써 아이들의 기능성 복통 연구를 대규모로 진행할 수 있게 되었다. 지난 20여 년간 전자 의무 기록과 기타 건강 관련 데이터베이스 사용이 확대되면서 연구원들은 훨씬 더 많은 걸 배울 수 있게 되었다. 예를 들어 계절에 따른 소아 복통 발생 비율의 변화를 기록한 것을 보면, 아이들의 복통은 겨울철에 더 많이 발생한다. 그런데 흥미롭게도 이 현상이 성인에게는 나타나지 않는다.[8] 어른들은 복통 때문에 병원을 찾는 비율이 1년 내내 늘 같아 아이와 어른 들은 복통이 일어나는 기본 과정 자체가 다를 수도 있다는 걸 보여준다.

북부의 세 도시(윌밍턴, 시카고, 피츠버그)와 남부 플로리다주의 세 도시를 비교한 한 연구에서, 계절에 따른 복통 발생 비율은 미국 북부 도시가 더 큰 것으로 나타났다. 연구원들은 기후, 주로 겨울철에 활동하는 위 바이러스, 신체 활동, 실외 활동, 계절별 스트레스, 생체리듬, 일광, 멜라토닌 같은 다양한 요소가 소아 복통에 어떤 영향을 미치는지 연구했다.[9]

모든 요소를 퍼즐 조각처럼 끼우면 아이들의 복통이 어떻게 생기는지 분명한 이미지가 나타난다. 먼저 신체 활동과 실외 활동에 대해 살펴보자. 아이들의 경우 이 두 가지 활동에 참여하면 스트레스를 줄일 수 있다. 미국 북부 도시에 사는 아이들은 겨울철에 이 두 가지 활동을 하기 힘들다. 그러면 스트레스로 인해 바이러스성 질환에 걸릴 수 있고, 감기 같은 일시적인 질환에서 회복된 뒤에도 계속 통증에 시달리게 될 가능성이 크다. 학교생활에서 스트레스가 잔뜩 쌓이는 데다 날까지 추우면 아이들은 밖에 나가 돌아다니며 스트레스를 풀 시간이 줄어들고, 바이러스 감염 및 지속적인 통증에 노출될 기회가 더 늘어난다.

생체리듬과 일광 시간도 끼어맞추어야 할 또 다른 퍼즐 조각이다. 이것이 아이들의 복통에 어떤 영향을 주는지 이해하려면 수면과 면역 체계 등에 영향을 주는 멜라토닌 호르몬에 관해 얘기해야 한다.[10] 멜라토닌은 사람의 몸 안에서 소화, 면역 체계, 염증, 스트레스 조절에 관여하는 등 많은 일을 한다. 사람의 몸은 밤에 멜라토닌을 생성하고, 햇빛에 노출되는 아침에 멜라토닌 생성을 억제한다. 멜라토닌은 이런 식으로 생체리듬(수면-기상 주기 또는 체내 시계)에서 핵심 기능을 맡는다. 그러나 북부 지방의 겨울철 특징으로 낮이 짧아지면서 낮과 밤 주기가 바뀌면 멜라토닌 생성에 문제가 생긴다. 이런 현상은 장과 면역 체계, 스트레스 등과 밀접한 관련이 있어 멜라토닌 생성이 불규칙해지면 아이들이 복통에 시달리게 될 가능성도 커진다.

북부 도시 아이들은 겨울철 햇빛에 노출될 기회가 줄어 체내 비타민D 수치가 떨어진다. 비타민D가 복통에 영향을 미친다는 사실은 과민성대장증후군을 앓고 있는 성인을 대상으로 한 임상실험에서 밝혀졌다. 실험 결과, 비타민D를 섭취하면 복통과 소화계 증상이 눈에 띄게 호전되면서 삶의 질이 향상됐다.[11]

안나는 앞서 언급한 놀란의 복통이 3월 초에 시작됐다는 데 주목했다. 복통은 1년 중 어느 계절이나 쉽게 발생할 수 있고, 3월 초는 복통과 별 관계없는 때이기도 하다. 그러나 각종 바이러스의 만연, 학교 관련 스트레스 상승, 충분치 못한 실외 활동, 제한된 햇빛, 멜라토닌 생성 억제, 비타민D 수치 저하 등 겨울과 관련된 여러 요인이 놀란의 복통에 영향을 미친 게 아닌가 하는 합리적 의심은 해볼 만하다. 사실 이런 요인들이 합쳐지면 만성 복통이 생길 수 있다. 환자의 상태를 제대로 이해하기 위해선 이처럼 여러 퍼즐 조각을 꿰맞춰봐야 할 때가 많다.

단기적인 통증이 어떻게 장기적인 통증으로 변할까?

최근 연구 결과에 따르면, 바이러스나 세균 감염 같은 급성 질환에 걸린 아이와 어른 들은 훗날 복통과 기능성 위장 장애가 나타날 가능성이 크다. 때론 초기 감염을 치료하고 나서 몇 년 후까지도 통증이 줄지 않는다.[12] 한바탕 설사를 하고 로타바이러스나 살모넬라균 양성 판정을 받은 경우, 위장 문제는 있지만 바이러스나 세균 감염이 없던 아이보다 기능성 위장 장애와 복통을 앓을 가능성이 세 배 정도 높다. 소화기 감염 판정을 받은 아이들을 대상으로 한 대규모 조사에서는 50퍼센트 아이들이 감염 치료를 받고 나서 6개월 후까지 복통 증세를 보였다.[13] 정확히 말해, 재발되는 복통이 전부 심각한 바이러스 및 세균 감염에서 비롯되는 건 아니지만, 생각보다 오래 지속된다.

단기적인 위장 감염은 어떻게 장기적인 문제를 야기하는 걸까?

한 가지 답은 '장-뇌 축gut-brain axis'이라는 복잡한 연구 분야에서 나온다. 장-뇌 축은 신경계를 통해 장과 뇌 사이를 오가는 신경 신호를 가리키는 용어로 면역 기능과 기분, 통증에 영향을 준다.[14] 연구원에 따르면, '마이크로바이옴microbiome'이라 불리는 장내 미생물 생태계는 장과 뇌 간의 주요 커뮤니케이션 경로인 미주신경의 활동을 촉진시키고, 장과 뇌 간에 오가는 신경 메시지에 영향을 미친다. 따라서 감염(병원균이 유입되는 것)이나 항생제(좋은 세균과 나쁜 세균이 모두 죽어 정상적인 균형이 깨진 것)에 의해 장내 미생물 생태계에 변화가 생기면 장-뇌 축이 혼란스런 신경 신호를 보내게 되어 통증을 유발하는 감염 문제를 치유하고 한참 뒤에도 통증으로 느껴질 수 있다. 장-뇌 축과 장내 미생물 생태계에 변화가 생기면 복통은 물론 불안증이 생기는 경우도 많다. 이런 연구는 대부분 실험실 동물을 대상으로 이루어졌지만, 과학자들은 인간에게도 그대로 적용될 수 있다고 본다.

과학자들은 단기적인 통증이 장기적인 통증으로 발전해나가는 또 다른 방식에 대해서도 연구했는데, 바로 '내장 과민성'이다. 내장 과민성이란, 장-뇌 축 변화 때문에 내장(위, 간, 장 같은 인체 내부 장기)이 과민해지는 것이다. 통증 자극 메시지를 뇌로 보내는 장관(intestinal tract, 소화관 중 위를 제외한 소장, 대장, 맹장 등 창자 부분 – 옮긴이) 안팎의 신경이 필요 이상으로 활성화되어 척수와 뇌 여러 부위가 통증 신호에 과잉 반응을 하게 되는 것. 그 결과, 장 안에서 음식이 움직이는 것처럼 정상적인 장 내 과정에도 불필요한 경고 신호를 발하게 되고, 뇌는 그걸 통증으로 인식한다. 간단히 말하면, 아이들이 기능성 복통을 느낄 때 실은 신경계가 제대로 돌아가지 않는다는 얘기다. 통증을 유발한 세균 감염 문제가 해결됐음에도 신경계는 계속 내장 과민성을 앓고 있는 것처럼 행동하는 경우가 많은데, 그 또한 내장 과민성으로 설명할 수 있다.

우리가 내장 과민성에 대해 알고 있는 것은 대부분 동물과 성인들에 대한 연구 결과에서 나왔지만, 결국 스트레스가 과민한 장을 만드는 데 중요한 역할을 한다는 걸 확인할 수 있다. 스트레스가 쌓이는 상황에서 세균에 감염된 동물들은 통증 신호에 예민하게 반응할 가능성이 크다.[15] 스트레스가 쌓이는 상황에서 병에 걸린다면 통증 신호에 더 예민하게 반응할 뿐 아니라 실제로 장 안팎 신경부터 뇌로 보내는 통증 신호의 양까지 늘어나게 할 수 있다.

연구원들은 아이에게 주로 나타나는 기능성 복통에 대해서도 더 많은 연구를 하고 있다. 워커 박사 팀이 발견한 바에 따르면, 기능성 복통을 앓는 아이는 배 외의 다른 부위에 통증 자극이 생기면 통증 조절 시스템이 제대로 작동되지 않아 새로운 통증에 더 예민하게 반응한다.[16]

기능성 복통에 시달리는 아이들에 대한 또 다른 연구에서는 스트레스가 통증 내성에 어떤 영향을 주는지를 알기 위해 '동통 유발 실험CPT'을 했다. 그 실험에서는 아이들에게 통증이 느껴질 때까지 찬물에 손을 담그고 있게 했다. 이 실험을 통해 연구진은 아이들의 통증 반응에 영향을 미치는 요인에 상당한 통찰력을 갖게 됐다. 복통을 앓는 아이들이 포함된 이 연구에서, 연구진은 그중 절반의 아이들에게 동통 유발 실험에 참여하기 전에 비교적 기본적인 스트레스를 경험하게 했다(스트레스와 관련된 인터뷰를 했고, 또 어려운 수학 문제를 소리 내어 풀어야 했다). 그런 뒤 복통을 앓는 나머지 절반의 아이들에게는 먼저 동통 유발 실험에 참여하게 했다. 결과는 아주 인상적이었다. 스트레스 요인을 먼저 경험한 아이들은 스트레스를 경험하지 않고 동통 유발 실험에 참여한 아이보다 통증 내성이 훨씬 낮았다. 다시 말해, 스트레스는 아이들의 통증 내성에 직접적인 영향을 준다는 얘기다.[17]

모든 걸 종합해볼 때, 놀란은 물론이고 다른 많은 아이도 신경생리학적 변화로 통증과 과민성이 생길 수 있다. 놀란의 경우 바이러스 감염으로 염증과 통증이 발생했을 수 있다. 그러나 바이러스를 완전히 퇴치한 후에도 겨울철 학교생활에서 오는 스트레스가 많아진 데다 실외에서 보내는 시간까지 줄면서 내장 과민성이 생겼고, 정상적인 소화 과정 중에도 통증 감지 시스템이 활성화하게 된 것이다. 게다가 통증이 악화되면서 학교에 못 가는 일이 많아지고 스트레스도 늘면서, 통증 내성은 더 줄어든 것이다. 그 뒤에도 통증과 스트레스는 반복됐고, 다른 많은 복통 환자와 마찬가지로 도저히 깰 수 없을 듯한 통증과 스트레스의 악순환에 빠지고 말았다.

환자에게 이해시키기

모든 의사가 장-뇌 축과 내장 과민성의 신경생물학적 메커니즘에 대해 교육받는 건 아니다. 만일 의사인 당신이 장과 뇌의 신경계가 어떤 식으로 예민해지는지 알고, 환자 중 한 명이 바로 그런 경우라는 걸 99퍼센트 확신한다고 가정해보라. 어떻게 알아듣기 쉬운 용어로 설명해 부모를 납득시킬 것인가? 복통이 실은 순전히 아이의 머릿속에서 만들어진 거라고 말하는 인상을 주지 않으면서 말이다. 이는 결코 쉬운 일이 아니다. 바로 그것이 기능성 복통 문제를 안고 있는 많은 부모와 아이 들이 혼란스러워하는 이유다.

워커 박사의 제자 사라 윌리엄스Sara Williams는 의사들이 기능성 복통에 관해 설명하는 방식이 왜 중요한지 잘 알고 있었다. 그는 한 연구를 진행했는데 엄마들에게 아이가 복통에 시달린다고 상상해보라고 했다. 엄마들은 그 상황이 얼마나 괴로운지 평가했고, 그런 다음 네 가지 비디오 중에 하나를 보았다. 각 비디오에서는 소아과 의사가 아이의 복통에 대해 서로 다른 설명을 하면서 복통을 줄이려면 어떻게 해야 하는지 조언했다. 연구 결과, 통증을 설명할 의학적 근거가 없다는 얘기를 들은 엄마들은, 아이가 기능성 복통을 앓고 어떻게 스트레스 관리를 하면 증상을 완화할 수 있는지 얘기를 들은 엄마들보다 스트레스를 더 받았고 만족도도 낮았다.[18] 기능성 복통을 진단하는 교육을 받은 의사들은 있지만, 역설적으로 그들이 늘 기능성 장애에 대해 이해하기 쉽게 설명할 준비가 돼 있는 건 아니다.

소아과 의사와 환자 간에 인종적·문화적 차이나 언어 장벽이 있다면 그 역시 문제가 된다. 워싱턴 D.C. 국립아동병원에서 겸상적혈구성 빈혈 프로그램을 이끄는 앤드류 캠벨Andrew Campbell은 의사와 환자가 문화 경험을 공유하지 않으면 소통하고 이해하는 게 힘들 수 있다고 말한다. "의사가 은연중에 내비치는 인종 편견 때문일 수도 있고, 또 환자가 습득한 의술에 대한 불신 때문일 수도 있습니다."[19] 그는 인종적·문화적 공감대가 있으면 소통이 원활해져 의사와 환자 간에 신뢰가 구축된다고 강조한다. "제 경우 흑인 가족들이 의사가 아프리카계 미국인이라는 이유만으로도 경계심을 풀더군요. 자유롭게 말해도 평가를 당하지 않을 거라 느끼는 겁니다. 다른 의사에게는 불편하다고 생각되는 얘기들도 편하게 할 수 있는 거죠."

캠벨 박사는 인종적·문화적 공감대가 없어도 환자와 얼마든지 친밀감을 나눌 수 있다고 말한다. "첫 번째 전략은 환자의 말에 귀 기울이고 믿어주는 것입니다." 또 다른 중요한 전략은 부모와 아이에게 자신이 준 정보와 치료 권고를 받아들일 시간을 주는 것이다. "어떤 가족은 새로운 걸 소화하는 데 시간이 좀 필요하더군요. 그래서 저는 일단 필요한 정보를 주고 치료 권고도 해준 뒤, 물어보고 싶은 것도 있을 테니 좀 더 자세한 얘기는 다음 진료 때 하자고 말합니다. 의사가 귀 기울여주고 관심을 보일 때 사람들은 치료 권고를 따를 가능성이 더 큽니다."

의사에게 환자 이해시키기

놀란을 처음 진료했던 소아과 의사가 복통을 심각한 문제로 받아들이는 데 오랜 시간이 걸린 이유는, 아이들이 병원을 찾는 가장 흔한 이유가 복통이기 때문이다. 복통은 단일 증상인데다가 대개 생명을 위협하는 중병 징후는 아니기에, 의사들은 복통에 대해 별걱정을 하지 않는다. 어떤 아이가 열이나 장폐색 증상이 없고 다른 중병 징후를 보이지 않는다면, 의사들은 X-레이 촬영을 하지 않는다. 통계적으로 볼 때 이상 없을 가능성이 크기 때문이다(방사선 노출은 필요한 경우가 아니면 피해야 한다). 무엇보다 의사들은 복통을 앓는 소아 환자들이 최소한의 치료만으로도 시간이 지나면서 나아지는 걸 워낙 많이 본다.

반면 부모가 통증에 시달리는 아이를 볼 때는 아이의 전반적인 행동에 극심한 변화가 일어나는 걸 보는 경우가 많다. 놀란의 엄마는 스포츠를 즐기는 걸 좋아하던 활발한 아이가 어떻게 침대 위에서 몸을 웅크린 채 누워 있거나 게임하는 것 외에는 그 어떤 것에도 관심을 두지 않는 아이로 변했는지 자세히 설명했다. 부모는 의사가 진료실에서 보지 못하는 것을 본다. 한밤중에 걷잡을 수 없이 흐느껴 우는 아이, 더 이상 친구들과 얘기하지 않는 아이, 아침에 달래지 않으면 침대 밖으로 나오려고도 하지 않는 아이……. 부모 입장에서는 뭔가 중한 병이 걸린 게 아니라면 아이가 그렇게 심하게 변할 리 없다고 생각한다.

놀란의 경우 소아과 담당의가 위장병 전문의를 소개해준 후에도 2개월이나 더 지나서 전문의의 진료를 받을 수 있었다(미국에서 소아과 전문의 진료를 보려면 대기 시간이 6개월까지 걸릴 수도 있다). 부모와 아이들은 긴 대기 시간으로 인해 더 큰 불안감을 느낀다. 많은 부모는 안나에게 이런 말을 한다. 아이가 매일 심한 통증으로 괴로워하는 걸 보고 있으면 최악의 결과를 생각하지 않을 수 없다고.

아이들이 통증 문제를 해결하기 위해 불안감 속에 떨며 기다리는 시간이 길수록, 통증과 스트레스에 대한 아이들의 신경계 반응에 더 큰 변화가 생긴다. 복통의 경우 장-뇌 축에 장기적 변화를 초래하는 이 같은 부적응 학습 때문에, 아이들의 통증은 만성적이며 장애에 가까운 통증으로 발전될 수 있다. 여기서 얻을 수 있는 교훈은 단순 명료하다. 조금이라도 더 빨리 통증에 대처할 수 있게 도와주면 회복도 빨라질 수 있다.

복통과 기분 장애 간의 관계

놀란은 즉각적인 통증 치료의 혜택을 보기는커녕 수개월 동안 매일 통증에 시달려야 했다. 만성 통증은 단순히 아이의 신체 기능과 수면 패턴, 학교 출석에만 영향을 미치는 게 아니다. 아이들의 가정과 친구 관계에까지 악영향을 미친다.

워커 박사의 연구에 따르면, 어린 시절에 복통을 앓은 아이들은 이후 살아가면서 불안장애를 앓을 가능성이 크다. 어린 시절의 복통은 나이가 들면서 계속 나타날 불안장애의 초기 징후일 수 있다. 물론 만성 복통을 앓는 모든 아이가 그런 건 아니지만, 그중 상당수는 성인이 되어서 불안장애나 우울증을 겪는다. 2013년에 행해진 한 연구에서 워커 박사는 기능성 복통을 앓는 아이를 대상으로 조사했는데, 어린 시절에 기능성 복통을 앓은 사람들의 절반 정도는 이후 살아가면서 불안장애를 앓았다. 반면에 어린 시절에 복통을 앓지 않은 사람들의 경우, 단지 12퍼센트가 살아가면서 불안장애를 앓았다. 이 패턴은 우울증의 경우에도 비슷하게 나타났다. 어린 시절 복통을 앓은 사람들의 경우 약 40퍼센트가 이후 어느 시점에선가 우울증을 앓은 데 반해, 복통을 앓은 적이 없는 사람들의 경우 단지 16퍼센트만 우울증을 앓았다.[20] 불행하게도 그 연구에서 상당수는 결코 복통에서 벗어날 수 없을 것처럼 보였는데, 그들은 성인이 된 뒤에 결국 기능성 위장 장애 진단을 받았다.

복통 문제 해결하기

　　　　워커 박사의 연구에는 긍정적인 면이 있다. 아이들의 복통 문제를 미리 해결하면 성인이 된 후 기능성 위장 장애와 불안장애, 우울증 발병률을 줄일 수 있다는 것이다.[21]

우리는 모두 기능성 복통을 앓는 아이에게 더 많은 관심을 가져야 한다. 복통이 아이들의 학교 출석과 신체 기능에 미치는 영향에 관심을 기울여야 하고, 도움이 될 치료법을 추천해야 한다.

만성적인 기능성 복통을 완화하는 인지행동치료 역시 단기적인 복통을 줄이는 데 효과가 있다. 많은 연구 결과에 따르면, 인지행동치료는 아이들의 통증 관리 능력을 높이고 통증 영향을 줄여 일상적인 활동으로 되돌아가게 해주는 데도 효과가 있다.[22]

복통 치료를 위한 인지행동전략

복통이 오래 지속된다면 다음과 같은 인지행동전략을 참고한다.

- 긴장 완화 기법을 쓴다. 스트레스는 통증을 악화시킬 수 있다. 심호흡을 하고 심상 유도법을 써보라. 통증 신호에 관여하는 뇌 부위에 영향을 주어 통증 감각을 줄일 수 있다.
- 관심을 딴 데로 돌린다. 3장에서 통증에 관심을 집중하면 그 통증이 더 심하게 느껴질 수 있다고 배웠다. 따라서 아이들이 복통을 느낄 때 책을 읽거나 영화를 보는 등 관심을 딴 데로 돌리면 도움이 된다.
- 좋은 수면 습관을 들인다. 수면이 부족하면 통증은 더 심해진다. 아이에게 정해진 시간에 잠자리에 들고 일어나는 습관을

들여 늘 충분한 수면을 취할 수 있게 하라. 잠자리에 들기 전에 전자제품을 이용하거나 모니터를 들여다보는 걸 제한해 취침 전에 멜라토닌 생성이 제대로 되게 하라. 취침 직전에는 신체 활동이나 식사, 카페인 섭취를 하지 못하게 하라. 몸이 활성화되어 잠자는 게 힘들어질 수 있다. 취침 전에 숙제를 한다든가, 불안을 야기하는 활동 등도 하지 못하게 하라. 침실은 선선하면서도 어두운 상태가 되게 하라. 그래야 숙면을 취할 수 있다.

- 일상적인 활동에 참여한다. 아이들이 통증에만 집중해 일상적인 삶을 멀리하면 통증이 더 심해질 뿐 아니라 고립감과 불안감에 빠질 수 있다. 그러므로 아이에게 학교생활과 방과 후 활동 등에 참여하게 하라. 통증이 시작될 때는 통증의 징후가 보이자마자 바로 조퇴하려 하지 말고 심호흡하기, 관심을 딴 데로 돌리기 등 기타 통증 완화 방법을 써보라고 권하라.

- 쓸데없는 생각을 하지 않는다. 아이들은 보통 자신의 통증에 심한 두려움을 느끼고, 큰 걱정을 하며, "이 통증은 절대 사라지지 않을 거야." 하는 식의 부정적인 생각을 한다. 그런 생각은 통증 경험을 더 악화시킬 뿐이다. 전문 치료사의 도움을 받아 그건 아무 도움도 안 되는 쓸데없는 생각이라는 걸 깨닫게 해주고, "심호흡으로 내 통증을 줄일 수 있어." 같은 긍정적인 생각을 하게 해라.

- 커뮤니케이션을 한다. 아이가 한창 통증을 느낄 때 심리 상태

가 어떤지를 잊어선 안 된다. 통증에 시달리는 아이들이 빠지기 쉬운 불안장애와 우울증 증상이 없나 잘 살펴보고, 치료에도 소홀히 해선 안 된다.

통증 완화의 길 찾기

놀란은 마침내 통증 완화에 이르는 길에 들어섰다. 담당 위장병 전문의는 놀란을 상대로 내시경 검사를 비롯한 여러 가지 검사를 했고, 심각한 기저질환이 없다는 걸 확인했다. 모든 검사가 정상으로 나오자, 위장병 전문의는 놀란의 몸에 실제로 통증이 나타나고 있는데, 그건 어떤 병을 앓고 난 뒤 신경들이 지나치게 예민해진 탓이라고 설명해주었다. 의사는 놀란의 통증 신호 시스템이 스트레스의 영향을 받지만, 휴식 및 기타 방법을 통해 개선될 수 있다는 점을 분명히 했다. 장내 근육 경련을 줄이는 약을 처방해주었고, 몇 가지 식습관 변화를 권했으며(일부 위장병 전문의는 장내 미생물 생태계의 균형을 되찾는 데 도움을 주고 장 건강을 개선시켜주는 프로바이오틱이 함유된 보조 식품을 권하기도 한다)[23], 통증 문제를 해결하고 다시 정상적인 학교생활을 하려면 심리적 도움을 받아 몸을 편히 쉬게 해주는 법을 배워야 할 거라고 했다.

의사는 데니스에게 안나를 추천했다. 안나는 데니스가 '아이에게 계속 통증이 생기면 어쩌나' 하고 걱정하고 있다는 사실을 알게 됐다. 놀란은 몇 달 후 중학교에 들어갈 예정이었는데, 데니스는 아이가 학업을 따라가지 못하거나, 중학교 선생님이 물심양면으로 도와주지 않으면 어쩌나 노심초사하고 있었다. 그 모든 걱정 때문에 데니스는 놀란의 상태를 호전시키는 일에 죽자 사자 매달렸다. 식후에는 쉬라고 독려하는 등 아이가 통증을 호소할 때마다 도움을 주기 위해 팔을 걷어붙이고 나섰고, 아이가 통증을 유발하는 음식을 먹지 못하게 늘 곁에서 예의 주시했으며, 운동 후엔 휴식을 취해야 한다고 말했다.

안나는 데니스에게 이렇게 조언했다. "아무리 좋은 의도라 해도 아이에게 지나치게 세세한 도움을 주면 엄마의 불안감이 그대로 전달될 뿐 아니라, 혼자 통증을 관리하지 못할 거라는 메시지를 주는 거나 다름없습니다." 그는 놀란과 데니스에게 통증을 스스로 관리하는 방법을 알려주었다. 놀란은 특히 식후에 복통이 생길까 걱정했는데, 시행착오 끝에 저녁 식사 후 산책을 하거나 자전거를 타면 복통 생각에서 벗어나 다른 데로 관심을 돌리는 데 도움이 된다는 걸 알게됐다.

안나와 몇 차례 더 만났을 때 놀란은 학교에서 복통이 일어나는 게 걱정이라는 얘기를 털어놨다. 친구들과 다른 것처럼 보이는 것도, 그 이유로 친구들의 관심을 받는 것도 싫었기 때문이다. 통증으로 결석을 하는 다른 아이들과 마찬가지로, 놀란 역시 학교에서 몇몇 아이들이 자신을 무시하는 느낌을 받았다. 놀란은 안나에게 카운슬

링을 받고 창의적인 문제 해결책까지 들은 끝에 다시 친구들과 잘 지낼 수 있게 되었고, 다른 아이들이 뭐라 하든 신경을 덜 쓰게 되었다.

놀란은 몸에 스트레스가 쌓이는 순간을 알아내는 법도 배웠다. 그는 안나가 가르쳐준 대로 심호흡을 해 긴장을 푼 덕에 통증 강도를 줄일 수 있게 되었다. 또한 서서히 그러면서도 확실히 스스로 통증을 관리할 수 있다는 걸 확신하게 되었다. 안나가 데니스에게서 들은 마지막 소식에 따르면, 놀란은 럭비 훈련을 했고, 학교도 빠지지 않았으며, 이후에도 계속 소아과 의사와 위장병 전문의의 도움을 받고 있다. 통증 관리에 필요한 모든 걸 갖춘 놀란은 결국 활기찼던 옛 모습을 되찾았다.

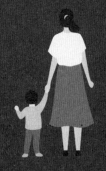

두통이 있을 때

7장

잦은 두통
절대 무시해선 안 된다

When Children Feel Pain

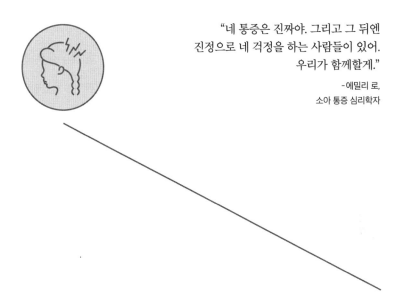

"네 통증은 진짜야. 그리고 그 뒤엔
진정으로 네 걱정을 하는 사람들이 있어.
우리가 함께할게."

-에밀리 로,
소아 통증 심리학자

미나의 편두통은 13살 때 시작됐다. 한 달에 한 번쯤 갑자기 딱딱한 금속 머리띠라도 두른 듯 머리 앞부분이 욱신욱신했다. 시야가 흐릿해진다거나 눈앞에 밝은 점들이 떠다니는 것 같다는 등 편두통에 선행되는 조짐도 없었다. 대신 늘 난데없이 참기 힘들 만큼 불쾌한 순간이 찾아왔다.

"편두통이 시작되면 10분도 안 돼 최악의 상태에 도달했어요." 그는 편두통을 앓을 때마다 속이 메스껍고 어지럽고 빛에 예민해졌는데, 이는 편두통에 으레 따라오는 증상이다. "증상이 너무 빨리 진행돼 많은 구조 약물(rescue medication, 심각한 증상을 빨리 완화하는 약물 –옮긴이)이 다 소용없었어요. 구조 약물은 15분쯤 후에 약효가 나타나거든요."

구조 약물은 진통제로 쓰이는 아세트아미노펜(타이레놀)과 비스테로이드성 항염증제로 쓰이는 이부노펜(애드빌 또는 모트린) 같은 진통 완화제들이다. 그 약들은 편두통이 있던 아빠에게(편두통은 유전인 경우가 많다) 늘 도움이 됐기 때문에 미나 역시 같은 약을 복용했다. 그러나 의사 처방전 없이 약국에서 살 수 있는 약들은 미나에게는 별 도움이 되지 않았다. 편두통이 시작되면 그의 몸은 제 기능을 발휘하지 못했다. 해결책은 단 하나, 며칠이고 계속 어두운 방 안 침대에 누워 있는 것뿐이었다.

현재 20살이 된 미나는 그때 일을 이렇게 회상한다. "처음에는 두통이 3일 정도 계속됐고 학교에 갈 수 없었어요. 비스테로이드성 항염증제를 먹으면 통증이 조금 가라앉았고, 3일이 끝나갈 때쯤이면 침대에서 빠져나와 숙제를 한다든가 하는 기본적인 일을 할 수 있었어요. 하지만 컴퓨터 스크린을 들여다보는 건 무리였죠. 8학년(우리의 중학교 2학년에 해당—옮긴이)이 되자, 매달 찾아오는 편두통은 자연스러운 일이 됐어요. 매달 3일 정도 학교에 못 가는 건 슬픈 일이지만 견딜 만했어요."

그러나 고등학교 1~2학년을 거쳐 미나의 편두통은 점점 심해지고 더 오래갔다. 의사 처방전 없이 약국에서 살 수 있는 약들은 더 이상 효과가 없었다. 소아과 담당의는 가장 흔한 편두통 1차 치료제인 이미트렉스(Imitrex, 성분명: 수마트립탄)를 처방해주었다. "석 달 정도는 효과가 있었어요. 그러다 곧 아무 소용 없게 됐지만요."

소아과 담당의는 결국 미나에게 한 소아신경과 의사를 소개했고, 그 의사는 MRI를 찍어보자고 제안했다. 검사 결과, 어떤 근본적인 문제도 발견되지 않았다. 신경과 의사는 또 다른 편두통약을 처방해주었다. "이미트렉스 이후 토파맥스를 처방해주었고, 그다음엔 다시 막살트를 처방해주었는데 아무 효과가 없었어요. 그러자 의사는 더 해줄 수 있는 게 없다고 하더군요."

두통은 점점 더 악화됐다. 고등학교 2학년이 되자, 편두통이 한 번 왔다 하면 1~2주는 지속됐다. 편두통 외에 만성적인 긴장성 두통까지 찾아왔다. 통증은 하루 정도가 아니라 그야말로 끝없이 계속됐다.

미나는 또 다른 신경과 의사를 찾아갔고 또다시 많은 약을 복용했다. 수년간 그가 복용해본 20가지 약 가운데 그 어떤 것도 효과가 없었다. 어떤 약은 극도의 피로감, 어지럼증, 기억력 저하, 혈압 강하, 식욕부진, 체중 감소 같은 부작용이 있었고, 어떤 약은 효과도 없는 데다 견디기도 힘들었다.

미나는 보완 대체 치료법도 써봤다. 먼저 카이로프랙틱 치료(chiropractic treatment, 지압 요법의 일종 – 옮긴이)와 마사지 같이 잘 알려진 방법을 썼다. 그런 다음 통증 부위나 그 주변에 전극 패드를 붙이는 경피적 전기신경자극TENS 같이 덜 알려진 치료법도 썼다. 경피적 전기신경자극 치료법은 피부를 통해 신경섬유들을 따라 전기 펄스를 보내서 뇌로 가는 통증 신호를 억제하고 몸에서 통증 완화 화학물질을 더 많이 생성하게 만든다. 그러나 미나에게는 효과가 진혀 없었다. 미나는 세팔리Cephaly라 불리는 값비싼 신경 자극 장치도 써 봤는데, 자성을 띤 전극을 통해 마이크로 임펄스를 삼차 신경 (trigeminal nerve, 얼굴의 감각 및 일부 근육 운동을 담당하는 제5 뇌신경 - 옮긴이) 상단부로 보내는 것이다. "머리에 쓰는 왕관 같은 장치인데, 그걸 하루에 10분씩 쓰는 거예요. 신경과 의사한테 사용료를 내고 빌려 썼는데 전혀 도움이 안 됐어요."

미나는 또 어떤 음식이 편두통을 야기하는지 알아보기 위해 4개 월간 글루텐과 유제품을 멀리하는 등 제외 식이요법(elimination diet, 특정 증상에 영향을 주는 음식을 찾아내기 위해 하나씩 제외시켜나가는 식이 요법 - 옮긴이)도 시도해봤다. 그러나 식습관을 바꾸는 건 효과가 없 다는 게 입증됐을 뿐 아니라 미나와 가족들의 삶만 더 팍팍하게 만 들었다. 연구 결과에 따르면, 식단에서 두통을 유발하는 특정 음식 (카페인, MSG, 코코아, 아스파탐, 치즈 등)을 제외하면 아이들의 두통이 줄거나 사라진다고 한다.[1]

그러나 제외 식이요법은 모든 사람에게 통하는 건 아니다. 게다 가 엄격한 식이요법에 집착하다 보면 가뜩이나 스트레스가 심한 상 황에서 스트레스만 더 가중될 수도 있다. 안나는 제외 식이요법을 가정 갈등의 원인으로 보기도 한다. 요즘 10대들은 특정 상황에서 자신이 먹을 음식을 스스로 결정하려 하는데, 제외 식이요법을 하다 보면 음식 제약이 더 많아지기 때문이다. 그래서 어떤 가족이 제외 식이요법을 시도하려 하면, 안나는 의사나 전문 영양사의 도움을 받

아 아이의 전반적인 건강 상태는 어떤지, 필요한 영양소는 무엇인지 살펴볼 것을 권한다.[2]

미나는 11학년(고등학교 2학년)이 끝나갈 무렵 자신이 선택할 수 있는 방법이 바닥났다고 느꼈다. 주지츠(jujitsu, 일본 유도의 원형 – 옮긴이)나 댄스같이 평소 즐기던 방과 후 활동은 삶에서 다 사라졌다. 잦은 통증으로 책을 읽거나, 컴퓨터 스크린을 집중해서 보거나, 비판적으로 사고하는 게 불가능해졌고, 그 바람에 학업도 뒤처졌다. "11학년 때 특히 힘들었어요. 저는 늘 올 A를 받는 학생이었는데, 머리가 아파 학교 수업을 많이 빠져야 했어요. 선생님들은 그런 저를 이해하지 못했죠. 어느 날 학교로부터 결석을 더 하면 졸업을 못 하게 될 거라는 편지도 받았어요. 저는 고집이 있었고, 그래서 학기가 끝나가면서 전 과목 낙제를 코앞에 둘 때까지도 도와달라는 말을 하지 않았어요."

그 무렵 학교 생활 지도 상담사가 미나의 부모와 교사를 한 자리에 불렀고, 미나가 학교를 정상적으로 마칠 수 있게 할 합의안을 도출해냈다. 학교는 미나에게 1973년에 제정된 '재활법 504조'를 적용했다. 재활법 504조는 건강 문제나 장애가 있는 아이들에게 학교생활에 필요한 수단을 제공하는 등 동등한 교육 기회를 주기 위해 제정된 미국 연방법의 주요 조항이다. "그 덕에 상황이 조금 나아졌어요. 하지만 그 학기에 저는 8과목 중 3과목에서 낙제를 받았어요. 그런 일은 생전 처음이라 스트레스가 말도 못했죠."

미나는 학교 친구들로부터도 지지를 받지 못했다. "학교에 친구가 많지 않았어요. 설사 학교에 가도 너무 아프거나 지쳐서 그 누구와도 말을 하고 싶지 않았어요."

미나는 결국 심한 불안장애에 빠지기 시작했다. 심한 편두통, 학교생활에서 오는 스트레스, 사회적 고립, 그 모든 것에서 벗어날 탈출구의 부재 등으로 그는 적어도 일주일에 한 번은 공황발작 증세에 시달렸다.

미나가 오리건보건과학대학교 종합통증센터를 소개받은 건 그 무렵이었다. 미나는 통증 심리학자인 안나는 물론 다른 통증 전문의와 물리치료사의 도움을 받기 시작했다. 심리학자를 만나는 게 미나에게 새로운 경험은 아니었지만, 만성 통증을 앓는 아이를 상담해주는 교육을 별도로 받고 경험이 많은 전문의의 도움을 받은 건 처음이었다. 안나는 미나 같은 소아 환자들이 처한 특수한 상황을 잘 알고 있었고, 그런 아이들을 치료한 경험도 많았다.

너무도 흔한 질환

미나가 편두통과 긴장성 두통 때문에 얼마나 오래 고생해왔고, 그간 만난 의사들이 알려준 통증 완화 조치가 얼마나 효과가 없었는지 돌이켜본다면, 아마 대부분의 사람은 그가 희귀한 질환을 앓고 있는 게 아닌가 하는 의구심을 가질 것이다. 그러나 두통은 아이들에게 흔한 질환 중 하나다. 미국국립두통협회에 따르면, 미국에서만 1000만 명 넘는 아이와 청소년 들이 만성 두통을 앓는데, 5~17세까지 아이들이 약 20퍼센트를 차지한다. 두통을 종류별로 나누어 살펴보면, 아이들 가운데 약 15퍼센트는 반복되는 긴장성 두통에, 약 5퍼센트는 편두통에 시달리는 것으로 추정된다. 물론 그 외의 많은 아이가 두통을 경험하지만 규칙적으로 자주 두통에 시달리지는 않는다. 설문 조사에 따르면, 아이들의 75퍼센트가 15세 전에 심한 두통을 경험하고, 매년 30만 명 이상의 아이들이 두통으로 응급실을 찾는다.[3]

통계 수치를 보면, 아이들은 나이를 먹으면서 두통 문제가 점점 더 흔해지는 것을 알 수 있다. 12~17세까지 아이들을 상대로 한 연구에 따르면, 남자아이들의 약 50퍼센트와 여자아이들의 약 75퍼센트가 지난 한 달간 두통을 경험한 적이 있고, 특히 14~17세까지 여자아이들이 편두통에 시달리는 경우가 가장 많았다. 안타깝게도 많은 아이가 미나처럼 약을 비롯한 그 어떤 치료 방법으로도 치유되지 않는 심한 편두통에 시달리거나 만성 두통을 경험한다. 그런 아이들에게 통증은 끝없이 겪어야 하는 악몽이고 야금야금 삶을 갉아먹는 좀 같은 존재다. 대부분 만성 두통은 성인이 되어서도 계속된다.[4]

다행히 좋은 소식이 있다. 대부분의 소아 두통은 무해하다. 다시 말해, 악성 종양이나 생명을 위협하는 뇌 이상과는 무관하다는 것이다. 무엇보다 정확한 진단을 내리는 데 오랜 시간이 걸리지 않는다.

정확한 진단이야말로 제대로 된 치료를 향한 첫걸음이다. "편두통 환자는 통증 클리닉에 근무하는 의사들 아니면 알지 못할 다소 기이한 진단으로, 다른 소아 환자보다 더 빨리 진단을 받는 경우가 많습니다." 시애틀 아동 연구소 소아 통증 심리학자이자 통증 의학 부교수인 에밀리 로Emily Law의 말이다.

좋지 않은 소식도 있다. 소아 두통 환자는 진단 결과를 알고 있는데도 불구하고 폭넓은 도움을 받기까지 오랜 시간이 걸린다. 두통이 있는 아이들은 수년간 고생을 한 뒤에야 효과적인 치료 방법을 찾는 경우가 많다.

불분명한 원인

만성 두통은 대개 유전, 트라우마, 호르몬 변동, 감염, 환경 자극(특정 음식 또는 햇빛)에 대한 노출, 생활습관(수면 부족 또는 탈수) 등 많은 요인의 누적으로 생기기 때문에 특히 더 괴로울 수 있다. 너무 많은 요인이 개입되기 때문에 두통의 원인은 사람에 따라 크게 달라질 수 있기 때문이다.

두통은 어떤 경우 부상이나 건강상의 다른 문제(뇌진탕, 시력 문제, 라임병, 부비동 문제 등)로 생긴다. 이때 두통은 보다 큰 문제를 야기할 수 있는 증상으로 봐야 한다. 두통은 잠재적 생활습관을 알아내고 관리하는 게 두통 완화에 큰 도움이 되는 경우가 많다. 그러나 두통에 시달리는 아이들 대부분, 특히 두통이 자주 생기고 만성적인 경우는 명확한 원인을 찾기 어렵다. 무엇보다 원인을 꼭 집어낼 수 없어 아이와 부모 들은 큰 좌절감에 빠질 수도 있다.

연구원들은 편두통에 명확한 생리적 원인을 찾지 못했지만, 한 가지 이론은 만들어냈다. 그 이론은 '생체 적응Allostasis'에 대한 오늘날 지식을 토대로 나왔다. 생체 적응이란, '항상성' 즉, 체내 환경을 일정하게 유지하려는 특성을 끝없이 위협하는 많은 스트레스 요인에 우리 몸이 적응하고 대처하는 과정을 뜻한다. 스트레스 요인은 환경적(버스를 놓치는 등), 심리사회적(따돌림을 당한다거나 누군가 자신을 좋아하지 않을까 봐 걱정하는 등), 심리적(불안감을 느끼는 등), 신체적(호르몬 변동을 겪거나 충분한 수면을 취하지 못하는 등)일 수 있는데, 우리 몸은 그 차이를 알지 못한다. 일반적인 상황에서 어떤 사람이 제한된 수의 스트레스 요인에 직면하면 생체 적응 기능은 잘 작동되는 경향이 있다. 예를 들어 한 가지 스트레스 요인에 직면하면 몸은 호르몬 및 신경 매개체로 그 요인에 반응하고, 몸과 뇌는 재빨리 항상성을 되찾는다. 기본적으로 몸은 다음 스트레스 요인에 반응할 준비를 한다. 그러나 동시에 여러 가지 스트레스 요인에 직면하면 스트레스 반응 시스템은 관리 가능한 수준 너머까지 내몰려 이상 조절하게 된다. 어떤 경우에는 누적된 부하, 즉 '알로스타틱 부하(스트레스 등으로 인한 신체의 마모 또는 손상 – 옮긴이)'가 커져 뇌가 스트레스 반응을 차단하지 못해 편두통이 생긴다.[5]

아이들은 자신의 생리적 상태가 욕조 물에 떠 있는 장난감 보트이고, 스트레스 요인은 그 장난감 보트에 실린 물에 뜨지 않는 장난감이라고 상상함으로써 이 개념을 시각화해볼 수 있다. 수면이 부족하거나 스트레스가 쌓인 아이는 자신의 보트에 실린 장난감이 많은 상태로 계속 물 위에 떠 있으려 몸부림치고 있다. 그러다 더 많은 장난감을 싣게 되면(중간고사나 귀 감염 같은 외부 스트레스 요인) 결국 그 보트는 물에 빠지고, 편두통이 생긴다. 이를 피하기 위해서는 아이들은 장난감, 즉 삶의 스트레스 요인을 잘 살펴 보트의 부담을 줄여줄 방법을 찾아야 한다. 소소한 스트레스 요인(너무 많은 방과 후 활동 등)을 잔뜩 갖고 있다면 그중 일부를 빼낼 수 있다. 커다란 스트레스 요인(만성적인 수면 부족 등)이 있다면 그 하나만 보트 밖으로 던져도 배를 안정시킬 수 있다.

편두통이 있다는 건 그 자체로 스트레스 요인이다. 따라서 소소해 보이는 스트레스 요인이 심한 두통을 유발할 수 있고 악순환으로 이어질 수도 있다. 너무도 많은 변수가 쌓이고 쌓여 만성 두통으로 이어지기 때문에 효과적인 치료법을 찾아내 순조로운 항해를 하려면 많은 시행착오를 거쳐야 한다.

치료 효과, 부작용, 기대치

미나 같은 환자들은 올바른 치료 접근방식에 이르

는 길(통증 프로그램이나 두통 클리닉에 이르는 길)이 멀고 중간중간 둘러 가는 경우도 많다. "통증 클리닉에서 환자를 만나보면, 그간 많은 좌절과 의문과 분노의 순간이 있었더군요." 미주리주 캔자스시티 아동병원 종합 두통 클리닉 공동 책임자이자 소아과 심리학자인 마크 코널리Mark Connelly의 말이다. "만성 통증이 있는 다른 환자와 마찬가지로 그들은 통증이 '자신의 머릿속에서 만들어낸 망상'이라는 메시지를 받습니다. 순전히 심리적이거나 실재하는 것이 아니라는 뜻이죠."

'머릿속에서 만들어낸 망상'이라는 표현을 생각해보자. 코널리 박사도 지적하듯, 그런 표현을 쓰는 사람은 은연중에 머릿속에 통증이 있는 게('두통'에 해당하는 영어 단어 'headache'를 그대로 해석하면 '머릿속 아픔'이다) 아니라는 말을 하고 있다. 즉 환자가 느끼는 통증은 육체적으로 실재하는 게 아니라 순전히 심리적인 요인이라는 것이다. 그러나 이걸 꼭 기억해야 한다. 두통을 비롯한 많은 형태의 통증은 심리적 요인이 육체적 증상에 영향을 준다. 그것이 환자가 느끼는 통증을 상상력의 산물로 무시해도 좋다는 의미는 아니다. 그보다는 심리적인 요인 역시 찾아내 해결해야 한다는 의미다. 일부 심리적인 스트레스 요인은 통증을 악화시킬 수 있기 때문이다. 다행히 심리적인 전략도 잘 활용하면 통증 완화에 도움이 된다.

예를 들어 신시내티 아동 메디컬센터 공동 책임자이자 소아과 심리학자인 스콧 파워즈Scott Powers가 이끄는 연구 결과에 따르면, 플라시보 알약('위약' 또는 '속임약'이라고도 함 – 옮긴이)은 아이들의 편두통

치료에 가장 흔히 쓰이는 편두통약 토피라메이트(토파맥스)나 아미
트리프틸린(엘라빌)만큼 효과가 있다.

플라시보 알약을 받은 환자가 약의 효과를 믿으면 신경생물학적
측면에서 놀랄 만큼 강력한 치유 효과를 볼 수 있다는 연구 결과는
이미 많이 나와 있다.[6] 파워즈 박사는 무작위로 선정한 대규모 이중
맹검(double-blind, 선입견이 개입되는 걸 막기 위해 실험자와 피실험자에게
특정 정보를 공개하지 않는 것-옮긴이) 플라시보 통제 실험에서 통제 집
단에게 플라시보 알약을 투여함으로써, 8~17세까지 아이들에게 두
가지 편두통약을 투여했을 때와 효과에 어떤 차이가 있는지 알아보
았다. 이 실험에서는 환자에게 무작위로 플라시보 알약이나 진짜 알
약을 주는데, 환자와 의사 모두 누구에게 어떤 약을 줬는지 모른다.
환자와 의사 모두 연구가 완전히 끝날 때까지 그 사실을 '못 보는blind'
것이다.[7]

"놀랍게도 첫 번째 중간 분석 결과, 플라시보 알약을 투여한 집단
이 진짜 알약을 투여한 집단보다 약 효과가 덜하지 않았습니다. 두
통 빈도가 50퍼센트 이상 떨어지는 등 두 집단의 약 효과가 거의 같
았던 것입니다. 우리는 실험을 중단했습니다. 진짜 알약이 우리가
기대한 효과 기준에 못 미쳤기 때문이죠. 데이터를 있는 그대로 받
아들이자면, 진짜 알약은 플라시보 알약보다 효과가 뛰어나지도 않
았고 부작용도 더 컸습니다. 따라서 약 처방의 위험 대비 효과는 회
의적이었습니다." 이 연구가 아이들의 편두통에 약이 전혀 효과가

없다거나 플라시보 효과가 요행이었다는 걸 보여주는 건 아니다. 그와는 반대로 파워즈 박사는 이런 말을 한다. "이 연구에서 알아야 할 가장 중요한 사실은 편두통이 있는 아이들의 50~65퍼센트가 증상이 호전된다는 것입니다."

파워즈 박사의 연구는 아이들의 편두통 증상을 호전시키는 방법이 다양하다는 점을 보여준다. 소아과 심리학자 코널리 박사는 이렇게 말한다. "두통이 있는 아이들의 50~65퍼센트는 어떤 치료법을 쓰든 증상이 호전됩니다." 그렇다면 왜 어떤 아이들은 진짜 약을 복용한 뒤 증상이 호전되고, 어떤 아이들은 플리시보 약을 복용한 뒤 증상이 호전되며, 또 어떤 아이들은 다른 치료법을 통해 호전되는 걸까? "긍정적인 치료 결과를 보게 되는 건 치료에 대한 믿음과 관계있는 것으로 보입니다." 코널리 박사는 말한다. "어떤 치료에 믿음을 가지면 효과를 볼 가능성이 더 커집니다. 이런 현상이 일어나는 건 치료 때문이라기보다는 특정 치료법이 효과가 있을 거라는 기대 때문입니다. 인지행동요법 및 약 처방에서부터 침술 또는 여러 치료법의 혼용에 이르기까지 우리에겐 쓸 수 있는 치료법이 꽤 많습니다. 특정 치료법이 효과가 있을 거라는 환자들의 기대에 잘 부응할 수만 있다면 다양한 치료법을 가지고 치료에 대한 기대, 즉 플라시보 효과를 극대화할 수 있습니다."[8]

특정 치료법이 효과가 있을 거라고 기대하면 그 치료에 쓰이는 약이 설탕으로 만든 가짜 약이라는 걸 알려준다 해도, 신경화학적 변화가 일어나 통증이 완화된다는 연구 결과도 있다. 하버드 의과대학 약학과 교수인 테드 J. 캡척Ted J. Kaptchuk의 연구 결과에 따르면, 믿을 만한 권위자가 처방하는 약을 먹으면 그 약이 설탕으로 만들어진 알약이라 해도 증상이 상당히 호전되었다. 결국 중요한 건 마음 자세인 것이다.[9]

과학자와 의사 들이 두통이 있는 아이들의 증상이 왜 호전되는지 다시 생각하게 되면서 인지행동요법을 지지하는 사람들이 늘어났다. 그와 관련해 파워즈 박사는 이렇게 말한다. "인지행동요법은 약물치료와 비교할 만한 효과를 내고 있어 현재 많은 심리학자가 통증 치료에 나서고 있습니다." 그러나 이런 경고도 곁들인다. "20~30퍼센트 아이들은 여전히 지속적인 편두통에 시달리고 있습니다. 우리는 무엇이 그 아이들에게 도움이 되는지 알아내기 위해 좀 더 노력해야 합니다. 아이들의 편두통은 실제 질환이지, 머릿속으로 만들어 낸 망상은 분명 아닙니다."

파워즈 박사는 어떻게 하면 편두통에 시달리는 아이들이 성인이 되어서도 편두통으로 시달리는 걸 막을 수 있는지 그 방법을 알아내기로 했다. "장장 25년 동안 통증에 시달려온 여성, 그리고 지금도 편두통에 시달리고 있는 45세 여성은 대체 어찌된 걸까요? 그 여성의 뇌는 통증 처리를 위해 남다른 기능을 하는 걸까요? 저는 뇌가 한참 발달 중인 어린 시절에 편두통을 통제해야 한다고 확신합니다.

두통과 관련된 기본 사항

아이의 두통에 가장 좋은 치료법을 찾아내기 위해선 시행착오를 겪어야 할 수도 있다. 다음과 같은 지침을 참고하여 시작하라.

- 아이가 일주일에 두 번 이상 두통에 시달린다면 의사를 찾아가 검사를 받아라.
- 의사 처방전 없이 약국에서 살 수 있는 통증약은 일주일에 두 번 이상 복용하지 않도록 하라. 통증약을 남용하면 '반동성 두통'이란 게 생긴다. 진통제를 장기 남용하면 위와 간, 신장이 손상될 수도 있다.
- 두통에 큰 영향을 미치는 생활습관을 조심하라. 아이들이 두통에 시달릴 때 제일 먼저 손쉽게 취할 수 있는 조치는 잠을 충분히 자고, 적절한 수분 섭취를 하며, 적당한 신체 활동을 하는 것이다.
- 물을 더 마시고 잠을 더 자게 하는 등 아이들에게 스스로 자기 건강을 돌보게 함으로써 자기효능감을 높여주어라(특히 청소년기에 접어들 때).

만일 뇌진탕 이후, 즉 뇌세포 손상이 일어날 정도로 머리에 큰 충격을 받은 후에 두통이 생긴다면 좀 더 구체적인 지침을 따라야 한다(뇌진탕에 대해서는 8장에서 다룰 예정이다). 뇌진탕은 트라우마를 남기는 뇌 부상으로, 머리에 충격을 받은 뒤 의식을 잃지 않았거나 의식을 잃은 시간이 30분 이내라면 대개 가벼운 뇌진탕으로 여긴다.[+] 그러나 가벼운 뇌진탕이라 해도 심각하게 받아들여야 한다. 빨리 회복되기 위해서 다음 전략을 활용하도록 하라.

- 뇌진탕 이후에는 최대한 빨리 의료진의 진료를 받아 부상 정도를 파악하라.
- 뇌진탕 이후 회복기 며칠간은 아이에게 휴식을 취하게 하고, 잠을 많이 자게 하라. 뇌진탕의 흔한 증상인 두통, 집중력 저하, 과민함, 피로감, 기억력 문제 등은 종종 적절한 휴식과 수면으로 사라지기도 한다.
- 일상적인 활동으로 되돌아가는 걸 서두르지 마라. 너무 일찍 많은 활동을 하면 각종 증상이 재발할 수 있다. 연구 결과에 따르면, 뇌진탕 이후 서서히 일상적인 활동으로 돌아가면 각종 증상에 시달리는 시간이 줄어든다.[++]

- 뇌진탕 이후 일주일 이내에 아이에게 증상이 곧 호전되고 두통은 점차 사라질 거라고 말해주어라. 연구 결과에 따르면, 긍정적인 기대가 회복에 실제 도움이 된다.[+++]
- 의사가 처방해주는 약 이외에 휴식이나 심상 유도법, 생물행동학적 방법 등을 고려해보라.
- 뇌진탕 이후 한 달이 넘어서도 계속 두통을 호소한다면 의사를 찾아가라. 뇌진탕을 경험한 아이들의 대다수는 한 주~한 달 이내에 완전히 회복된다.

[+] W. Mittenberg, R. Zielinski, S. Fichera, 〈가벼운 머리 부상으로부터의 회복: 환자 치료 설명서〉, Psychotherapy in Private Practice 12, no. 2 (1993): 37-52; R. L. Zemek, K. J. Farion, M. Sampson, C. McGahern, 〈소아 뇌진탕 이후 나타나는 지속적인 증상들 예견: 체계적인 리뷰〉, JAMA Pediatrics 167, no. 3 (2013): 259-265.

[++] W. Mittenberg, G. Tremont, R. E. Zielinski, S. Fichera, K. R. Rayls, 〈뇌진탕 이후 증후군의 인지-행동학적 예방〉, Archives of Clinical Neuropsychology 11, no. 2 (1996): 139-145.

[+++] W. Mittenberg, D. V. DiGiulio, S. Perrin, A. E. Bass, 〈가벼운 머리 부상 이후의 증상들: 병인학으로서의 기대〉, Journal of Neurology, Neurosurgery and Psychiatry 55, no. 3 (1992): 200-204.

편두통 관리하기

시애틀 아동 연구소 소아과 통증 심리학자인 로의 보고서에 따르면, 아이들도 편두통에 시달릴 수 있다는 사실을 알지 못하는 사람들이 많다. "제가 분명히 하고 싶은 게 하나 있는데요. 아이들 역시 편두통에 시달리고 성인과 마찬가지로 편두통 때문에 무력화된다는 것입니다."

미나가 입증해 보이듯 희망은 있다. 미나는 오리건보건과학대학교 통증 클리닉을 찾아내 현재 통증 담당의인 킴벌리 마우어Kimberly Mauer와 안나에게 치료를 받으면서 두통이 호전되기 시작했다. 그러나 미나의 치료를 둘러싸고 꽤 많은 시행착오가 있었다. "고등학교 3학년 때 담당의는 저에게 통증 유발점 주사, 후두신경 블록 같은 치료법을 쓰기 시작했는데 아무 효과가 없었어요. 정말 절망스러웠죠." 그러나 미나는 마침내 통증 클리닉에서 담당 의사들이 늘 자기 편이며, 효과적인 치료 계획을 찾을 때까지 절대 포기하지 않을 거라고 느꼈다.

안나는 미나에게 좀 더 효과적으로 두통에 대처하는 법을 가르쳐 주었다. "그는 제게 한동안은 두통이 더 있겠지만 그렇다고 삶을 멈출 순 없다는 걸 깨닫게 해주었어요." 인지행동요법과 기타 치료법은 통증이 미나의 활동에 미치는 영향을 최소화하는 데 도움이 되었다. 미나는 편두통을 비상사태로 생각하지 않고 단지 생활에 불편을 주는 것으로 보기 시작하면서 삶이 일대 전환점을 맞았다. 연구 결과에 따르면, '이건 점점 더 악화될 거야!'라든가 '대학 생활을 제대로 해내지 못할 거야!'라는 식으로 통증에 부정적인 생각을 하면 통증 강도가 점점 더 커질 수 있다. 그러나 아이들이 통증에 긍정적인 생각을 하면 통증 때문에 이런저런 것을 못한다는 생각보다, 하고 싶은 것을 하는 데 더 집중할 수 있다.

미나는 두통 때문에 하고 싶은 걸 못 할 때 기분 또한 안 좋아지고, 학교에 가 친구들과 어울리는 등 중요한 일을 할 때 더 행복해져 심한 두통이 와도 보다 잘 대처할 수 있다는 것을 깨닫기 시작했다. 미나는 안나의 도움을 받아 자신이 어떤 활동에 참여하고 싶은지 알아냈고, 통증이 있어도 그 활동에 최대한 많이 참여하는 방법을 찾아냈다. 그렇게 두 사람은 미나의 불안감과 통증을 덜어주는 효과적인 방법을 찾아나갔다.

고등학교 3학년이 되자, 미나는 편두통에도 불구하고 학교생활을 잘해나가는 법을 터득했다. 컨디션이 매일 좋은 건 아니었지만, 차근차근 통증에 대처하는 법을 찾아냈다. 예를 들어 잠이 부족하면 두통이 더 심해지기 때문에 이른 아침에는 수업을 듣지 않으면서 좀 더 잘 수 있는 시간을 확보했다. 미나는 선제적으로 선생님께 잠시 쉴 수 있는 시간을 요청했고, 그 덕에 눈을 쉴 수 있어서 전보다 통증에 덜 시달리게 되었다. 미나는 안나가 가르쳐준 심호흡 연습도 시작했다. "심호흡을 하고 나면 마음이 평온해져 다시 집중할 수 있었어요." 고등학교 3학년 때 미나가 학교를 빼먹는 날은 전보다 훨씬 줄었다. 미나는 두통을 일으키는 단일 스트레스 요인을 찾는 데 에너지를 낭비하는 대신, 큰 스트레스 요인에 대해 생각하기 시작했다. 그 덕분에 충분한 수면과 적절한 수분 섭취 같은 생활습관을 전반적인 스트레스 완화 계획의 일부로 볼 수 있었고, 편두통을 더 잘 관리하는 것같이 느껴졌다.

미나에게 일어난 가장 큰 변화는 마음 자세가 바뀐 것이다. "태도 변화였어요. 안나 박사님이 통증은 '투쟁 또는 도피 반응'과 같다고 하셨어요. 스스로 뭔가 잘못됐다고 생각하니 뇌도 그렇게 반응한다는 거죠. 그러나 제 두통의 경우 뇌에는 실제 아무 이상이 없습니다. 순간순간 그렇게 느끼는 것뿐이니 두통이 있다고 해서 하던 일을 멈출 필요는 없는 거죠."

인간은 통증을 느낄 때 하던 일을 멈추게 되어 있지만, 그렇다고 모든 통증이 하던 행동을 멈춰야 하는 유효한 경고 신호는 아니다. 만일 불필요한 통증을 피할 수 있는 방법을 찾는다면, 신경계에서 그 통증을 한옆으로 밀쳐버리는 훈련을 할 수도 있다.

여기서 우리는 미나의 새로운 마음 자세가 통증을 실재하지 않는 것처럼 무시해야 한다는 전제하에 생긴 게 아니라는 점을 알아야 한다. 그의 마음 자세는 통증에 시달리고 있더라도 여전히 삶의 이런저런 활동에 참여할 수 있다는 생각에서 비롯된 것이다. 만성 통증을 관리하려면 마음 자세가 아주 중요하다. 환자들이 이런 마음 자세로 가족과 의사에게 도움을 받을 때 통증 완화 효과도 가장 좋다.

"1996년 신시내티 아동 메디컬센터를 설립했을 때 우리 목표는, 환자나 가족들 뒤에 항상 제대로 된 팀이 있다는 사실을 모르는 사람이 없도록 하자는 것이었습니다." 파워즈 박사의 말이다. 환자에 대한 치료 효과는 이 같은 공감대 형성에 달려 있다는 게 그의 생각이었다.

로 박사도 환자의 경험을 있는 그대로 받아들이는 게 소아과 통증 심리학자인 자신의 중요한 역할이라며 이렇게 말한다. "편두통 때문에 계속 이 의사 저 의사를 찾아다닌 많은 아이가 제게 이런 얘기를 했습니다. 의사들이 한결같이 머릿속에서 통증을 만들어내고 있는 거라 했다고. 정말 도움이 안 되는 말이죠. 그러면 우리는 이런 말을 해주곤 합니다. '네 통증은 진짜야. 그리고 그 뒤엔 진정으로 네 걱정을 하는 사람들이 있어. 우리가 함께할게. 기분이 더 나아지게 도와줄게.'"[10]

미나는 현재 대학생이다. 그는 학점도 잘 받고 있고, 친구들과 함께 시간을 보내는 걸 즐기고 있다. 주변에서 도움을 받을 신경과 전문의를 찾아냈고, 지속적인 긴장 완화를 위해 친구와 함께 요가 수업을 받기 시작했다. 또한 편두통과 싸워가면서도 삶을 살아가는 법을 배웠고, 자신에게 의미 있는 활동에 참여하는 법도 배웠다. 가장 중요한 건 극도로 스트레스가 많았던 고등학교 시절, 심한 두통 속에서도 강한 자립정신과 자기효능감으로 그 시기를 무사히 넘길 수 있었다는 사실이다. 그는 미래를 낙관적으로 보며 장차 물리치료사가 되고 싶어 한다. 자신의 통증 경험, 그간 받아온 많은 종류의 치료법, 한결같은 인내심 덕에 십중팔구 그는 다른 사람의 통증을 관리하고 충만한 삶을 살게 해주는 뛰어난 물리치료사가 될 것이다.

너무 많은 통증

8장

스포츠 부상에서 어린 운동선수를
열외시키지 않는 법

When Children Feel Pain

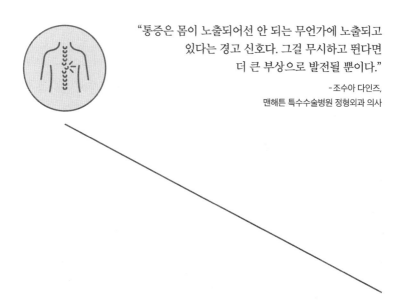

"통증은 몸이 노출되어선 안 되는 무언가에 노출되고 있다는 경고 신호다. 그걸 무시하고 뛴다면 더 큰 부상으로 발전될 뿐이다."

-조수아 다인즈,
맨해튼 특수수술병원 정형외과 의사

나무가 우거진 매사추세츠주 애머스트의 한 산길을 달리는 한나는 힘과 자신감이 넘쳤다. 현재 고등학교 3학년으로 155센티미터 정도 되는 작은 키에 탄탄한 근육질 몸을 가진 이 여학생은 달리기를 아주 좋아했으며, 학교 크로스컨트리와 트랙 달리기팀의 정상급에 속하는 선수였다. 그는 특히 매년 가을마다 열리는 크로스컨트리 달리기 대회를 즐겼다. 신선한 공기를 마시고 온몸의 근육 섬유 조직들을 타고 흐르는 리듬감 같은 걸 느끼면서, 잎이 무성한 산길을 가로지르며 명상의 시간을 가질 수 있었기 때문이다.

한나는 목표를 세우고 그것을 달성하는 걸 즐겼다. "열심히 훈련했고 좋은 결실도 맺었습니다." 보다 많은 훈련을 하니 달리기 속도는 더 빨라졌다. "훈련은 아주 구체적이었고 저는 점점 더 힘이 났어요." 그는 훈련을 중시하는 동료에게 동질감을 느꼈고, 서로 격려하며 도움을 주려 했다. 팀의 일원이라는 소속감으로 한나의 자존감은 올라갔고, 몸은 강건해졌으며, 프로 정신도 생겼다. 또 건강에 감사하게 됐고, 친구들과의 친밀감도 깊어졌다.

그러나 연중 내내 훈련을 하다 보면 부상과 근육 손상을 입지 않을 수 없었다. 한나 역시 많은 부상과 근육 손상을 입었고, 그때마다 간헐적인 통증에 시달렸다.

고등학교 2학년을 앞둔 여름, 그는 팀 도전 과제의 일환으로 거의 480킬로미터를 달렸다. 그날 한나는 나무뿌리에 걸려 넘어졌다. 앞으로 고꾸라지는 걸 막으려고 한나는 한쪽 다리를 앞으로 내밀었고, 그로 인해 대퇴골(넙다리뼈) 맨 윗부분이 골반을 뚫고 들어가 천골(척추 아래쪽 삼각형 모양의 뼈)이 손상됐다.

그 사고로 아주 심한 통증이 찾아왔다. 그 통증은 골반과 천골을 연결하는 천장관절에서 생겨 다리 쪽으로 내려온 것이었다. "처음엔 통증이 정말 극심했고, 다친 다리 쪽에 힘을 줄 때마다 아팠습니다. 달리려고 다친 다리 쪽을 디디면 통증 때문에 정말 괴로웠어요." 통증을 느끼면서 2주 정도 달린 끝에 한나는 자신이 너무 무리한 것 같다는 생각을 하게 됐다. "하지만 그렇게 버틴 게 놀라운 제 의지력 덕이었다고 말하진 않겠어요. 그보다는 제가 너무 어리석어 쉬게 해주어야 할 다리를 계속 혹사한 거였죠."

그해 가을, 한나는 다리 부상으로 크로스컨트리 달리기를 잠시 쉬어야 했다. 통증 때문에 의사를 찾아갔지만 아무 도움도 되지 않았다. 그나마 코치와 동료들의 조언대로 휴식을 취하고, 자전거를 타고, 상처 부위에 얼음찜질하고, 스포츠 부상 전문 마사지 치료사를 만나면서 통증을 완화할 수 있었다. 그의 경우 이부프로펜 같은 비스테로이드성 항염증제는 통증 완화에 큰 도움을 못 주었기에 약에는 별 기대를 하지 않았다. 한 달 정도 지나자 통증이 줄었다. 한나는 팀에 복귀해 고등학교 2학년을 성공적으로 마무리했다. 그러나그의 엄마 질은 이렇게 회상한다. "다리 부상은 계속 아이를 괴롭혔어요."

고등학교 2학년 때 한나의 천장관절 통증이 재발했다. "다리가 다시 아프기 시작했어요. 이번에는 달려도 괜찮다고 느껴질 때까지 자전거를 탔어요." 결국 가을 크로스컨트리 시즌이 시작되었을 때 그는 2년 연속 열외되었다. "다리가 완전히 치유될 때까지 기다리지 않았지만, 이번에는 아픈 다리를 끌고 계속 달리려 하진 않아 통증이 훨씬 빨리 사라졌어요."

학창 시절 내내 한나는 천장관절 통증 외에 발목 뼘, 무릎 문제, 요근(골반을 통해 허리 아래쪽과 허벅지를 연결하는 근육) 긴장, 정강이뼈 피로 골절 등으로 고생했다. 여러 해 동안 소아과 의사와 발 전문의, 발 교정 전문의, 정형외과 의사, 물리치료사 등을 찾아다녔지만 전부 통증 완화에 별 도움이 되지 못했다. 고등학교 3학년 때, 한나는 봄 시즌 트랙 달리기에 참여하지 못했다. "천장관절 통증과 정강이뼈 피로 골절 통증에 계속 시달리는 상황이어서 달리기 결과가 만족스럽지 못했거든요."

한나는 뼈가 부러지거나, 인대가 파열되거나, 운동을 더 못하게 되는 대수술을 한 다른 팀 동료들에 비하면 자신의 부상은 별게 아니었다고 말한다. 한나의 말에 따르면, 어쨌든 시즌 일부만 열외되었고, 마사지를 받거나 휴식을 취하면 적어도 통증이 재발하기 전까지 어느 정도 효과가 있었다.

스포츠에 열과 성을 다하는 어린 운동선수들에게 물어보라. 대부분 한나와 같은 일이 흔하다고 말할 것이다. 그들 입장에서 강도 높은 훈련은 으레 희생이 따르기 마련이며, 통증은 치열한 경쟁에 따르는 부산물에 지나지 않는다. 한나는 이렇게 말한다. "통증은 피하고 싶지만, 일단 생기면 그대로 받아들이고 싶어요. 교차 훈련(cross training, 한 훈련이 다른 훈련에 도움이 될 때 그 두 가지 훈련을 번갈아가며 효과를 높이는 것－옮긴이)을 하고 다른 훈련도 하면서 도움을 요청해요." 운동선수에게는 급성 통증이나 만성 통증 관리 역시 경기의 일부인 것이다.

스포츠 부상의 급증

현재 미국에서는 청소년 스포츠 프로그램이 사상 유례없는 인기를 끌고 있다. 그 추정치는 조사에 따라 다르지만, 미국에서는 3000~6000만에 이르는 아이들이 조직화된 팀 스포츠에 참여하는 중이고, 경기 스포츠는 참여도가 훨씬 더 높다. 부모와 아이들은 대개 한 스포츠에서 두각을 드러내면 건강을 유지하고, 삶도 즐기는 방법일 뿐 아니라 대학에 가기 좋은 방법이라고 생각한다. 훈련을 열심히 해 경기에서 두각을 드러낼수록 원하는 대학에서 장학금이나 입학 허가를 받을 가능성이 크기 때문이다. 그 결과, 어린 운동선수들은 1년 내내 학교와 클럽팀 양쪽에서 뛰고, 순회팀과 토너먼트에 참여하며, 오프시즌(off-season, 선수가 규정된 시즌과 플레이오프에 참가하지 않는 기간 – 옮긴이) 중에 각종 스포츠 캠프에도 합류하는 등 전력 질주한다.

어린 운동선수들이 이처럼 강행군하다 보니 부상당하는 일도 급증한다. "요즘 아이들은 그 어느 때보다 운동을 많이 하고, 운동 강도도 높은 경우가 많습니다." 오하이오주 콜럼버스 국립아동병원 부상 연구 및 정책 센터에 근무 중인 트레이시 메한Tracy Mehan의 말이다. "그 모든 게 부상 증가에 일조하고 있는 겁니다."

미국 전역에서는 매일 약 8000명의 아이들이 스포츠 관련 부상으로 응급실에서 치료를 받는다. 그리고 매년 14세 이하 아이들 가운데 350만 명 이상이 스포츠 부상으로 치료를 받는다. 매년 고등학교 운동선수들 가운데 200만 명이 스포츠로 부상을 입고, 50만 명이 의사를 찾아가며, 3만 명이 병원에 입원한다.[1]

미국 전역을 대상으로 한 청소년 스포츠 관련 조사에 따르면, 골절과 삠, 파열, 찢김 같은 부상 비율이 급증하는 추세다. 무언가에 머리를 세게 부딪혀 두개골 안의 뇌가 타격을 받아 뇌세포들이 손상되는 뇌진탕 역시 급증하고 있다.

〈소아학〉 저널에 발표된 연구에 따르면, 2004~2014년까지 10년간 7~17세의 젊은 축구선수들이 부상을 입어 응급실에서 치료를 받은 사례는 무려 74퍼센트나 늘었다.[2] 맨해튼 특수수술병원 소아 정형외과 의사 다니엘 그린Daniel Green이 실시한 또 다른 연구에 따르면, 과거 20년간 뉴욕주에서는 청소년들이 스포츠 중에 발생한 무릎 부상으로 인해 전방십자인대 수술 건수가 세 배나 늘었다.[3]

사실 전방십자인대 파열은 미국 전역에서 축구나 라크로스, 농구, 체조 같은 스포츠에 참여한 아이들 사이에서 흔히 발생한다.[4] 여자아이들은 운동 중에 전방십자인대 파열에 특히 취약하다. 연구 결과에 따르면, 대부분 남녀 간의 해부학·신경근육 및 호르몬의 차이 때문이지만, 그렇다고 해서 여자아이들만 전방십자인대 파열에 취약한 것도 아니다.[5] 맨해튼 특수수술병원 정형외과 의사이자《전방십자인대 파열 해결책The ACL Solution》의 공저자 로버트 마크스Robert Marx는 이렇게 말한다. "전방십자인대 파열은 성별과 관계없이 전염병처럼 번지고 있습니다. 저는 7세밖에 안 된 아이들에게 전방십자인대 재건 수술을 한 적이 있을 정도입니다."

'스톱 스포츠 부상STOP Sports Injuries' 단체에 따르면, 아이들의 팔꿈치와 어깨는 특히 야구나 소프트볼, 테니스 같은 운동을 하다가 겹질리거나 파열되는 경우가 많다. 〈미국스포츠의학저널〉에 실린 한 연구에 따르면, '토미 존 수술(메이저리그 야구 투수였던 토미 존이 파열된 팔꿈치 인대, 즉 '내측 축부 인대'를 교체하는 수술)'을 받는 10대 야구 투수들의 수가 급증하고 있다.[6] "토미 존 수술은 주로 대학생이나 고등학생들이 받던 수술인데, 요즘은 훨씬 더 어린아이들이 그 수술을 받더군요." 맨해튼 특수수술병원 정형외과 의사이자 뉴욕 메츠를 비롯한 여러 프로 야구팀 부주치의인 조슈아 다인스Joshua Dines의 말이다.

"의사가 돌봐야 할 아픈 아이들의 수가 계속 느는데, 순전히 더 많은 아이가 운동을 해서가 아니라는 게 중요합니다." 국립고등학교 스포츠 관련 부상 조사 연구를 이끄는 콜로라도 공중보건대학 역학 교수 돈 콤스톡Dawn Comstock의 말이다. 요즘 아이들은 연중 더 많은 날에 더 오랜 기간 강도 높은 운동을 한다. 그리고 연구 결과들은 그 대가를 아이들이 몸으로 치르고 있다는 걸 보여준다.

지나치게 열정적이고
과하게 혹사당하는

청소년 스포츠 부상이 급증하는 데 가장 큰 영향을 미치는 요인은 스포츠 전문화다. 오늘날 과거보다 훨씬 많은 아이가 한 스포츠에 전념하는 데다가, 이를 연중 내내 한다. 다시 말해, 같은 근육과 관절로 같은 동작을 계속해서 반복하는 것이다. 예를 들면

한 주 동안 연습을 다섯 번 하고, 한 달 동안 경기를 열 번 치르면서 몸이 회복될 시간은 거의 주지 않는다. 그렇게 몸의 특정 부위에 끝없는 스트레스가 가해지면 근육 과다 사용으로 인한 인대 파열, 건염, 정강이뼈 피로 골절, 성장판 골절 및 파열 같은 부상을 입는다. 아이들의 스포츠 관련 통증 및 부상 패턴에 관한 한 연구에 따르면, 1년 내내 한 가지 스포츠에 전념하는 아이는 그렇지 않은 아이보다 훨씬 더 심한 통증과 부상을 경험한다. 요통은 미식축구선수냐 체조선수냐 레슬링선수냐 하는 건 중요하지 않다. 자신의 스포츠에 1년 내내 전념하면 급성 요통이나 만성 요통이 생길 가능성이 거의 두 배 가까이 커진다. 어린아이나 10대 들이 통증이 수반되는 부상을 입는 건 대개 같은 신체 부위를 반복해서 움직이거나 과다 사용하는 경우다.[7]

"제가 어렸을 땐 가을엔 축구나 미식축구를 했고, 겨울엔 농구나 하키를 했으며, 봄에서 여름까진 야구를 했습니다. 그러니까 계절의 특성에 따라 1년 내내 서로 다른 신체 부위를 사용했고 다른 스포츠에 집중했습니다. 11월과 12월에는 야구를 할 수 없었고요. 그런데 지금 야구는 1년 내내 하는 스포츠입니다. 심지어 뉴욕 메츠팀 선수마저 그래선 안 된다는 걸 아는데 말이죠." 다인스 박사의 말이다. "근육 과다 사용 시 생기는 건염이나 염증 또는 기타 통증은 쉬고 나면 나아지곤 했습니다. 그러나 지금은 아이들이 쉴 기회가 없어 근육 파열로 발전되죠."

코치들은 자신도 모르는 새 아이를 근육 과다 사용으로 인한 부상으로 내몰 수 있다. "코치들은 한 아이가 두세 팀에 속해 있으며 주말에는 자기 재능을 선보일 공개 행사에 참석해야 한다는 걸 알지 못합니다." 플로리다주 로스먼 정형외과 연구소 총책임자이자 프로 스포츠팀들의 주치의 겸 컨설턴트인 대릴 오스바Daryl Osbahr의 말이다. "각 코치가 아이를 위해 올바른 일을 하고 있다 해도, 아이는 여러 곳에서 운동을 하고 있어 여전히 근육을 과다 사용하게 됩니다."

아이들에게 몸을 사릴 수 없게 만드는 팀 분위기도 한몫한다. 레이첼이 고등학교 시절 배구선수로 뛸 때 코치가 주문처럼 외치던 말은 "몸보다 공!"이었다. 다칠 걱정 말고 공을 향해 몸을 던져야 한다는 말이다. 물론 코치가 선수들이 다치는 걸 원한 건 아니겠지만, 어린 선수들을 향해 끊임없이 경기를 위해 희생하라고 가르친다면 아이들은 다칠 가능성이 점점 커진다.

스포츠 부상이 급증하는 데 영향을 미치는 또 다른 요인은 청소년 스포츠가 점점 더 공격적으로 변해가고 있다는 데 있다. 캘리포니아주 샌브루노에서 여자 청소년 축구 코치 겸 심판으로 일하는 브라이언 하프터Brian Hafter는 지금 아이들이 축구를 하는 방식은 자신이 어린 시절에 하던 방식과는 아주 다르다고 말한다. "오늘날 선수들이 공을 대할 때 훨씬 더 공격적이고 도전적이라는 데는 이론의 여지가 없습니다. 그 결과, 자신은 물론 상대 선수까지 심한 부상을 당할 수 있는 상황으로 내몰고 있습니다."

청소년 미식축구 역시 더 격렬해지고 있어서 정식으로 보고된 부상이 늘었는데, 특히 뇌진탕 발생률이 점점 증가하고 있다. 2010~2015년 사이 10~19세까지 아이들의 스포츠 관련 뇌진탕 발생률은 무려 71퍼센트나 늘었고, 깊은 트라우마를 남기는 뇌 부상이 가장 많이 발생하는 계절은 미식축구와 럭비 경기가 많이 열리는 가을이었다. 최근들어 뇌진탕 발생률이 크게 증가한 것은, 미국 전역에서 코치와 부모 들이 뇌진탕이 의심되면 응급실을 찾아가 도움을 청하라는 운동을 벌였기 때문일 수도 있다. 그러나 전문가에 따르면, 뇌진탕 발생률이 증가한 건 미국 주나 각종 스포츠 리그가 뇌진탕 관련한 규정을 마련한 데다 뇌진탕 보고가 증가했기 때문만은 아니다. 무엇보다 접촉 스포츠(contact sports, 선수들이 서로 신체적인 접촉을 하는 거친 스포츠-옮긴이)를 하는 아이들이 뭔가에 머리를 세게 부딪치는 일이 늘어났기 때문이다.[8]

"뇌진탕에 대한 응급실 데이터는 과대포장 되어 있습니다. 부모들이 뇌진탕에 대한 걱정을 워낙 많이 하다 보니, 가벼운 발목 부상으로는 아이를 응급실로 데려가지 않지만, 가벼운 뇌진탕에는 바로 응급실로 데려가는 경우가 많기 때문입니다." 콜로라도 공중보건대학 역학 교수 콤스톡 박사의 설명이다. "우리가 접하는 데이터는 왜곡될 수 있어 뇌진탕 문제가 실제보다 더 크게 보일 수 있습니다. 그러나 오해는 마십시오. 뇌진탕은 분명 큰 문제입니다."

인정받지 못하는 통증의 대가

　　　　　부상을 당한 어린 운동선수들이 응급실을 찾아가도 정작 병원에서는 통증 관리를 제대로 하지 않는 경우가 많다. 아이들이 의사를 찾는 게 주로 통증 때문이란 걸 감안하면 이는 참 아이러니한 일이다. 아이와 부모, 코치 들은 물론 심지어 의사까지 몸을 구조적인 수리를 필요로 하는 기계 정도로 보는 상황에서, 통증은 부차적인 증상으로 전락하는 경우가 많다. 하지만 제때 치료되지 않으면 통증은 오래가고 두고두고 고통을 안겨준다.

　통증이 있는데도 스포츠를 계속하면 큰 대가를 치를 수 있다. 대부분의 부상은 아이들이 한두 경기를 쉬거나 오프시즌 중에 휴식을 취하면서 몸이 치유될 시간을 갖는다면 초기 단계에 완치가 가능하다. 그러나 아이들이 시간을 내 회복이나 재활에 힘쓰지 않는다면 똑같은 부상이라 해도 더 악화되어 시즌 내내 뛰지 못할 수 있고, 최악의 경우 다시는 경기를 하지 못하게 되거나 신체 기능을 완전히 되찾지 못할 수도 있다.

　"통증 문제에 관한 한 제가 부모와 아이들에게 제일 먼저 하는 말은 어딘가 아프다면 무조건 쉬어야 한다는 겁니다. 통증이 있을 때 경기를 하면 결과도 좋지 않거든요." 다인스 박사의 말이다. "프로선수들에게도 같은 말을 해줍니다. 이 경우엔 '고통 없이는 얻는 게 없다'는 속담이 통하지 않는다고요. 설사 부모들이 아이가 조금 아플 뿐이며 여전히 잘 뛰고 있다고 말하더라도, 이건 더 이상 논의할 일이 아닙니다. 통증은 우리 몸이 지금 노출되어선 안 되는 무언가에 노출되고 있다는 경고 신호입니다. 그걸 무시하고 뛴다면 더 큰 부상으로 발전될 뿐입니다(부상과 관련된 급성 통증에 대한 조언이다. 1장에서 살펴본 것처럼 부상이 치유됐음에도 신경계가 통증 신호에 과민 반응하는 만성 통증 질환의 경우 다른 지침이 적용되어야 한다)."

다인스 박사는 이렇게 말한다. "우리 몸은 초기 통증을 보상하고 상쇄하려 해서 급성 통증을 무시하면 더 큰 부상으로 발전되든가 아니면 다른 부위에 문제가 생길 수 있습니다. 몸은 멍청하지 않아요. 아이는 공을 던지거나 서브를 넣는 동작을 조금 바꿀 겁니다. 그러면 동작이 바뀌면서 다른 인대에 무리가 가게 되어 아이의 몸은 또 다른 부상 위험에 노출됩니다."

수술이 필요한 부상이면 문제는 훨씬 더 복잡해진다. 다인스 박사는 어린 나이에 수술을 받을수록 그 수술이 장기적으로 성공할 가능성이 낮다고 말한다. "만일 12살 때 처음 수술을 받고 계속 선수생활을 한다면 결론은 뻔합니다. 17살이나 18살 때 부상이 재발해 다시 수술을 받게 되고, 25살 때 다시 그걸 반복하게 될 겁니다. 그보다 더 어린 나이에 처음 수술을 받는다면 문제는 더 커집니다." 그는 이렇게 덧붙인다. "몸의 같은 부위를 여러 차례 수술할수록 그 결과가 좋지 않기 때문입니다. 그러면 건강하게 지낼 수 있을 거라 낙관하지 못합니다."[9]

평생의 결과

한나의 엄마 질은 스포츠 부상이 삶 전체를 어떻게 변화시키는지 누구보다 잘 안다. 어린 시절 육상 선수생활을 하면서 직접 경험을 해봤기 때문이다. "중학교 시절에 한 달리기 경기에서 그 어느 때보다 빨리 결승선을 통과했는데, 너무 무리해 그만 발목 힘줄이 다 나가버렸어요. 그런데도 운동을 계속했습니다. 육상은 더 이상 하지 않았지만, 2학년 내내 축구를 계속한 거예요. 경기 중엔 트레이너가 발목에 테이프를 감아줬는데, 이후 그 테이프를 풀면 도로 경계석에서 내려오거나 차에서 내리다가 자꾸 발목을 삐었어요. 그렇게 계속 심한 발목 부상을 당해 10대 시절은 대부분 목발을 짚고 다녀야 했어요. 그 바람에 건강 염려증도 커졌고요."

질은 3학년으로 올라갈 때 발목 재건 수술을 받았고, 운동을 그만두고 연극을 해야겠다고 결심했다. "한 번의 수술로 인생 전체가 바뀐 거예요."

질의 건강 문제는 그걸로 끝나지 않았다. 그는 40대 중반에 만성 고관절 통증으로 지팡이를 짚고 다녔고, 통증이 너무 심해 잠을 잘 수 없을 때는 세레브렉스(Celebrex, 의사 처방하에 복용하는 비스테로이드성 소염제 – 옮긴이)를 복용했다. 51살 때에는 고관절이형성증 진단을 받아 고관절 대체 수술을 받았다. "발목 부상으로 걸음걸이가 이상해지면서 생긴 병일 거예요. 걸음걸이가 이상해지면서 오른쪽 고관절이 더 빨리 악화된 거죠. 하지만 그 수술로 정상적인 삶을 되찾았어요." 그러나 그 모든 건 40년 전 중학교 시절에 입은 스포츠 부상으로 시작된, 고통스러우면서도 기나긴 여정이었다.

안나는 많은 청소년 환자들이 질과 비슷한 여정에 오르는 걸 본다. 그들 중 상당수가 가벼운 스포츠 부상으로 시작되지만, 효과적으로 해결하지 않아 평생을 위협하는 문제로 발전한다. 질과 그의 딸 한나와 마찬가지로 어린 환자들은 스포츠 부상으로 인한 통증이 오래가지 않을 거로 생각한다. 그러나 이런 부상으로 인한 통증은 생각보다 더 오래가고 때론 그 부위가 확대된다. 안나가 소속된 소아과 통증 관리팀을 찾아오는 아이들은 대개 이미 소아과 의사뿐 아니라 정형외과 의사, 류마티스 전문의, 물리치료사, 마사지 치료사 등 다른 전문가들도 만나봤다. 그 아이들은 몇 주씩 학교를 빠지고 자신이 좋아하는 스포츠도 멀리해야 했다. 또 지속적인 통증으로 인한 과민증에 시달리면서 기분 또한 곤두박질치곤 했다.

스포츠 부상은 왜
만성 통증으로 발전되는가?

오리건보건과학대학교 부교수이자 심리학자인 에이미 L. 홀리Amy L. Holley는 인대 손상이나 골절 같은 급성 근골격계 부상으로 인한 통증이 왜 해결하기 힘든지 그 의문을 풀기 위해 연구하는 중이다. 홀리 박사의 연구는 급성 근골격계 부상을 당한 아이들을 조사하고 오랜 시간 관찰한 최초의 연구에 속한다. 그중 안나와 함께 실시한 한 연구에서 그는 발목을 삐거나, 골절상을 입거나, 근육 및 인대 부상을 당해 응급실을 찾은 아이들의 4개월 후 경과를 조사했다. 연구의 목적은 생리학적·심리학적·행동학적 요인을 분석해 부상 이후 어떤 아이들이 정상 상태로 회복되고, 어떤 아이들이 만성 통증으로 발전되는지 예측하려는 데 있다.

연구 결과, 급성 근골격계 통증으로 병원에 온 아이들의 약 35퍼센트는 병원 방문 4개월 후에도 통증이 계속됐고, 특히 여자아이일 가능성이 훨씬 더 컸다. 실제로 통증이 계속된 아이들 가운데 87퍼센트 이상은 여자아이였고, 남자아이는 13퍼센트도 안 됐다. 또 다른 놀라운 결과는 비교적 가벼운 부상을 당했든 큰 골절상을 당했든, 아이들은 4개월 후에도 통증에 시달릴 가능성이 컸다.

그렇다면 통증이 오래갈지 예측할 수 있게 해주는 요인으로는 무엇이 있을까? 홀리 박사 연구팀은 각 아이의 조건부 통증 조절 능력, 즉 특정 자극에 대응해 통증을 완화하거나 억제하는 타고난 능력을 살펴봄으로써 단서를 찾아냈다. 조건부 통증 조절 능력은 각 개인을 특정 상황에 노출시킨 뒤 몸이 어떻게 반응하는지 보고 측정할 수 있다. 연구에서 각 아이는 처음 병원을 방문한 직후 조건부 통증 조절 능력을 측정했다. 열 자극과 추위 자극을 이용해 아이들의 조건부 통증 조절 능력이 어떻게 작동되는지 알아본 것이다. 4개월 후 다시 조사한 결과, 처음에 통증 조절 시스템이 제대로 작동된 아이들은 부상에서 완전히 회복되어 통증에서 해방될 가능성이 컸다. 반면에 처음 부상했을 때 우울증 증상이 심했던 아이들은 4개월 후에 통증으로 정상적인 생활이 어려울 가능성이 컸다. 신경계 기능과 기분이 통증 반응에서 아주 중요한 역할을 하고, 이것은 부상의 정도만큼이나 중요하다는 사실을 뒷받침해준다. 그러나 조건부 통증 조절 능력을 바꾸거나 강화하는 게 가능한지, 그 능력을 강화하면 전반적인 통증 수준이 낮아지는지는 아직 알지 못한다. 그것은 연구원들이 앞으로 탐구해야 할 숙제다.[10]

스포츠의 긍정적인 면

스포츠 및 통증과 관련된 좋은 소식도 있다. 아이들이 스포츠에 참여하면 당연히 부상의 위험이 높지만, 책임감을 가지고 스포츠에 적극적으로 활동하면 만성 통증에 직면할 위험성이 낮다. 일부 연구 결과에 따르면, 수영이나 축구처럼 조직화된 스포츠에 참여하는 10대들은 하부 요통이 생길 위험성이 낮고, 더 많은 시간을 앉아서 보내는 아이들은 하부 요통이 생길 위험성이 높다.[11] 노르웨이에서 행한 대규모 연구 결과에서도 일주일에 며칠씩 꾸준히 운동하는 10대들은 그렇지 않은 10대들에 비해 만성 통증 문제가 생길 위험성이 낮았다.[12]

왜 활동적인 아이들이 통증이 생길 위험성은 더 낮은 걸까? 그동안 미국에서 전 국민을 대상으로 실시된 많은 조사를 통해, 적절한 신체 활동을 하면 삶이 더 건강하고 행복해진다는 사실을 확인했다.

한편 주로 엘리트 운동선수들의 건강 문제에 관심이 많은 연구원들은 강도 높은 신체 활동이 통증 인식에 어떤 영향을 주는지 연구하는 중이다. 열과 압력, 추위 등 통증이 수반되는 자극에 노출될 때 통증에 대한 내성은 일반인보다 운동선수가 더 강했다. 울트라마라톤(ultra-marathon, 일반 마라톤 거리인 42.195킬로미터 이상을 달리는 마라톤 –옮긴이) 선수에 대한 한 연구에 따르면, 운동선수가 통증에 대한 내성이 더 강한 건 심리적 요인 때문이다. 울트라마라톤 선수는 일반인보다 통증 관련 불안과 통증 회피 현상이 덜했다. 그들은 초장거리 달리기를 통해 통증을 자기 몸에 대한 위협이나 경고로 받아들이지 않는 법을 습득한 듯하다.[13]

숙달된 운동선수의 신경 촬영 영상을 분석한 또 다른 연구에 따르면, 규칙적인 신체 활동이 뇌의 통증 자극 처리 방식은 물론 통증 인식 방식에 변화를 준다. 이 같은 연구 결과를 통해 운동이 만성 통증 예방과 치료에 어떤 영향을 주는지 미루어 짐작할 수 있다.[14]

일정한 속도 유지하기

덥고 습한 9월의 어느 날, 한나는 매사추세츠주에서 실시한 5000미터 크로스컨트리 달리기 대회에 참가했다. 엄마

질과 아빠 매트는 결승선 근처에서 한나가 오기만을 기다렸다. 가장 먼저 모습을 드러낸 건 한 무리의 남자아이들이었다.

"남자애들은 워낙 빨리 달려 서로 막 부딪힐 정도였어요." 질은 회상한다. "결승선에는 자원봉사자와 부모, 코치 들이 서 있다가 아이들이 천천히 멈추게 붙잡아주었습니다. 가만히 내버려두면 젖 먹던 힘까지 다 쏟아낸 아이들이 그 자리에서 쓰러져버렸기 때문이죠."

한나는 대개 고통스러워하는 모습을 보이지 않았는데, 기온이 30도가 넘던 그날에는 한계점에 이르렀다. "한나는 힘겹게 결승선을 통과한 뒤 의식을 잃고 쓰러졌어요." 질의 말이다. "제 친구가 결승선에서 일하고 있었는데, 마침 쓰러지는 한나를 붙잡아 의료진이 있는 텐트로 데려갔어요."

한나는 텐트 안에서 곧 의식을 되찾았지만, 질과 매트는 주변에서 벌어지는 일을 보고 깜짝 놀랐다. "여자애들이 토하면서 울고 있거나, 머리에 얼음주머니와 젖은 타월을 얹은 채 앉아 있었어요. 남편이 제 쪽을 보며 말하더군요. '한나를 더는 뛰게 하고 싶지 않아. 그만해야겠어. 난 우리가 막아야 한다고 생각해.' 워낙 많은 여자아이가 부상을 입은 채 달리고 있었기에 남편과 저는 부모 입장에서 이렇게까지 할 가치가 있는지 의문이 들었고, 무엇보다 한나의 장기적인 건강 문제가 걱정됐습니다." 두 사람이 곧 깨닫게 된 사실이지만, 부모나 어린 운동선수 들이 건강한 경쟁과 과도한 노력 사이에 균형을 잡는 건 무척 어려운 일이다.

아이가 어느 정도까지 스포츠에 참여하는 게 적절한지 많은 부모가 궁금해한다. 질과 매트는 결국 딸이 달리기하는 걸 막지 못했다. 한나는 고등학교 시절 내내 계속 달렸다. 대학에서는 디비전 3 크로스컨트리 및 트랙 달리기팀에 들어갔고, 4학년 때는 크로스컨트리팀 공동 주장이 되었다. 그에게는 어쩌면 다른 옵션이 없었는지도 모른다. "저는 고등학교 시절에 달리기를 사랑했어요. 건강에 안 좋은 점은 전혀 발견하지 못했죠. 정말 큰 자신감을 주었고요." 가끔 천장관절 통증이 그를 괴롭혔지만, 한나의 경우 달리기에서 얻는 보상이 워낙 커 통증은 견딜 수 있었다.

"육아란 오랜 시간에 걸쳐 아이를 서서히 놓아 스스로 독립적인 결정을 내릴 수 있게 해주는 과정입니다." 질의 설명이다. "저는 한나와 함께 가장 중요한 건 이기는 게 아니라 건강하고 튼튼해져, 스스로에 대해 좋은 감정을 갖는 거라는 얘기를 자주 나누었습니다." 질은 한나가 그 얘기를 잊지 말고 늘 스스로 자부심을 느끼길 바란다. 또 통증에 시달릴 땐 자기 몸이 하는 말에 귀 기울여 필요한 적응을 해나갈 거라 믿는다.

부상 예방과 치료

스포츠 부상이 일어나지 않게 적절한 훈련과 휴식, 지도를 통해 미리 예방할 수 있다. 만약 부상을 당하면 장기적인 문제 발생을 최소화하기 위해 취할 수 있는 조치 또한 있다.

어린 운동선수들을 늘 정신적으로나 육체적으로 모두 건강하고 행복하게 해주려면 아이의 코치와 접근방식에 대해 얘기를 나눠보도록 하라. 무엇보다 미국소아과학회와 전문가들의 다음 권고 사항을 잊지 말아라.

- 아이에게 건강한 사고방식을 갖게 해주어라. 아이들은 많은 스포츠에서 통증이나 불편은 무시하라는 정신교육을 받는다. "팀을 위해서라면 몸과 마음을 희생할 각오를 해야 한다는 사고방식이 있습니다." 보스턴 고등학교와 대학 팀에서 미식축구 코치로 활동 중인 도슨 딕스Dawson Dicks의 말이다. 그는 이런 사고방식은 도가 지나치기 쉽다고 말한다. 아이가 하는 운동이 미식축구든, 육상이든, 다른 무엇이든 기본적으로 해줄 수 있는 조언은 다음과 같다. "몸이 하는 말에 귀 기울여라. 어딘가가 아플 경우 회복할 시간을 가져라." 부상을 입은 상태로 오래 뛸수록 만성 통증 문제가 생길 위험성이 더 높다.
- 부상 예방을 최우선 목표로 삼아라. 부상을 덜 당할수록 신경계가 잘못될 가능성이 줄어든다. 부상 예방이라는 것이 단순히 스트레칭과 근력 운동을 해야 한다는 의미는 아니다. 아이에게 스트레스를 줄이고 잠을 충분히 자게 한다는 의미이기도 하다. 정신 건강과 적절한 휴식은 만성 통증을 예방해준다. 하

지만 과한 운동을 하는 아이와 부모 상당수가 학업 성적 및 다른 분야에서도 뛰어나야 한다는 부담감을 느낀다. 경쟁이 치열한 환경 속에서 아이들은 잠을 충분히 잘 수 없고, 그로 인해 육체는 물론 정신 건강까지 위협을 받는다. 적어도 15살 때까지는 특정 스포츠에 전문화하는 걸 늦춰 한참 성장 중인 아이의 몸에 가해지는 스트레스를 최소화하고, 근육 과다 사용으로 부상을 당할 가능성을 줄여라. 여러 근육을 강화시키고 한 가지 활동에 에너지를 다 소모할 가능성을 줄이려면 아이에게 1년 내내 다양한 스포츠를 즐기게 하는 것도 도움이 된다.

- 시즌 내내 매주 이틀씩은 운동을 쉬게 해 근육 과다 사용으로 부상을 당할 가능성을 줄여라. 쉬는 날 아무 활동도 하지 말라는 의미는 아니다. 예를 들어 아이들은 소프트볼 경기장에 가지 않는 날 수영을 하러 갈 수 있다.

- 1년에 3개월간, 한 번에 1개월씩 주요 운동을 하지 말고 쉬게 하라. 그동안 아이들은 다른 신체 활동을 할 수 있고, 친구들과 함께 실외에서 놀며 즐거운 시간을 보낼 수 있다.

- 한 가지 운동에만 전문적으로 참여하는 어린 운동선수를 면밀히 감독하라. 가장 이상적인 건 아이의 소아과 담당의와 코치, 운동 트레이너와 팀을 이뤄 적절한 지도를 해주는 것이다.

- 통증이 있을 땐 꼭 도움을 청하라고 가르쳐라. 통증은 몸이 지금 하는 일을 중단해야 한다는 걸 알려주는 최선의 경고다.

- 아이에게 늘 장기적인 목표를 추구하게 하라. 만일 평생 신체적으로 활발한 상태를 유지하는 게 목표라면, 어린 시절 모든 경기에서 몸을 한계상황까지 몰아붙이는 게 역효과를 낼 수 있다. 이와 관련해 오스바 박사는 이런 말을 한다. "우리는 모든 어린 운동선수에게 매사에 최선을 다하고 경쟁에 뒤지지 말라고 독려합니다. 하지만 늘 건강과 안전을 중시하고 장기적인 목표를 성취하도록 격려도 해주어야 합니다."

- 운동선수 트레이너가 있는 팀을 찾도록 하라. 코치와 혼동하지 말아야 하는데, 운동선수 트레이너는 의사의 지도 아래 일하는 의료 전문가로, 운동선수에게 적절한 훈련을 제공하고 부상 예방 조치를 취하며, 재활 운동도 시켜준다. 경기장에 자격을 갖춘 운동선수 트레이너를 상시 대기시키는 건 긴급 상황을 대비해 꼭 필요한 일이다.

- 운동선수에게 경기 규칙을 존중하라고 촉구해 위험한 플레이를 할 가능성을 줄여라. "아이를 늘 안전한 상태에 있게 해주기 위해 부모가 할 수 있는 일은 코치에게 늘 페어플레이와 훌륭한 운동 정신을 강조하게 하고, 아이가 뛰는 스포츠 리그에서 경기 규칙을 강조하는 유자격 심판을 쓰게 하는 것입니다." 콤스톡 박사의 말이다. "만일 운동선수들 간의 접촉 대부분에 경기 규칙에 따른 제약을 가한다면 뇌진탕은 물론 다른 부상도 줄 것입니다."

- 코치에게 부상을 예방하고 선수를 안전하게 만들어주기 위해 어떻게 할 계획인지 물어보라. 만일 미식축구 코치가 블로킹 동작을 가르치고 있다면, 그의 훈련 기법이 어떤지 살펴보라. "코치가 어린 선수들한테 태클처럼 위험한 동작을 가르쳐줄 전문지식이 없다면 많은 아이가 다칠 수 있습니다." 미식축구 코치 딕스의 말이다. 만일 아이들을 책임지는 코치나 다른 관계자가 염려스럽다면 솔직히 말하라.

- 아이의 훈련 프로그램을 자세히 살펴보라. 마크스 박사는 전방 십자인대 부상 위험을 줄이기 위해 코어 및 고관절 근육 강화 프로그램, 몸 자세 및 균형, 움직임 패턴 프로그램 같은 부상 예방 프로그램을 추천한다. 운동선수 트레이너나 코치, 소아과 의사에게 어떤 게 안전한지 물어보라.

- 아이의 상태를 수시로 체크하라. 스포츠에 전념하는 건 아이의 정신 건강에 큰 도움이 될 수 있다. 훈육에 도움이 되고, 자존감을 높이며, 목표를 정하는 능력을 길러주고, 리더십 역량도 키워준다. 또한 팀을 이뤄 함께하는 일의 중요성과 기쁨도 알게 해준다. 그러나 남보다 뛰어나야 한다거나 꼭 이겨야 한다는 부담이 커지면 스포츠에 참여하는 심리적 이점이 퇴색될 수 있다. 부모와 코치 들이 아이들에게 자신이 하는 스포츠가 여전히 즐거운지 수시로 물어볼 필요가 있다. 아이들이 신체 훈련과 휴식 기간 사이에 균형을 이루는 게 중요하듯, 이기기

위해 경쟁하는 것과 경기 자체를 즐기는 것 사이에 건강한 균형을 이루어야 한다.

부상을 당하면 어떻게 해야 하나?

- 아이가 다치면 의료진의 도움을 구하라. 그리고 제대로 회복되는 데 필요한 휴식 시간을 갖게 하라. 가끔 물리치료를 받아야 하는 경우도 있다. "저는 늘 휴식의 중요성을 강조합니다." 텍사스주 오스틴 정형외과 의사이자 스포츠재활협회 공동 설립자이기도 한 바버라 버긴Barbara Bergin의 말이다. "그 누구도 휴식을 취하려 하지 않습니다. 진통제를 먹고 학교나 직장에 갈 수 있다면 그렇게 하려 합니다. 그러나 저는 진통제를 먹어야 한다면 그냥 집에서 쉬라고 권합니다. 아이들한테 주로 얼음 찜질을 해주거나 부드러운 사랑의 보살핌을 해줍니다."

- 수술이 필요하다면, 아이에게 얼마나 오래 경기를 쉬어야 하는지 알려주고 바삐 지낼 다른 방법을 찾을 수 있게 해주어라. 아들이 심한 부상으로 미식축구 경기에서 열외된 적 있는 버긴 박사는 어린 운동선수에게 이런 조언을 해준다. "취미생활이든 자원봉사이든 아니면 좋아하는 다른 일이든 부상을 당한 슬픔을 잊을 수 있는 다른 뭔가를 해야 해요. 만일 하던 운동을

다시 할 계획이라면 회복 기간에도 훈련과 경기에 참여함으로써 계속 그 운동과 연을 맺으려 노력해야 해요. 그래야 팀 동료나 친구들과 연대감을 유지할 수 있습니다.”

- 수술을 받아야 한다면, 담당의에게 회복 기간이 어느 정도 필요한지 물어보라. 전문 의료진의 감독하에 부상을 당한 몸 부위를 가능한 한 많이 사용하게 해 그 부위의 근력을 강화시킬 수 있다. 그러니 다음과 같이 구체적인 질문을 하라. '언제쯤이면 부상을 당한 부위에 힘을 줄 수 있게 될까요? 언제쯤이면 일상적인 활동을 재개할 수 있을까요? 언제쯤이면 물리치료를 시작하고, 운동을 해도 좋을까요?'

- 담당의가 진통제를 처방해준다면 며칠이나 복용해야 하는지, 처방전 없이 약국에서 살 수 있는 일반 진통제를 같이 복용해도 되는지 정확히 물어보라. 처방을 받은 진통제는 언제, 어떻게 사용을 중단해야 하는지에 대한 지침이 없는 경우가 많다. 만일 며칠 이상 진통제를 복용해야 하는 경우라면 아이의 담당의에게 어떻게 복용량이나 복용 빈도를 줄일 수 있는지 물어보라.

- 아이의 기분이 좋았다 나빴다 한다면 잘 지켜보라. 짜증을 내거나 감정 기복이 심한 건 10대 아이의 특징이지만, 아이의 정신 상태가 걱정된다면 주저 말고 얘기를 나눠보라. 그리고 아이의 소아과 담당의나 행동 건강 전문가(요즘에는 소아과 병원에 이런 전문가가 있는 경우가 많다), 학교 상담 교사와 의논해보라.

부상에서 회복되는 데는 긍정적인 기분 상태를 유지하는 게 도움이 된다.

• 회복하는 데 오랜 시간이 필요하다면 의사에게 어느 정도 걸리는지 물어보라. 신체 능력은 하루아침에 되돌아오지 않고, 부상 전 상태로 돌아가려면 상당한 노력이 필요하다. 무엇보다 아이가 직면한 상황을 최대한 긍정적으로 받아들이도록 하라. 아이가 점수를 올리거나 경기에서 이겼을 때 축하해주듯 점차 건강이 회복되는 걸 축하해주어라.

※경고: 뇌진탕이 의심될 땐 경기에서 빼라

오늘날 프로 운동선수들, 특히 프로 미식축구와 프로 하키선수 들의 뇌진탕에 대한 경각심이 높아졌음에도 불구하고, 청소년 선수들은 여전히 머리 부상의 증상으로 잘 알려진 구역질과 어지럼증, 두통, 빛에 대한 과민성 등을 가볍게 여긴다.

"아이들은 종종 뇌진탕을 인정하지 않으려 합니다. 대학 장학금을 받고 싶어서일 수도, 아빠나 코치가 계속 뛰길 원해서일 수도, 다시 경기장으로 돌아가 자기 역할을 하고 싶어서일 수도 있습니다." 미식축구 코치 딕스의 말이다. 그러나 무엇보다 통증과 부상을 바로 인정하고 치료하는 게 중요하다. 특히 뇌진탕이 의심스러우면 더 그렇다.

〈소아학〉 저널에 발표된 연구에 따르면, 뇌진탕이 일어난 뒤 몇

분 더 경기장에 머문 아이들은 뇌진탕이 일어난 뒤 바로 경기장을 떠난 아이보다 회복 기간이 거의 두 배는 더 걸렸다. 피츠버그대학교 의료센터 스포츠 의학 뇌진탕 프로그램 과정에서 실시한 연구에 따르면, 10대 운동선수 35명은 뇌진탕 치료 규정에 따라 뇌진탕 직후에 경기장을 떠났다. 연구진은 그 아이들을 뇌진탕 이후에도 경기장에서 계속 경기를 한 10대 운동선수 34명과 비교해보았다. 뇌진탕 후에도 계속 경기장에 있던 선수들은 회복하는 데 평균 44일이 걸린 데 반해, 뇌진탕 직후 바로 경기장을 떠난 선수들은 회복하는 데 평균 22일밖에 안 걸렸다.[15]

이를 통해 뇌진탕 직후 24~48시간 정도 휴식을 취하고, 의사의 감독하에 서서히 정상 활동으로 되돌아간 아이들은 뇌세포의 회복이 더 빠르다는 걸 알 수 있다. "뇌진탕이 일어나면 그물처럼 연결된 뇌 속 뉴런 사이에 커뮤니케이션이 제대로 이루어지지 않습니다. 특히 뇌진탕 이후 신체 활동이나 인지 활동을 계속하면 신경계에 더 많은 스트레스가 가게 되죠." 켄터키주 루비빌 노턴 헬스케어에서 스포츠 뇌진탕 프로그램을 이끄는 신경학자 태드 사이퍼트Tad Seifert의 말이다.

아칸소대학교 스포츠 뇌진탕 연구소를 이끄는 R. J. 엘빈R.J. Elbin에 따르면, 청소년의 뇌는 성장 중이어서 성인의 뇌보다 뇌진탕의 생리학적 영향에 더 취약하다. 엘빈 박사는 미국 질병통제예방센터의 다음 조언을 상기시킨다. "뇌진탕이 의심될 땐 아이를 경기에서 빼야 합니다. 나머지 시즌을 다 쉬는 것보다는 한 게임을 쉬는 게 나으니까요."

어린 선수와 코치, 트레이너, 부모는 무엇보다 뇌진탕의 징후를 잘 알고 있어야 하고, 머리를 세게 부딪쳐 부상이 의심되면 바로 검사를 받아야 한다.

뇌진탕이 일어난 뒤에는 반드시 휴식을 취해야 한다. 그러나 너무 오래 쉬면 오히려 문제가 될 수 있다. 위스콘신의과대학 연구진은 한 연구에서 가벼운 뇌진탕 진단을 받은 아이들을 무작위로 두 집단으로 나누었다. 그런 다음 한 집단은 하루에서 이틀을 쉰 뒤 서서히 정상적인 활동으로 되돌아가라고 했고, 한 집단은 5일간 철저한 휴식(신체 활동이나 학교생활을 전면 중단)을 취하라고 했다. 부상을 당한 지 10일 후에 다시 확인해보니, 5일간 쉬라는 말을 들은 아이들이 하루에서 이틀을 쉬라는 말을 들은 아이들보다 뇌진탕 후 증상(두통과 어지럼증 같은)이 더 심했다. 의사가 권하는 휴식 기간의 차이가 아이들의 회복 시간에 영향을 준 것이다.[16]

뇌진탕 이후 더 나은 결과를 얻으려면 어떻게 해야 할까? 아이와 부모가 뇌진탕 이후 회복 과정에 관해 정확한 정보를 제공받고, 또 점차 정상적인 활동으로 돌아가는 방법에 대해 적절한 조언을 받으면 아이들은 두통 및 기타 뇌진탕 증상으로부터 더 빨리 회복될 수 있다.[17] 또한 스포츠 의학 전문가와 재활 전문가, 신경과 전문의 등의 치료를 받으면서 동시에 심리 및 행동 관련 치료까지 받으면 아이들은 더 빨리 회복된다.[18] 그러나 10~17세까지 아이들이 스포츠 관련 뇌진탕에서 회복되는 평균 시간은 17일이며, 그중 약 4분의 1은 부상에서 회복된 지 한 달이 지나도 여전히 증상에 시달린다.[19] 뇌진탕 치료에 대해서는 아직 개선의 여지가 많은 셈이다.

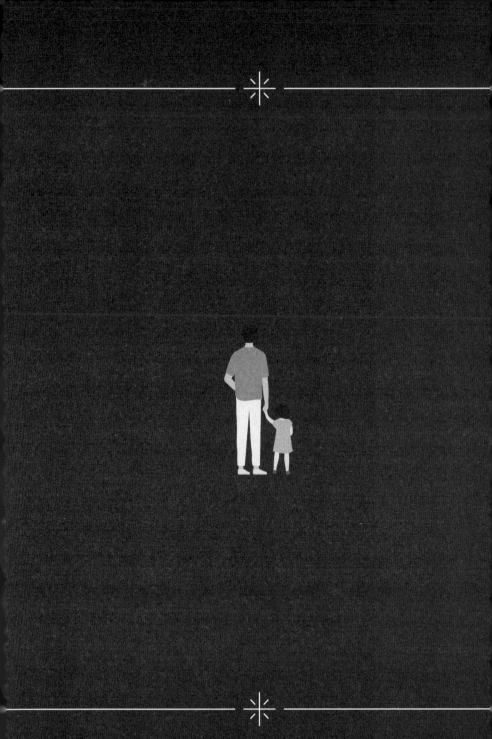

질환으로서의 통증

9장

신경계 문제를 바로잡는 방법

When Children Feel Pain

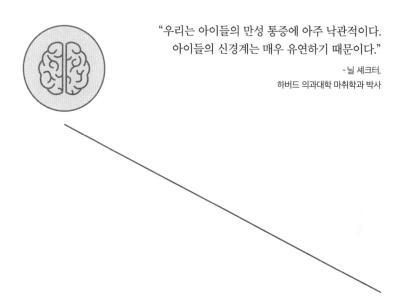

"우리는 아이들의 만성 통증에 아주 낙관적이다.
아이들의 신경계는 매우 유연하기 때문이다."

-닐 셰크터,
하버드 의과대학 마취학과 박사

지난 수십 년간, 누군가가 지속적인 통증에 시달리면 보통 기저질환이 있기 때문일 것으로 생각했다. 의사와 환자 모두 근육이나 뼈 부위의 통증은 신체적 외상이나 감염 또는 지속적인 만성질환으로 생긴다고 믿었다. 그들은 통증을 없애려면 기저질환을 치료해야 한다고 생각했다. 최근 몇 년 사이, 연구원들은 그런 믿음이 늘 옳은 건 아니라는 걸 알게 됐다. 통증 자체가 주요 증상이면서 동시에 기저질환인 경우도 있기 때문이다. 그런 경우 설사 통증이 어떤 부상이나 질환으로 생겼다 해도, 통증은 부상이나 질환을 치료해도 사라지지 않는다. 대신 신경계가 지나치게 예민해져 통증이 사라지지 않고 점점 더 심해지면서 아이와 부모 들을 힘들게 한다. 통증 연구원과 의사 들은 이런 종류의 만성 통증을 하나의 질환으로 분류한다.

프롤로그에 나왔던 테일러를 기억하는가? 그는 9살 때 롤러스케이트를 타다가 학급 친구가 발 위에 쓰러지는 바람에 '반사성교감신경이영양증'이라고도 불리는 '복합부위통증증후군'에 걸렸다. 사고로 발을 삐거나, 골절상을 당하거나, 다른 뚜렷한 부상을 입지는 않았지만, 신경계가 너무 예민해지는 바람에 테일러는 1년 반 이상을 계속 통증에 시달렸다. 의사들은 정확한 통증 원인을 알아내기 위해 온갖 노력을 다했지만, 통증은 전혀 줄어들지 않았다. 다행히 테일러는 복합부위통증증후군에 대한 집중치료를 받았고, 그 덕에 통증은 눈에 띄게 줄었다. 고등학생인 테일러는 여전히 통증을 느끼지만, 자신의 증상을 어떻게 관리하는지 터득했다.

이 장에서는 복합부위통증증후군에 대해 집중적으로 살펴보고, 광범위한 통증, 피로감, 수면장애가 특징인 소아 섬유근육통에 대해서도 엿볼 것이다. 두 질환 모두 지나치게 예민한 신경계로 인해 통증이 생기는데, 종종 다른 질환으로 오인되어 수개월에서 수년씩 제대로 된 진단이나 치료 없이 지나치는 경우가 많다. 과학자들이 두 질환의 신경생물학적 측면을 조사한 결과, 이 질환들은 말초신경계의 기능(발과 손 등의 신경에 영향을 미친다)과 통증 신호를 다루는 중추신경계의 기능(중추신경계와 뇌 안에서 일어난다) 변화로 생긴다는 사실을 밝혀냈다.

타일러 이야기:
복합부위통증증후군

누군가 팔을 부드러운 깃털로 살짝 건드렸다고 상상해보라. 그런데 가려운 게 아니라 마치 뜨거운 햇불에 댄 것 같다. 바람이 불어도 피부가 칼로 베인 듯 아프다. 면으로 된 티셔츠나 침대 시트에 슬쩍 스치기만 해도 바늘로 막 찌르는 듯 아프다. 해로운 외부 자극이 전혀 없는데도 극심한 통증을 느끼는 것이다. 패커드 아동병원 통증 관리 책임자이자 스탠퍼드대학교 메디컬센터 마취학 교수인 크레인 박사는 이러한 예를 통해 복합부위통증증후군에 걸리면 어떤 느낌일지 대충 알 수 있다고 전한다.

미국에서만 연간 약 20만 명이 걸리는 이 질환은 주로 통증을 유발하는 발목 삠이나 손목 골절같이 비교적 가벼운 부상으로 시작된다. 보통 휴식을 취하거나, 얼음찜질을 하거나, 소염제를 먹거나, 깁스나 부목 같은 보조기를 이용하거나, 물리치료를 받으면 부상이 치유되고 신경계가 진정된다. 그러나 약 7~10퍼센트는 부상에서 회복된 뒤에 신경계가 재조정되면서 이전의 '정상적인 설정값'으로 돌아가지 않는다.[1] 그러면서 신경이 계속 긴장 상태를 유지하는 등 지나치게 예민해져, 원래 입었던 부상은 흔적조차 없는데도 끊임없이 통증 신호를 뇌로 보낸다.

뉴욕 퀸즈에 살던 12살 타일러에게도 그런 일이 일어났다. 2015년 실내 자전거를 타다가 사고로 인해 발목과 발뼈 하나가 부러진 것이다. 그래서 다친 부위를 고정하는 교정 부츠를 신고 다녔는데, 이후 뼈들이 다 치유됐는데도 다리를 절기 시작했다. 그해 9월 타일러는 집라인Zip-lining을 타다가 넘어져 다시 같은 부위의 발목과 발이 부러졌다. 이번에도 교정 부츠를 신었지만 뼈는 쉽게 아물지 않았다. 정형외과 의사는 타일러에게 깁스를 해주었고 결국 뼈는 치유됐다. 그러나 깁스를 풀어보니 발이 변색되어 있었고 통증도 훨씬 더 심해졌다.

"밤에는 통증으로 울부짖었고 낮에는 걷질 못했어요." 타일러 엄마 데니스의 말이다. MRI를 찍어봐도 발과 발목 주변에 염증이 있는 것만 보였기 때문에 정형외과 의사는 별문제 없다면서 타일러가 학교에 가기 싫어 꾀병을 부리는 게 틀림없다고 결론 내렸다. "우리 애는 학교 다니는 걸 좋아하는 모범생이었기에, 저는 그건 아니라는 걸 알았어요."

치료법을 찾던 데니스는 2015년 11월에 타일러를 물리치료사에게 데려갔다. 그 무렵 타일러의 발은 보라색으로 부풀어 올랐고, 차가웠으며, 살짝만 건드려도 못 견디게 아파했다. 그 물리치료사는 타일러가 겪는 것들이 복합부위통증증후군 증상이라는 걸 알아본 첫 의료인이었다.

"우리 애는 일주일 내내 매일 24시간씩 끝없는 통증에 시달렸어요. 한밤중에 통증으로 잠도 못 자고 벽을 두들겨대는 걸 들었죠. 그 애의 신음을 듣는 건 정말 너무도 괴로운 일이었어요." 데니스의 말이다. 타일러는 결국 아주 간단한 일조차 할 수 없는 지경이 되었다. 예를 들어 타일러는 발 위에 물이 떨어지는 감각을 견디지 못해 샤워하는 게 큰 시련이 되었다. "그 애가 겪는 일들을 보면 가슴이 찢어질 듯했어요."

데니스는 타일러에게 일어나는 일을 다른 사람에게 이해시킨다는 게 얼마나 힘든 일인지도 기억한다. 통증은 공유할 수 있는 경험이 아니고 오직 당사자만 괴로움을 아는 법이니까. 심지어 타일러의 아빠조차 눈으로 직접 보지 않고는 믿을 수 없을 정도였다. 그와 관련해 데니스는 이런 말을 한다. "애 아빠는 애가 느끼는 통증이 진짜라는 걸 확인하고 싶어 잠들 때까지 기다렸다가 발을 살짝 건드려보곤 했는데, 그러면 애는 잠자고 있는 중에도 통증 때문에 움찔 놀라곤 했어요."

2015년 12월, 한 소아 정형외과 의사가 타일러는 복합부위통증증후군 환자라는 걸 확인시켜주었다. 만성 통증 증후군을 앓는 많은 사람이 그렇듯 이런 분야에 전문지식을 가진 소아 통증 전문가를 찾아내 진료를 받기까지는 1년 가까이 걸린다. 엎친 데 덮친 격으로 2016년 1월에는 타일러의 피부 변색이 다리까지 확대되어 다리 근육이 근긴장이상증(근육이 수축하는 증상)을 보였다. 타일러는 보행기를 이용해 돌아다녀야 했고, 학교에 갈 수 없어 집에서 공부했다. 타일러는 가바펜틴(gabapentin, 발작 및 신경통 치료를 위해 종종 처방되는 복제약 성분)과 리리카(lyrica, 발작 및 신경통 치료에 쓰이는 약의 상표명)

를 복용했지만 상황만 더 악화되었다. "그 약들을 먹으면 난폭해졌어요. 때론 아이가 죽어라 악을 써대 진정시키기 위해 꼭 붙잡아야 할 정도였죠."

아들의 통증을 덜어주기 위해 필사적인 노력을 기울이던 데니스는 한 번은 타일러를 응급실로 데려갔다. 타일러는 3일간 입원해 있으면서 오피오이드 종류인 트라마돌과 모르핀, 옥시코돈 같은 약을 복용했지만, 전부 통증을 없애진 못했다.

타일러 가족은 복합부위통증증후군의 치료법을 잘 아는 한 소아과 마취 전문의 진료를 받게 됐다. "그를 만나면서 모든 게 변했어요." 데니스의 말이다. 그 의사는 타일러에게 복용하던 약들을 끊고 대신 두 가지 치료를 동시에 받길 권했다. 복합부위통증증후군 전문 물리치료사와 통증 치료 및 인지행동요법 전문 심리학자의 도움을 받아보라고 권한 것이다. 그것은 노력과 인내가 필요한 일이었지만, 타일러의 증상은 서서히 나아지기 시작했다. 2016년 7월, 타일러 가족은 복합부위통증증후군을 앓는 아이들을 위해 미국 통증 재단이 주최한 일주일 일정의 가족 캠프에 참석했는데, 그게 일대 전환점이 되었다. "같은 문제를 안고 있는 다른 아이와 부모 들을 만나 서로 교감을 나누는 건 정말 큰 효과가 있었어요. 그런 사람들이 우리뿐인 줄 알았거든요." 데니스의 말이다. "그 캠프가 우리 애의 삶 전체를 바꿔놓았어요. 지난 3년간 스파르탄 레이스(spartan race, 익스트림 스포츠의 한 종류로 진흙탕 달리기와 장애물 달리기 등을 한다 – 옮긴이)

에 세 차례나 참석했고, 2016년 11월 이후 통증에서 완전히 해방됐어요." 이제 고등학교 2학년인 타일러는 학교 성적도 잘 나오고 있으며, 나중에 정형외과 의사가 되는 게 목표다. "현재 우리 상황에 너무 감사해요. 물론 여기까지 오는 게 쉽진 않았어요. 우여곡절이 참 많았죠. 하지만 결국 여기까지 왔네요." 데니스의 말이다. "이제 타일러 담당의들은 새로운 환자 부모들한테 제게 전화를 하라고 해요. 도움도 받고 희망도 얻으라고요."

불가사의한 질환 이해하기

"신경계가 대체 얼마나 잘못될 수 있을 거 같습니까?" 많은 사람이 시청한 한 테드 강연에서 크레인 박사가 사람들에게 던진 질문이다. 안나는 종종 환자들에게 이 강연을 보라고 권한다. "신경계가 대체 어떻게 깃털이 스치는 것처럼 아무 해도 주지 않는 감각을 마치 횃불에라도 데인 듯 느껴지게 만들 수 있을까요?"[2] 1장에서 언급했듯, 신경 말단은 신경전달물질을 통해 화학적 메시지를 척수를 따라 뇌까지 올려보내면서 모든 감각에 반응한다. 일단 각 감각이 해독되면 뇌는 다시 그 메시지를 척수를 따라 내려보냄으로써 통증 수준을 높이기도 하고 내리기도 한다. 그러나 복합부위통증증후군은 중추신경계가 지나치게 예민해져 부상이 치유된 뒤에도 통증 경로를 통해 계속 신호를 올려보냈다 내려보냈다 한다.

연구원들은 최근 몇 년 사이 중추신경계가 예민해지는 여러 이유를 알아냈는데, 그중 하나는 신경 염증을 일으키는 화학물질을 발산하는 중추신경계 내 교질 세포의 역할이다. 신경계를 속여 깃털이 스치는 걸 마치 불에 댄 것처럼 느껴지도록 만드는 게 바로 신경 염증 반응이다.[3]

복합부위통증증후군을 유발하는 위험 요인

왜 어떤 사람들에겐 복합부위통증증후군이 나타나는데, 어떤 사람들에겐 나타나지 않는 걸까? 왜 어떤 아이는 팔이 부러져도 몇 주면 회복이 되는데, 어떤 아이는 점점 악화되는 만성 통증으로 발전하는 걸까? 과학자들은 아이들에게 복합부위통증증후군이 더 잘 발생하는 몇 가지 요인을 알아냈다. "만성 통증 질환이 생기는 이유는 아주 복잡합니다. 생물학적 요인이나 유전학적 요인 때문일 수도 있고 감염이나 후생학적 요인 때문일 수도 있습니다. 그 외에 많은 요인이 결합해 신경계가 지나치게 예민해질 수 있습니다." 보스턴 아동병원의 만성 통증 관리 책임자이자 하버드 의과대학 마취학과 부교수인 세크터 박사의 말이다.[4]

복합부위통증증후군은 몇 가지 분명한 위험 요인이 있다. 이 질환은 우선 연령과 성별의 영향을 받는다. 복합부위통증증후군을 앓

는 아이들은 대개 9~15세(평균 발병 나이 12세) 사이이며, 약 85퍼센트
는 여자아이들이다.[5] 청소년기 여자아이들이 특히 이 질환에 취약한
건 사춘기와 관련된 호르몬 수치 변화 때문이라고 본다.

　복합부위통증증후군은 심리적 스트레스에도 영향을 받는다. 아
이들이 불안장애나 우울증 같은 정신 질환을 앓을 때 복합부위통증
증후군에 걸릴 가능성이 더 크다. 또한 복합부위통증증후군을 앓는
아이는 그 질환이 생기기 몇 개월 전에 부모의 이혼이나 전직 같은
스트레스가 쌓이는 일을 경험했을 수도 있다.[6] 타일러의 엄마 데니
스는 자신의 건강 문제 때문에 집안에 큰 트라우마가 생겼고, 그 결
과 타일러에게 복합부위통증증후군이 생긴 거라고 확신한다. (그는
타일러에게 복합부위통증증후군이 생기기 직전에 두 번 입원했다.)

　'부상을 어떻게 치료하는가' 하는 것 역시 복합부위통증증후군 발
병에 중요한 역할을 한다. 이는 연령이나 성별, 유전학적 요인과 달
리 어느 정도 통제할 수 있다. 예를 들어 부상 후에 깁스를 오래 하
거나 부목을 너무 오래 대도 복합부위통증증후군이 생길 수 있다.[7]
또한 부상당하지 않은 팔에 깁스를 하면 복합부위통증증후군과 비
슷한 신경생물학적 변화가 일어났다. 한 집단의 성인들에겐 부상당
하지 않은 멀쩡한 팔뚝에 4주 동안 깁스를 하게 하고, 또 다른 통제
집단의 성인들에겐 깁스를 하지 않게 했다. 그 결과, 깁스를 했던 성
인들은 깁스를 제거한 뒤 며칠간 온도, 피부에 대한 압박, 정상적인
팔 움직임 등에 감각이 예민해졌고, 심지어 피부가 변색되고 모발

성장에도 변화가 오는 등 복합부위통증증후군 증상을 보였다.[8] 부상 당하지 않은 팔에 6주 동안 깁스를 한 자원봉사자들을 대상으또 다른 실험을 했는데 비슷한 결과가 나와, 골절상을 당했거나 삐었을 때 오래 깁스를 하거나 부목을 대는 건 최선의 치료법이 아니라는 걸 보여주었다.[9]

대부분 팔에 부상을 당하면 깁스를 제거한 뒤 새로운 자극에 적응하는 데 며칠이란 시간이 필요하고, 보통 일주일 이내에 신경이 부상 전 설정값으로 되돌아간다. 그러나 소수는 오랫동안 외부 신경 자극이 없으면 신경계가 그 수용체를 증폭시켜 가벼운 감각 자극도 훨씬 더 크게 받아들인다. 특히 신경계가 이미 다른 스트레스 요인을 다루면 이는 복합부위통증증후군의 시작을 알리는 징후일 수 있다.

복합부위통증증후군 치료

신경계는 주변 환경에 지나칠 정도로 예민한 반응을 보일 수 있다. 긍정적인 관점에서 볼 때, 신경계가 놀라울 정도로 유연해 이 점을 잘 활용하면 도움이 된다. 신경을 서서히 점점 더 많은 자극에 노출시킴으로써 신경계가 각종 자극에 재적응할 수 있게 하는 것. 즉 신경계를 재교육시켜 각종 감각에 익숙해지게 만드는 것이다.

사실 단기적으로든 장기적으로든 우리는 늘 그렇게 하고 있다.

예를 들어 차가운 물이 담긴 수영장에 들어갈 때면 처음에는 좀 부담스럽다. 그러나 일단 물에 들어가 몇 분 정도 지나면 대개는 신경계가 적응해 더 이상 물이 차게 느껴지지 않는다. 바로 단기적인 적응이다. 요리를 배우면서 뜨거운 냄비와 팬들을 다루면 처음엔 손대기가 겁날 만큼 뜨겁게 느껴진다. 신경계가 외부 자극이 위험할수 있다고 경고하는 것이다. 그러나 수년간 아주 뜨거운 용기에 조금씩 노출되면 신경계가 뜨거운 감각에 익숙해져 오븐용 장갑 없이 뜨거운 접시를 집어도 더 이상 경계경보가 울리지 않는다. "이는 신경계가 증폭기를 꺼버린 겁니다." 크레인 박사의 말이다. "신경계가 기본적으로 이런 신호를 보내는 거죠. '좋아. 난 분명 뜨거울 거라고 말했어. 하지만 내 말에 귀 기울이지 않는다면 더 이상 말하지 않을 거야." 결국 능숙한 요리사들의 경우, 신경계가 이미 뜨거운 데 적응해 '뜨거운 접시'는 '정상'으로 설정을 바꿨다고 봐야 한다.

점진적으로 자극에 노출시켜 적응하게 하는 것이야말로 물리치료사들이 복합부위통증증후군을 치료할 때 쓰는 방법이다. "물리치료를 통해 환자들에게 뉴 노멀(new normal, 과거엔 비정상으로 치부되던 게 이제 정상으로 간주되는 것-옮긴이)을 제공합니다. 처음엔 고문 같지만, 결국 신경을 재교육시켜 일상생활에서 흔히 접하는 활동과 감각 경험에 정상적으로 반응하게 만드는 겁니다." 크레인 박사의 말이다. 가장 중요한 건, 아이에게 만성 통증은 자신을 보호하는 신호가 아니니 굳이 하던 일을 멈추지 않아도 된다는 걸 가르쳐주는 것이다. 이런 종류의 만성 통증에 대해 신경계는 과민 반응을 해 실제 위험하지도 않은 일을 위험하다고 메시지를 보낸다. 그래서 물리치료사들은 처음엔 아프더라도 하루에 세 번씩 5초 동안 발 위에 무거운 걸 올려놓는 등 아이들에게 간단한 일을 하게 만든다.

"만성 통증은 아프긴 하지만 해를 끼치진 않습니다." 셰크터 박사의 말이다. 만성 통증이 움직이지 말라는 경고가 아니라는 걸 알게 되면 아이들은 대개 일상으로 되돌아가고, 불편하긴 해도 통증 속에서 움직이는 게 한결 쉽다.

설사 어떤 움직임이 육체적으로 해롭지 않다는 걸 안다 해도, 만성 통증을 극복하는 일은 결코 쉽지 않다. 하지만 통증은 훌륭한 스승이어서, 복합부위통증증후군으로 괴로운 삶을 사는 아이들은 통증의 분노를 살 만한 움직임이나 상황을 피하는 법을 빨리 배운다. 그들은 아픈 쪽 팔다리를 쓰거나, 누군가가 무심코 그 부위를 건드리는 상상만 해도 몸서리를 친다. 바로 이런 측면 때문에 심리학적 치료 방법이 도움이 된다. 인지행동요법은 아이의 마음을 진정시키고, 생리적인 측면에서 안정감을 주며(심박동수를 낮추는 등), 통증과 관련된 불안감을 떨쳐버리는 데 도움이 된다. 아이들이 물리치료를 하거나 일상적인 일을 하는 동안 긴장 완화 기법이나 관심을 딴 데로 돌리는 기법 등을 사용하면, 통증 신호에서 눈을 돌려 긍정적인 생각이나 이미지에 집중하는 법을 배울 수 있다. 예를 들어 운동 대신 게임에 몰두한다거나, 운동하면서 재미있는 비디오를 본다면 관심을 딴 데로 돌려 팔다리를 움직이면서 느끼게 될 통증과 두려움을 조금은 완화할 수 있다. 그래서 아이에 대한 치료 계획을 짤 때는 물리치료에만 집중하지 말고 이런 종류의 인지행동요법을 병행하는 게 좋다. 그 외에 바이오피드백(biofeedback, 몸에 부착된 감지기를 통해 심박수, 근육 긴장, 호흡, 뇌파 같은 생리적 기능 변화를 알려줘 신체 기능을 조절하는 요법-옮긴이), 최면, 아로마테라피, 마사지 등을 병행하는 것도 좋다(10장에서 좀 더 자세히 다룰 예정이다).

신경 촬영을 해보면, 아이들의 뇌 속 신경 연결은 이 같은 치료를 거치면서 실제로 변화한다. 스탠퍼드대학교 마취학 및 소아 통증 의학 부교수 로라 시몬스Laura Simons는 두려움과 불안, 기억을 처리하는 뇌 부위인 편도체를 집중 연구해왔다. 그 결과 복합부위통증증후군을 앓는 어린 환자에게서 한 가지 눈에 띄는 변화를 발견했다. 그 아이가 여러 치료법을 병행하는 재활 프로그램을 마치자, 편도체와 다른 뇌 부위와의 커뮤니케이션 방식에 변화가 생긴 것이다. 또 다른 연구에서 그는 복합부위통증증후군을 앓는 아이들 집단과 그렇지 않은 아이들 집단을 비교해보았다. "치료가 시작되기 전, 건강한 아이들보다 복합부위통증증후군을 앓는 아이들이 편도체와 다른 뇌 부위 간에 한층 더 긴밀한 연결, 즉 커뮤니케이션이 있었습니다. 정말 흥미로운 일이지만, 심리요법과 물리치료, 작업치료를 비롯한 여러 가지 치료가 끝날 무렵 어린 환자들의 뇌에서 긴밀한 연결이 줄기 시작했습니다. 그런 변화와 함께 통증 관련 두려움도 줄어들

었습니다." 결국 몇 주도 안 돼 아이들의 뇌는 치료에 반응하기 시작했다.[10]

'정상'으로 되돌아가기

신경계를 재교육시키는 가장 간단한 방법은 정상적인 삶을 재개하는 것이다. 아이들이 통증을 참아내면서 전속력으로 정상적인 삶으로 되돌아가야 한다는 의미는 아니다. 정상으로 되돌아가려면 점진적인 과정을 거쳐야 한다. 아이에게 매일 침대에서 내려와 옷도 입어보고, 한 시간씩 식탁에 앉아 책을 읽거나 공부도 하게 하라는 의미다. 그런 수준의 활동을 1~2주 하고 나면, 조금씩 학교생활로 되돌아갈 수 있다. 거기에 여러 분야의 치료법을 활용하는 치료 계획까지 더하면 느리면서도 꾸준하게 아이들의 몸은 제 기능을 되찾을 수 있다.

복합부위통증증후군에서 회복되는 시간은 개인에 따라 다르지만, 집중적인 치료 프로그램을 받는 아이는 한 달여 만에 확실한 효과를 보이기도 한다. "통증이 완전히 사라지진 않겠지만, 신체 기능은 개선될 겁니다. 시간이 지나면 통증은 점점 사라지면서 삶에서 차지하는 비중이 점점 줄어들게 됩니다." 셰크터 박사의 말이다. "우리는 아이들의 만성 통증에 아주 낙관적입니다. 아이들의 신경계는 매우 유연하기 때문이죠." 일부 아이들은 치료 후 몇 달 뒤에도 계속

복합부위통증증후군이 재발하기도 하지만, 약 80~90퍼센트의 아이들은 완전히 회복된다.[11]

복합부위통증증후군 치료에 약이 도움이 될 수 있을까?

의사가 만성 통증에 시달리는 아이에게 처방하는 많은 약은 연령대에 맞춰 식품의약국의 승인을 받은 게 아니다. 의료계에선 흔히 있는 일로, 오프라벨 약 처방(off-label drug prescribing, 적합한 약이 없거나 촌각을 다투는 환자의 치료에 필요할 때 의료기관이 허가한 의약품 용도 외 목적으로 약을 처방하는 것 – 옮긴이)이라 한다. 이런 일은 소아 통증 분야에선 두 가지 이유로 설명할 수 있다. 약품 관련 연구에 아이가 포함되는 경우는 드물기에 약을 선택할 때 의사들은 종종 성인에게만 검증된 약을 쓴다. 실제로 의사들은 치료를 위해 개발된 약보다는 어떤 질환에 효과가 있는 것으로 입증된 약을 쓰려 한다.

복합부위통증증후군을 앓는 아이들은 통증을 줄이기 위해 대개 비스테로이드성 항염증제나 항발작제, 오피오이드같이 통증을 완화시키는 약을 처방받는다. 그러나 타일러의 사례에서 보았듯, 그 약들은 통증을 치료하는 데 별 효과가 없는 경우가 많다. 가바펜틴 같은 항발작제는 일부 아이들의 통증을 줄여주고, 항우울제는 특정 통증 질환을 완화하기도 하지만, 아이들의 통증을 치료하는 데 안전하다거나 효과가 있다는 걸 보여주는 데이터는 별로 없다. 타이러도 그랬지만, 이런 약을 복용하면 감정 기복이 심해지는 등 부작용이 있을 수도 있다. 특히 아편 비슷한 작용을 하는 오피오이드는 통증 치료에 장기적인 해결책은 못 된다. 이런 약들은 만성 통증이 있는 10대를 덜 불안하게 만들지는 몰라도, 통증을 완화하지는 못한다. "누군가를 편안하게 만들어주기 위해선 너무도 많은 오피오이드를 투여해야 합니다." 크레인 박사의 말이다. "그리고 결국 감정 기복만 더 심해집니다." 오피오이드는 중독성도 크다. 이 모든 이유 때문에, 혹 아이에게 진통제를 복용하게 할 생각이라면, 소아과 통증 전문의와 긴밀한 협조하에 맞춤형 치료법을 찾아내는 게 중요하다.

복합부위통증증후군과 미래에 대한 희망

아이들의 복합부위통증증후군에 대해 더 많은 걸 알수록 증상이 심해지는 걸 막을 수 있고, 아예 그런 질환이 생기지 않게 예방할 수도 있다. 예를 들어 비교적 가벼운 부상에서 완전히 회복된 듯해도 아이의 통증이 지속되면 그 통증을 심각하게 봐야 한다. 부모와 의사 들이 지속적인 통증을 빨리 치료해줄수록 그 통증이 눈덩이처럼 불어나는 걸 더 쉽게 막을 수 있다. 아이들이 부상당한 뒤 깁스를 하거나 부목을 대는 시간을 최소화하고, 스트레스에 시달리지 않게 도와주며, 학교생활이나 취미생활에 몰두할 수 있도록 해주는 게 통증을 줄이는 데 큰 도움이 된다. 그리고 이 모든 걸 보다 잘 이해하고 실천에 옮길수록 개별적인 부상이 만성 통증으로 발전하지 않고, 그저 개별적인 부상으로 끝날 가능성이 더 크다.

샤론 이야기: 소아 섬유근육통

샤론은 자신의 섬유근육통 증상이 초등학교 다닐 때부터 시작된 게 아닌가 싶다. 물론 당시에 의사들은 그런 진단을 내리지 않았다. "시도 때도 없이 무릎과 가슴에 심한 통증이 찾아왔고, 심신이 지쳐 있었어요." 지금 40대 후반이 된 샤론의 말이다. "뭔가에 무릎을 부딪쳤을 때 흔히 느끼는 통증이 아니었기에 겁이 났죠. 하지만 소아과 의사는 늘 성장통이라고 했어요."

통증은 왔다 갔다 했고, 그 때문에 다행히 어린 시절이 전부 망가지진 않았다. 하지만 일단 통증이 왔다 하면 근육 여기저기가 심하게 아팠고 몇 시간씩 지속됐다. "통증은 다친 데도 없이 갑자기 나타났고 특히 밤에 더 심했어요. 낮에 의지력이 좀 더 강했던 건지 아니면 밤이 되면 지쳐서 통증에 제대로 대처하지 못했던 건지 잘 모르겠어요. 어쨌든 잠잘 시간이 되면 엄마가 곁에서 돌봐줬던 기억이 나요." 샤론의 통증을 덜어주기 위해 엄마는 샤론의 등을 문질렀고,

몸 여기저기에 온찜질을 해주었으며, 가끔씩 타이레놀도 주었다. 그들에겐 그 방법밖에 없었고, 그리 효과적이지도 못했다.

샤론과 엄마는 성장통일 뿐이라는 의사의 말을 그대로 믿었다. 그래서 통증이 올 때마다 샤론은 어떻게든 참아내려고 애썼다. 낮에는 최대한 참는 데까지 참았고 학교 수업도 빼먹지 않았지만, 밤에는 통증이 너무 심해 견디기 어려웠다.

15살이 되면서 샤론은 생리할 때 극심한 통증을 느끼기 시작했다. "몸속에 통증을 내뿜는 공 같은 게 들어 있는 느낌이었지만, 의사들은 10대 시절 내내 별문제가 없다고 생각했어요. 그들은 모든 여성이 힘든 시기를 거친다면서 제게 더 강해져야 한다고 했어요." 그러나 고등학교를 졸업하고 웨인주립대학교에 가게 됐을 때, 그는 일주일에 며칠씩 침대에 누워 있어야 했고, 점점 뭔가 잘못됐다는 걸 알게 됐다. "대학생 땐 부모 도움 없이 혼자 해결하려고 의사도 직접 찾았어요. 은밀한 부위에 검사를 받는 등 정말 괴로웠습니다. 게다가 의사들은 내 말을 믿어주지 않아 모든 과정이 훨씬 힘들었어요."

그러다 한 산부인과 의사가 초음파 검사를 했고, 샤론의 자궁 바깥쪽에 커다란 낭종이 자라는 걸 발견해 자궁내막증 진단을 내렸다. 자궁내막증은 자궁 안쪽에서 자라는 게 정상인 세포조직(자궁내막)이 자궁 밖에서 자랄 때 나타나는 병으로, 특히 생리 기간에 심한 통증을 느낀다. 이 자궁내막증은 섬유근육통을 앓는 여성에게서 나타나는 경우가 많다.

낭종을 제거하고 호르몬 약으로 자궁내막증을 치료하자 드디어 통증은 줄어들었다. 샤론은 공공관계 분야 학위를 받고 졸업했고, 취업도 했으며, 자전거를 타고 헬스도 하는 등 어렵사리 신체 기능을 회복했다. 그러나 늘 통증은 있었다. "24살이 되기 직전 겨울에 심한 기관지염을 앓았는데, 좀체 낫질 않고 몇 주 동안 계속되었어요. 더 심한 통증이 시작된 건 바로 그 무렵이었죠. 일하면서도 혹 멍이 들었나 하고 셔츠 재킷 안쪽을 살피던 게 기억나요. 너무 아파서 분명 멍 같은 게 있을 거라 생각했거든요."

겉으로 드러난 멍 같은 건 없었다. 그러던 어느 날 통증을 줄여보려고 마사지를 받으러 갔는데, 마사지 치료사가 섬유근육통에 걸렸을 수 있다는 말을 했다. 그 당시엔 섬유근육통이 뭔지도 몰랐지만, 그는 곧 한 류마티스 전문의를 만났다. 그 전문의에게 진료를 받으면서 샤론은 처음으로 섬유근육통이라는 정확한 진단을 받게 되었다. 이 자가면역질환은 피로감 및 감정 기복과 함께 광범위한 근골격계 통증이 오는 증상으로, 샤론 자신도 모르는 새에 여러 해 동안 모든 통증의 주원인이 된 것으로 추정됐다.

그러나 정확한 진단이 내려졌다 해서 통증 완화의 새 국면으로 들어선 건 아니었다. 류마티스 전문의는 샤론에게 섬유근육통과 함께 살아가는 법을 배워야 한다고 했다. "그는 제게 운동을 그만두라고 했고, 관절염재단에서 내놓은 책자 하나를 던져주곤 항우울제를 처방해준 뒤 방을 나갔어요. '섬유근육통 세계에 온 걸 환영하는' 대화는 그렇게 끝났죠."

샤론은 병에 대한 제대로 된 설명도, 치료에 대한 그 어떤 도움의 말도 듣지 못한 상황에서 항우울제를 복용해야 한다는 걸 납득할 수 없었기에 약을 먹지 않았다. 그러나 운동을 그만두라는 의사의 조언은 그대로 따랐다. 그는 채 한 달이 안 돼 다시 침대에 앓아누웠다. "잠을 잘 수도, 걸을 수도 없었어요. 심지어 잠시 누워 눈이라도 붙이지 않으면 침실에서 욕실까지도 걸어갈 수 없었어요. 그만큼 피로감이 엄청났거든요." 증세는 갈수록 심해져 섬유근육통의 모든 증상이 다 나타났다.

샤론은 직장에도 3개월 병가를 내야 했다. 대체 뭐가 어떻게 돌아가는 건지 알 수 없었다. 자신이 해왔던 운동이 체력을 강하게 유지하는 데 도움이 안 됐던 건지, 처방받은 항우울제를 복용했다면 수면에 도움이 되었을지 그 무엇도 알 수 없었다. 그즈음 딸을 돕는 방법을 백방으로 찾고 있던 샤론의 엄마가 관절염재단에 연락을 했고, 자신들이 사는 지역에 관절염 환자를 위한 수중 에어로빅 강좌를 제공한다는 걸 알게 됐다. 수중 에어로빅의 경우, 물의 부력 덕에 관절이 압력을 덜 받아 관절염 환자도 할 수 있는 운동이었다.

샤론은 하마터면 그 강좌가 열리는 풀장까지 가지 못할 뻔했다. "강좌는 한 호텔 풀장에서 열리고 있어 풀장 라커룸까지 가려면 로비 전체를 가로질러 걸어야 했는데, 그건 당시의 제겐 너무 힘든 일이었어요. 심한 통증 때문에 호텔 로비에 주저앉아 울었어요." 수중

에어로빅 강좌 첫날에 대한 샤론의 회상이다. "마침내 풀장에 도착했는데, 강사가 혹 무슨 문제가 있냐고 물었어요. 통증 얘기를 했더니 자신 역시 섬유근육통을 앓고 있다고 했어요." 수중 에어로빅 강사는 가벼운 몸짓으로 풀장 안을 누비고 다녔다. 마치 희망의 빛처럼. "그야말로 제 삶을 통째로 바꿔놓은 순간이었어요. 그는 저를 다시 일어설 수 있게 도와주었고, 섬유근육통 환자도 멋진 삶을 살 수 있다는 걸 보여주었어요."

미래의 가능성을 엿본 뒤 샤론은 직장에 복귀했고, 적어도 일주일에 네 번은 물리치료를 받거나 수중 에어로빅을 했다. 그가 할 수 있는 최선이었다. 나머지 시간에는 침대에 누워 있어야 했다. 당시 20대 중반이었던 샤론은 자신이 수십 년은 더 늙은 누군가의 삶을 대신 사는 기분이었고, 그게 너무 암울하고 끔찍했다. 그러나 잘 버텨냈다. "생존의 문제였으니까 뭔가 관심 있는 일이나 기쁨을 느낄 수 있는 일을 찾아야 한다는 걸 알았어요. 안 그러면 버틸 수 없을 거 같았거든요."

샤론은 다른 류마티스 전문의를 찾았다. 근육 이완제를 복용해봤으나 정신이 몽롱해지고 몽유병 증세가 나타나 곧 끊었다. 마침내 한 항우울제를 복용해 수면 문제는 개선됐다. 그러나 혼자 악전고투를 벌이는 게 두렵고 외로웠다. 그는 관절염재단에서 조직한 한 후원단체를 가보기로 했다. 그러나 거기에선 사람들과 제대로 인간관계를 맺을 수 없었다. "거기 모인 사람 중에 제가 제일 나이가 어렸어요. 사람들은 거의 다 보행기나 휠체어를 이용하고 있었죠. 결국 의욕만 더 상실한 채 거길 떠났어요."

샤론은 미국 전역에서 도움의 손길을 찾았다. 오리건주에서 열린 한 학술대회에 참석해 세계 각지에서 온 연구원들이 섬유근육통에 대한 연구 결과를 발표하는 것도 들었다. "마침내 섬유근육통에 대해 제대로 아는 사람들을 찾았어요. 그때부터 그들에게서 배운 것을 적용해보기 시작했죠." 그는 관절염재단에서 섬유근육통 리더가 되기 위한 훈련을 받았다. 당시 섬유근육통 환자들이 겪는 정보 부족 문제를 해결해주는 일을 하고 싶었다. "의사들이 어째서 그 오랜 세월 동안 제 증상을 제대로 보지 못했는지 너무 알고 싶었어요. 다른 섬유근육통 환자들을 교육시키고 도와줄 뭔가를 하고 싶기도 했고요."

1997년, 샤론은 성요하네스병원에 섬유근육통 지원 및 교육 그룹을 설립했다. 그 그룹은 2003년에 미시간섬유근육통협회로 발전했고, 그는 현재 협회에서 월례 미팅을 개최하는 중이다. 첫 번째 월례 미팅에는 섬유근육통 환자 70명이 참석했다. 그 순간을 샤론은 이렇게 회상한다. "사람들이 눈물을 흘리면서 다가와 이런 모임을 만들어줘서 고맙다고 했어요. 당시만 해도 섬유근육통에 대한 책도 두 권밖에 없었고, 인터넷도 막 등장한 때였어요. 사람들이 정보에 너무 목말라 있었죠."

오늘날 건강 및 행복 코치로 활동 중인 샤론은 설립자 겸 회장 자격으로 섬유근육통 지원 및 교육 그룹을 이끌고 있다. 결혼해 10대 아이 둘을 둔 그는 섬유근육통을 잘 통제하면서 바쁜 삶을 살고 있다. 항우울제를 복용해 수면 문제가 개선됐고, 음식을 조심하면서 일주일에 6일씩 운동하고 있다. "이는 선택이 아닙니다. 양치질하는 것과 마찬가지로 일상이죠. 그래야만 하니까요." 그는 여러 해에 걸친 시행착오 끝에 섬유근육통은 약과 물리치료, 작업치료, 심리치료, 운동, 영양 관리 등 여러 분야의 접근방식을 병행해 치료해야 한다는 걸 깨우쳤다.

샤론은 어린 시절을 되돌아볼 때마다 당시 의사들이 자신의 통증을 심각하게 받아들였더라면 어땠을까 생각한다. 만일 그때 그들이 소아 섬유근육통 때문이라고 정확한 진단을 내렸더라면 적절한 치료를 받을 수 있었을 것이고, 병세가 그렇게까지 악화되진 않았으리라. "만일 누군가가 처음부터 섬유근육통을 치료하기 위해 어떻게 해야 하는지 알려주었더라면, 절대 제가 살아온 방식으로 살진 않았을 겁니다." 어떤 면에선 많은 시행착오 덕에 그는 다른 사람을 위해 더 많은 일을 할 수 있게 되었다. "요즘에도 여전히 섬유근육통 진단을 받기까지 평균 5년 정도 걸립니다. 진단을 좀 더 일찍 받을 수 있다면 병세가 악화되는 걸 막을 수 있겠죠. 저는 사람들이 보다 나은 출발을 할 수 있길 진심으로 바랍니다."

내키지 않는 분류

샤론의 어린 시절로부터 30년이 넘게 지난 지금, 소아 섬유근육통에 대한 이해도는 높아졌지만, 발병 원인과 진행 과정, 치료에 대해서는 아직도 밝혀내야 할 것이 많다. 의사들은 아이들도 섬유근육통 환자로 분류해야 하는지에 대해 아직 의견이 분분하다. "성인들은 섬유근육통 환자가 많다는 게 잘 알려졌지만 아이들은 그렇지 못한데, 그건 이 병이 아동병원에서는 볼 수 없어서가 아닙니다." 신시내티 아동병원 메디컬센터의 소아과 및 임상 마취과 교수이자 행동의학 및 임상심리 연구 책임자이기도 한 수스미타 카시카르-주크Susmita Kashikar-Zuck의 말이다. "광범위한 만성 근골격계 통증은 통증 전문 센터와 류마티스 클리닉은 물론 일부 다른 전문 병원에서도 흔히 볼 수 있습니다. 그러나 여러 해 동안 의사들은 섬유근육통을 소아 질환으로 분류하는 걸 내키지 않아 했습니다. 그건 아마 소아 섬유근육통에 대해 알려진 게 많지 않기 때문이거나, 아이들의 섬유근육통은 자라면서 저절로 없어진다고 생각하거나, 섬유근육통이란 진단을 내리는 건 낙인을 찍는 거나 다름없다고 생각했기 때문일 겁니다."

카시카르-주크 박사는 소아 섬유근육통에 대한 경각심을 높이기 위해 광범위한 연구를 해오고 있다. 의사들이 그간 소아 섬유근육통을 인정하길 꺼리는 바람에 많은 아이와 부모가 해결책을 찾지 못해 수개월에서 수년간 제대로 된 진단이나 치료도 받지 못한 채 이 병원, 저 병원을 전전하게 된다는 걸 알기 때문이다. "섬유근육통 환자들은 통증을 호소하지만, 뚜렷한 염증 징후도 없고 의사가 확인할 수 있는 혈액검사 방법도, 생체 지표도 없습니다." 섬유근육통을 앓는 아이는 근골격계 통증 외에 두통과 복통 등 다른 여러 가지 통증에도 시달릴 수 있다. 보통 소아과 전문의나 신경과 전문의, 위장병 전문의 등을 만난 뒤 최종적으로 통증 클리닉이나 류마티스 전문의를 찾는 경우가 많다. "섬유근육통은 모든 종류의 통증 질환 가운데 특히 복잡하며, 사람을 무력하게 만드는 질환 중 하나이기도 합니다."

의사 생활 초기 카시카르-주크 박사는 소아 섬유근육통을 희귀질병으로 봤기 때문에 치료에 마지못해 임했다. 섬유근육통을 앓는 사춘기 여자아이들은 의사에게 무시당했고, 참기 힘든 통증을 치료도 받지 못한 채 견뎌야 했다. 이 분야에 대해선 분명 더 많은 연구가 필요했고, 그가 1990년대 말에 전문적으로 파고들기 시작했을 때도 어려움이 많았다.

이제 우리는 소아 섬유근육통이 아주 현실적인 문제라는 사실을 안다. 섬유근육통을 앓는 사람들과 그렇지 않은 사람들 간에는 생리학적 측면에서 기본적인 차이가 있기 때문이다. 이제 아이들의 섬유근육통은 어른이 되어서도 계속되는 경우가 많다는 사실도 안다.[12] 긍정적인 변화 또한 생기고 있다. "지난 20여 년간 큰 발전이 있었습니다." 카시카르-주크 박사의 말이다. 의사들이 섬유근육통에 대한 조사를 진행하면서 치료법은 계속 개선되고 있다.

소아 섬유근육통은 왜 생기는가?

아이들에게 왜 섬유근육통이 생기는지 밝힌 연구는 별로 없지만, 수십 년에 걸친 카시카르-주크 박사의 연구에 따르면, 아이들의 섬유근육통 증상은 면역 체계에 영향을 미치는 심한 독감이나 장염 같은 세균 감염으로 시작되는 경우가 많다. 샤론의 섬유근육통은 심한 기관지염을 앓고 난 뒤 본격적으로 생긴 것으로 보인다. 그런 경우 면역 체계에 문제가 생기면서 신경계 기능에 변화가 오게 된다. 섬유근육통은 신체 한 부위에서 생긴 통증이 슬금슬금 온몸에 퍼져 극도의 피로감과 수면 문제로 이어지기도 한다. 그러나 관련 연구는 대부분 수십 년간 그 병을 앓아온 성인들을 상대로 진행되었기 때문에, 아이들에게 생기는 섬유근육통의 생물학적 원인에 대해선 아직 아는 바가 별로 없다.

복합부위통증증후군과 마찬가지로 소아 섬유근육통의 원인 역시 아주 복잡하다. 과학자들은 섬유근육통이 말초신경계 및 중추신경계, 유전자 발현의 변화, 면역 요인과 관련 있다고 믿지만, 그 분야 연구는 아직 걸음마 단계다. 그와 관련해 카시카르-주크 박사는 말한다. "아이들의 만성 통증은 관심을 기울여야 할 문제라는 사실과, 아이들이 성장하면 꼭 만성 통증에서 벗어나게 되는 건 아니라는 사실이 밝혀지기까지 오랜 시간이 걸렸습니다. 우리는 이제 '왜 섬유근육통이 그렇게 어린 나이에 생기는가' 하는 문제를 좀 더 깊이 파고들어야 합니다. 왜 남자아이보다 여자아이에게서 더 많이 나타나는 걸까요? 호르몬은 이 병에 어떤 영향을 미칠까요? 이 모든 연구는 아직 걸음마 단계에 불과합니다."

섬유근육통 관리와 두려움

섬유근육통을 앓는 청소년들은 종종 불안감과 우울증, 외로움을 느낀다. 섬유근육통 때문에 학교생활이나 10대 시절의 다른 정상적인 활동을 하지 못하면, 아이들은 훨씬 더 큰 고립감과 실의에 빠진다. 그러나 희망을 가질 만한 이유는 있다. 인지행동요법과 운동, 물리치료, 약을 적절히 병행하면 통증과 우울증이 완화되어 아이들이 다시 일상적인 활동을 할 수 있다는 연구 결과가 있기 때문이다.[13]

복합부위통증증후군도 그렇지만, 섬유근육통을 앓는 많은 아이는 육체적으로나 정신적으로 통증에 대해 큰 두려움을 갖고 있다. "아이들은 설사 정상적인 인간관계와 학교생활을 재개한다 해도 여전히 육체적으로 위축되어 있습니다. 그 아이들에게 적극적인 움직임이나 운동은 너무나도 무서운 일이기 때문입니다. 그리고 통증이 눈에 띄게 완화된 뒤에도, 몸을 움직이거나 뭔가 활발한 활동을 할 때마다 몸이 더 아프다고 호소하곤 합니다."

카시카르-주크 박사는 섬유근육통을 앓는 아이들은 여러 해에 걸친 육체 활동의 저하로 움직임에 대한 적응력이 떨어지게 된다고 이야기한다. 아이들은 걷거나 뛰다가, 아니면 침대에서 일어나다가, 심한 통증을 느낄 때마다 시간이 지나면서 스스로를 지키는 방법을 터득한다. 통증을 막기 위해 아예 주변 자극에 대한 자신의 생체역학을 바꿔버리면서 다른 문제들이 생기는 것이다. "오랫동안 근골격계 통증에 시달려온 아이를 지켜보십시오. 아픈 걸 피하려 애쓰는 과정에서 실제로 걸음걸이와 자세, 몸의 균형, 움직임에 대한 자신감이 바뀌는 게 보일 겁니다. 불행히도 몸을 움직이는 방식은 부상이나 통증과 깊은 관계가 있습니다." 건강한 움직임을 두려워해 자꾸 회피하다 보면 점점 더 통증에 민감해지면서 움직임 거부 패턴이 고착화된다.[14]

"의사들은 늘 이렇게 말합니다. '음, 넌 물리치료를 받아야 할 게다. 규칙적인 운동도 해야 할 거고.' 아이들은 운동 때문에 통증이 더 심해진다고 생각하는데, 그렇다면 그 아이들에게 운동을 어떻게 하라고 해야 할까요?" 그는 이 질문에 대한 답을 스포츠 의학에서 찾았다. "스포츠 의학 전문가들이 하는 걸 보니 만성적인 근골격계 통증에 그대로 적용할 여지가 많더군요. 스포츠 의학 분야 의사와 코치들이 하는 일은 기본적으로 부상을 당하지 않고 몸을 움직이는 법을 가르쳐주어 실력을 십분 발휘하게 해주는 거거든요. 상상해보세요. 생체역학이 바뀌어버린 상태에서 몸을 움직인다면 얼마나 많은 운동을 하느냐는 중요하지 않습니다. 몸을 움직이자마자 부상을 당하기 좋은 방식으로 움직이게 될 거고 결국 통증을 느끼게 될 테니 말이죠."

이 단순하면서도 통찰력 있는 관점을 통해 카시카르-주크 박사는 섬유근육통을 앓는 아이들에게 그냥 운동하라고 권하기에 앞서 한 발 물러나 생각하게 됐다. 아이들에게 하루에 5분씩 러닝머신 위에서 걸어보라고 권하기보다는 먼저 아이들의 몸을 움직임에 익숙해지게 재훈련시켜야 한다는 걸 깨달은 것이다. 회복 기간에 신경계가 재훈련을 하듯 근골격계 역시 재훈련을 해야 한다.

그는 이후 'FIT 틴즈(FIT Teens: Fibromyalgia Integrative Training, 즉 '섬유근육통 통합 훈련'의 줄임말이다)'라는 신경 근육 훈련 프로그램을 개발하기 시작했다. 아직 시험 단계 상태인 이 프로그램은 캐나다와 미국 전역 7곳에서 진행 중이다. 연구진은 3차원 모션 실험실에서 컴퓨터를 이용해 정교한 생체역학 분석(일종의 픽사Pixar 기술이다)을 하면서, 10대들의 관절에 재귀반사 표시를 해 치료에 앞서 아이들의 움직임을 추적 관찰한다. "재귀반사 표시는 총 36가지입니다. 실험실 안에는 사방에 카메라 10대가 설치되어 있는데, 우리는 아이들에게 걷고, 점프하고, 몸의 균형을 잡는 등 여러 동작을 취하게 하면서 모든 걸 3차원 영상으로 캡처해 분석합니다."[15]

FIT 틴즈 치료 프로그램에 참여하는 아이들은 8주 동안 한 주에 두 번씩 실험실을 찾아, 안전하게 움직이는 동시에 근력을 기르고 자세와 균형을 개선할 수 있게 해주는 특수한 운동을 한다. "아이들은 움직임에 대한 두려움과 통증에 내처하는 기술을 배웁니다." 치료 프로그램을 마치면, 3차원 동작 캡처 시스템으로 다시 아이들의 생체역학 상태를 측정해 얼마나 개선되었는지 본다.

현재까지는 결과가 아주 낙관적이어서 치료 프로그램을 마친 아이들은 움직임 패턴과 자세 측면에서 상당한 발전이 있었다. "서로 다른 관절에 힘을 골고루 분산시키는 등 아이들은 더 힘 있게, 그러면서도 통증이 생기지 않게 적절한 방식으로 움직입니다."

또 다른 이점도 있다. 아이들에게 섬유근육통과 운동 결과로 생기는 근육통을 구분하는 법을 가르쳐주고, 무엇보다 다른 아이들과 함께 어울릴 기회도 갖게 해준다. 대부분의 아이가 난생처음 만성 통증을 앓는 또래를 만날 수 있는 기회다. 아이들은 서로서로 배우고 도움을 주는데, 그러면 확실히 동기부여가 되고 참여도도 높아진다.[16]

카시카르-주크 박사의 다음 목표는 FIT 틴즈 치료 프로그램으로 신경 경로를 변화시킬 수 있는지 알아보는 것이다. 이 치료 프로그램 전후 신경 촬영을 통해 중추신경계와 통증 신경망에 어떤 변화가 있는지 연구하려 한다. "근력 측면에서는 물론 감정 측면에서도 변화가 생기는 걸 봐왔고, 뇌가 통증을 인지하는 방식에도 변화가 생기는 걸 확인했습니다. 우리는 약을 사용하지 않는 이 치료법에 생물학적 효과도 있을 거라고 추정합니다."

소아 섬유근육통 치료에
약이 도움이 될까?

현재 미국식품의약국 승인을 받은 아이 전용 섬유근육통 약은 없다. 성인용 섬유근육통 환자를 위한 약은 세 종류가 있다. 리리카의 복제약 버전인 프레가발린Pregabilin은 신경통과 발작 치료에 쓰인다. 둘록세틴Duloxetine은 '세로토닌 선택적 재흡수 억제제'로 알려진 항우울제 계열의 약으로, 불안장애와 신경병증, 만성적인 근육 또는 뼈 통증 치료에 쓰인다. 밀나시프란Milnacipran은 '세로토닌-노르에피네프린 재흡수 억제제'로 알려진 항우울제 계열의 약으로, 섬유근육통 치료에 쓰인다. 현재 섬유근육통을 앓는 아이를 대상으로 이 약들에 대한 테스트가 진행 중이지만 결과는 아직 나오지 않았다.

의사들은 철저한 관리를 전제로 가끔 아이들에게 이 약들을 처방하기도 하지만, 눈에 띄는 부작용이 있다. 예를 들어 약을 복용하면 졸음이 와 학교생활에 지장을 주고, 일부 약은 자살 충동이 생기기도 한다. 그래서 의사와 부모 들은 이 약들을 처방하는 것에 아주 신중해야 한다. 이 세 종류의 약은 대개 아이들에게 소량만 처방되며, 가끔은 감정 기복 및 수면 문제를 해결하기 위해 아미트리프틸린(Amitriptyline, 불안장애, 우울증, 통증 치료에 쓰이는 항우울제)과 사이클로벤자프린(Cyclobenzaprine, 근육 이완제), 항우울제 등이 함께 처방된다. 여자아이들은 생리통이 심할 경우, 이를 완화하는 데 경구 피

임약이 도움이 되기도 한다. 비스테로이드성 항염증제와 오피오이드
는 대개 섬유근육통 증상을 완화하는 데 효과가 없다.

소아 섬유근육통과 미래 희망

현재 섬유근육통을 앓는 10대 가운데 약 50퍼센트
는 성인이 되어서도 심한 섬유근육통을 앓고, 섬유근육통을 앓는
10대의 거의 전부가 성인이 되어서도 섬유근육통의 주증상인 광범
위한 통증과 수면장애, 피로감 가운데 적어도 한 가지는 계속 겪는
다.[17] 다행인 점은 연구원과 의사 들이 아이들의 섬유근육통 치료에
그 어느 때보다 많은 관심을 보이고 있다는 것이다. "사람들이 이제
섬유근육통 같은 통증 증후군을 어렸을 때 효과적으로 치료할 수 있
고, 성인이 된 뒤 만성 통증에 수반되는 큰 문제를 피할 수 있다는 걸
깨닫고 있는 것 같습니다." 카시카르-주크 박사의 말이다. 아이들의
신경계는 아직 발달 중이고, 유연성이 좋은 데다, 성인들의 신경계
처럼 굳어지지 않아 통증 신경 경로에 얼마든지 변화를 줄 수 있다.
특히 소아 섬유근육통의 경우 일찍 인지행동요법과 신경근육 훈련
같은 조치를 취하면 성인이 되어 심한 통증에 시달릴 가능성이 훨씬
줄어든다. "물론 통증을 완전히 없애진 못할 수도 있습니다. 그러나
통증 강도를 최소화해 아이들이 일상적인 활동을 이어가고, 대학에
진학하고, 인간관계를 맺고, 결혼을 하는 등 비교적 정상적인 삶을

살아갈 수 있습니다."

카시카르-주크 박사와 다른 소아 통증 연구원들은 그런 희망 아래 계속 연구에 매진하는 중이다. "우리는 아이들이 더 나아지는 걸 보고 있습니다. 그 가족들이 정상적인 삶으로 되돌아가는 걸 보고 있습니다. 저는 이 연구에 대해 아주 낙관적입니다."

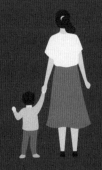

약물치료 외

10장

아이들의 고통을
줄이기 위한 통합 치료

When Children Feel Pain

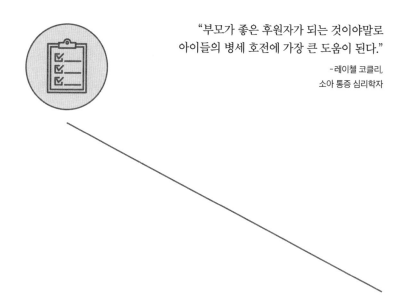

"부모가 좋은 후원자가 되는 것이야말로
아이들의 병세 호전에 가장 큰 도움이 된다."

-레이첼 코클리,
소아 통증 심리학자

부모 입장에서 아이들이 고통스러워하는 걸 지켜보는 것보다 더 가슴 아픈 일은 없다. 아이의 고통을 줄여줄 확실한 길이 보이지 않을 때 특히 더 그렇다. 지금껏 살펴봤듯 아이들의 만성 통증은 복잡하고, 관리 방법과 관련해 잘못된 인식도 한두 가지가 아니다. 다방면으로 효과적인 치료법이 분명 존재하지만, 아직 많은 사람이 그 치료법을 모르고, 정작 필요로 하는 사람들조차 쉽게 활용하지 못한다. 대개 각 가정에선 복잡한 의료 체계 안에서 헤매느라 여러 달 또는 여러 해 동안 힘든 시간을 보낸다. 만성 통증을 앓는 아이들은 여러 전문 분야의 의사들을 전전한 뒤에야 겨우 소아 통증 전문 센터를 찾는다. 아이들은 대개 적절한 치료법을 찾는 데 시간이 오래 걸릴수록 더 큰 불안감과 좌절감을 느낀다.[1]

다행히 미국은 물론 전 세계적으로 소아 통증 전문 센터 수가 계속 늘고 있다. 현재 소아 통증 센터는 전 세계에 83개 정도 있으며, 그중 약 50개는 북미에 있다.[2] 그 센터들에서는 대개 아이들의 통증을 관리하기 위해 의사와 심리학자, 물리치료사가 협업 중이다. 아이들은 필요에 따라 입원 환자로든, 집중치료를 받는 외래 환자로든, 정기적인 방문 환자로든 통증 전문 센터를 찾아가 치료를 받을 수 있다. 만성 통증을 앓는 아이들이 미국에서만 300~500만 명으로 추산되는 상황에서 소아 통증 전문 센터 수는 아직 턱없이 모자란 형편이다. 소아 통증 전문 센터에 있는 전문가들은 소아과 관련 의료인들에게 소아 통증 치료 프로그램이 있다는 걸 알리는 데 최선을 다하고 있다. 그뿐 아니라 아이들의 통증을 어떻게 덜어주고 마음을 편안하게 해줄 수 있는지, 아이에게 어떻게 정상적인 학교생활로 되돌아가고 충만한 삶을 살 수 있게 해주는지 알리기 위해 노력하고 있다.[3] 소아과 의료인들이 아이와 부모들에게 이런 소아 통증 전문 센터가 있다는 걸 알려줄수록, 더 많은 아이가 도움을 받게 될 것이다.

지난 몇 년간 의사들은 온라인 진료나 원격 의료 시스템을 활용한 통증 치료를 통해 의료 서비스를 확대하려 애써왔다. 이는 특히 코로나19로 대면 진료가 어려운 상황에서 도움이 되었다. 이 같은 온라인 진료의 결과는 아주 희망적이다. 아동 심리학자 워커 박사는 최근 한 조사에서 소아 기능성 복통에 대해 연구했는데, 아이들의 증상은 통증 교육이나 온라인 인지행동요법으로 완화되었다. 두 가지 옵션 가운데 온라인 인지행동요법(건강관리 코치와 양방향 상담이 포함된다)의 경우, 비용은 더 비싸도 '심한 통증 환자'로 분류된 하위 집단 아이들에게 효과적이었다. 그러나 다른 두 하위 집단 아이들(심한 통증을 겪지만 적응 반응이 더 좋은 아이들과 보다 가벼운 통증을 앓는 아이들)은 통증 교육에서도 똑같은 효과를 나타냈다.[4] "핵심은 이겁니다. 주변에 인지행동요법을 받을 데가 없거나 경제 여건상 이용할 수 없는 부모들은 낙담할 필요가 없다는 것이죠. 다른 옵션도 효과는 같거든요." 아이와 부모 들이 직접 통증 전문 센터를 찾아가든, 온라인 원격진료 서비스를 이용하든 그 효과는 삶이 바뀔 만큼 클 수 있다.

피오나 이야기: 올바른 치료법 찾기

"보스턴 아동병원 통증 클리닉을 찾아간 건 행운이었어요." 피오나는 13살 때 통증 클리닉을 추천받았다. 그 무렵 피오나는 라임병과 연이은 뇌진탕으로 3년째 만성 관절통과 심한 두통을 앓고 있었다. 그간 담당 소아과 의사를 비롯해 접골 전문의, 신경과 전문의, 라임병 전문의, 작업치료사까지 찾아갔으나, 그 어떤 의사도 그에게 도움이 될 만한 치료법이나 약을 처방해주지 못했다. 5~8학년 사이에 피오나는 다양한 통증에 시달렸고, 종종 학교에도 가지 못했다.

8학년(우리나라 중학교 2학년) 때 보스턴 아동병원에 간 그는 한 달

넘게 학교에도 못 가고, 축구 연습도 하지 못한 상태였다. 빛과 소리와 전자제품 스크린에 극도로 예민해져 대부분의 시간을 어두운 침실에서 혼자 보내야 했기 때문이다. "당시 저는 정신적으로 너무 침체되어 있었어요. 학교에 가는 걸 좋아했는데 그럴 수가 없었고 더이상 친구들과 어울릴 수도 없었으니까요. 너무 외로웠고 대체 뭘 어찌해야 할지 알 수 없었어요." 그러나 통증을 치료하는 법과 통증 관리법을 가르쳐주는 보스턴 아동병원 소아 통증팀의 도움을 받으면서, 마침내 그의 삶에 희망이 생겼고 병세도 호전됐다.

통합적 통증 관리의 효과

다방면의 의료 전문의와 심리학 전문의 들이 참여하는 통합적 통증 관리에 대해서는 앞 장에서 언급했다. 그런 통증 관리법은 실제 어떤 효과가 있을까? 안나가 있는 오리건보건과학대학교 소아 통증 클리닉의 의료진은 종종 가족들에게 만성 통증이 있는 아이는 타이어 바람이 다 빠진 자동차와 같다고 설명한다. 아이를 다시 움직이게 하려면 각 타이어를 어떻게 손볼 건지를 알아야 한다. 타이어를 손보는 가장 좋은 방법은 사람마다 다르다. 첫째로 약물치료, 둘째로 인지행동요법, 셋째로 물리치료, 넷째로 침술이나 식이요법, 친구들과의 사회 활동 재개, 수면 일정 조정 같은 비약물성 접근방식이 있다. 이런 이유로 각 분야의 통증 치료 전문가들은 팀을 이뤄 일하는 방식이 가장 효과적인 경우가 많다.

공식적인 소아 통증 관리 프로그램에는 적어도 세 분야의 의료 전문가가 포함된다. 아이들은 대개 물리치료사와 통증 심리학자, 의사로부터 도움을 받는다. 이때 의사는 소아과 마취 전문의, 재활 전문의, 고도의 통증 관리 교육을 받았거나 경험이 많은 소아과 의사를 말한다. 소아 통증 치료 프로그램에는 임상 간호사(nurse practitioner, 보통 의사가 하는 많은 일을 할 수 있도록 훈련받은 간호사 – 옮긴이)나 작업 치료사가 포함되는 경우도 많고, 때론 침술, 바이오피드백, 마사지, 영양 관리 등이 포함되며, 부모 후원 단체가 동참하기도 한다.

소아 통증 관리팀은 다양한 분야의 전문가들이 참여하는 게 중요하지만, 통증 관리 측면에서 서로 뜻을 같이하는 것도 그에 못지않게 중요하다. 그들은 무엇보다 통증으로 삶이 피폐해진 아이를 도와 정상적인 기능을 회복할 수 있게 해주는 데 전념해야 한다. 피오나의 사례에서도 알 수 있듯, 가족들이 소아 통증 전문 센터를 찾아갈 때쯤이면 아이는 학교에 가지 못하는 날이 많고, 학업 성적도 뒤처지며, 소속되어 있는 운동팀도 그만둬야 하는 경우가 많다. 일부 아이들은 친구들과 멀어지면서 불안장애나 우울증을 겪기도 한다. 많은 가족이 의외라고 생각하는 일이지만, 소아 통증 관리팀의 첫 번째 목표는 즉시 모든 통증을 완화하는 것이 아니다. 사실 모든 통증을 완화한다는 건 불가능하다. 그들의 목표는 아이들에게 신체 기능을 되찾아주고 통증을 관리해, 정상적인 삶으로 되돌아가게 해주는

것이다. 통증 완화 조치는 아이들의 삶이 회복된 후에 뒤따르는 경우가 많다.[5]

필수적인 심리 교육

소아 통증 관리 프로그램의 핵심 요소는 아이와 부모에게 통증 교육을 하는 것이다. 아이들은(성인들도 마찬가지이다) 몸과 뇌 안에서 통증이 어떻게 시작되는지, 그 통증이 어떻게 만성 통증으로 변하는지, 점진적으로 일상적인 활동으로 되돌아가면 왜 지나치게 예민해진 신경계가 둔감해지면서 통증이 줄어드는지 등에 대해 배우기만 해도 서서히 신체 기능이 회복되고 병세가 호전되는 걸 경험한다.[6] 이는 1장에서 이미 살펴본 내용이다.

피오나의 통증 교육은 보스턴 아동병원 소아 통증 심리학자이자 하버드 의과대학 부교수로 통증 의학 분야의 임상 혁신 및 지원 활동을 이끄는 레이첼 코클리Rachael Coakley를 매주 만나는 것으로 시작됐다. "저는 만성 통증에 대해 아는 게 별로 없었어요. 코클리 박사님은 제게 통증을 관리하는 법은 물론 약을 먹지 않고 통증을 완화하는 방법도 가르쳐주셨어요."

코클리 박사는 피오나의 통증이 실재하는 거라고 확인시켜주었고, 심리적 문제가 통증의 원인은 아니지만 그 방법을 잘 활용하면 통증을 완화할 수 있다는 것도 알려주었다. 그는 이렇게 말한다. "우리는 아이와 부모에게 장기적으로 만성 통증 치료에 효과가 있는 심리학적 전략이 있다는 걸 이해시키려고 해요. 그 전략은 통증에 대한 임시 처방이나 일시적인 해결책이 아닙니다. 약 효과가 나타나기 전까지 쓸 수 있는 임시방편이 아니라는 거죠. 다양한 상황에서 통증을 줄이고 신체 기능을 개선하는 데 도움이 될 아주 멋진 해결책입니다. 하지만 통증 센터 외 의료기관에선 간과되는 경우가 많습니다."

이런 심리학적 전략 속에는 다음과 같은 세 가지 검증된 치료법이 포함된다. 첫 번째, 불안장애와 불면증을 치료해주는 인지행동요법, 두 번째, 자기최면, 심상 유도법, 마음챙김(mindfulness, 현재 순간을 있는 그대로 자각하는 것 – 옮긴이)에 기초한 스트레스 완화법, 바이오피드백 같은 생리학적 자기 통제 요법, 세 번째, 부모 코칭이다. 많은 연구 결과를 보면, 심리학적 치료에 부모들이 동참하면 아이들의 만성 통증이 호전되는 것으로 나타난다.[7] 통합적인 통증 클리닉에서는 필요에 따라 물리치료, 작업치료, 약물치료와 함께 심리학적 전략이 사용된다. 결국 각 가정의 상황에 맞춰 통합적인 통증 관리 계획을 짜는 것이다.[8]

맞춤형 통증 관리 계획

한 가정의 문제를 해결하기 위해 팀 전체가 움직이

는 통증 관리 방식의 장점 가운데 하나는 상황에 따라 아이와 부모에게 가장 효과가 있을 것으로 판단되는 치료 방법을 선택할 수 있다는 점이다. 예를 들어 만성 요통 및 수면 문제로 고생하는 10대 남자아이는 통증 심리학자로부터 인지행동치료를 받고, 통증에 대한 두려움을 줄이기 위해선 물리치료사로부터 도움을 받는다. 임상 간호사는 환자 가족과의 통화를 통해 약 복용 시간을 조절함으로써 수면 문제를 개선시켜주고, 환자 가족이 사는 지역에서 요가나 마음챙김 수업을 들을 수 있게 돕는다. 약을 먹었을 때 심각한 부작용이 있거나 다른 문제가 있으면 환자 가족들은 소아과 마취 전문의를 찾아간다. 치료 과정 내내 소아 통증 관리팀은 아이, 부모와 상의해 계속 다른 치료 방법을 내놓으면서 맞춤형 통증 관리 계획을 다듬는다. 상황이 변해 계획을 수정해야 한다면 통증 관리팀은 환자 가족에게 계속 조언을 해준다.

만성 통증을 앓는 아이들을 위해 심리학적 치료와 물리치료를 병행하는 소아 통증 관리 프로그램도 있다. 시몬스 박사는 심한 통증에 대해 두려움을 갖는 아이들에게 도움을 줄 목적으로 'GET 리빙 GET Living'이라는 통증 관리 프로그램을 개발했다. 그 프로그램에서는 아이들이 물리치료를 받으면서 두려워하는 동작들을 점진적으로 해보게 하는 방법을 쓰고 있다.[9]

이 같은 통증 관리 프로그램은 만성 통증에 도움이 될 뿐 아니라 비용 절감 효과까지 있다. 아이들이 통합적인 만성 통증 관리 센터에서 치료를 받으면 응급실을 찾거나 비싼 전문의 상담을 받을 일이 줄어 환자 의료비 부담이 현저히 내려간다.[10]

약에 대한 의존 줄이기

이제 막 아이의 통증 치료 방법을 찾기 시작한 경우, 부모는 약에 대해 무엇을 알아야 할까? 첫째, 만성 통증을 일거에 날려줄 마법의 약 같은 건 없다는 걸 명심한다. 신속한 치료는 매력적인 일이지만, 약물치료는 만성 통증 문제를 해결하기 위한 다양한 계획 중 하나로 이용하는 게 좋다.[11] 둘째, 아이들의 급성 통증을 치료하는 데 효과가 있는 약들이 만성 통증을 치료하는 데는 그리 효과적이지 못하다는 걸 알아야 한다. 급성 통증에 주로 쓰는 약으로는 의사 처방 없이 약국에서 살 수 있는 진통제(아세트아미노펜 성분이 들어 있는 타이레놀 등), 비스테로이드성 항염증제(이부프로펜 성분이 들어 있는 애드빌 등), 처방약인 아편 유사제 오피오이드를 꼽을 수 있는데, 이 약들은 중추신경계와 뇌의 수용체에 들러붙어 통증 신호를 차단하는 역할을 한다.

앞서 5장에서 살펴보았듯이 논란이 많은 오피오이드 처방약들은 어떤 상황에선 아이들의 급성 통증을 관리하는 데 중요한 역할을 한다. 예를 들어 오피오이드는 아이들의 수술 후 통증을 가라앉히는 데 필요하고 효과도 있다. 또한 암과 겸상적혈구성 빈혈 같은 병을 않는 아이들의 통증을 완화하기도 한다.[12] 그러나 오피오이드는 일 반적으로 아이들이 잘 걸리는 두통이나 복통 등의 치료에 권장되지 않는다. 구토, 변비, 호흡 문제, 인지 장애 같은 심각한 부작용이 있는데, 만성 통증의 경우 대체로 오피오이드의 효과에 비해 부작용이 더 크기 때문이다. 만성 통증에 시달리는 많은 성인도 오피오이드의 부작용이 견디기 힘들 정도로 심각하다.[13] 경험 많은 의사의 관리 감독 없이 복용할 경우 오용이나 중독, 생명을 잃을 수도 있는 과다 복용에 이를 위험이 높다.[14]

아이가 오피오이드를 복용해야 한다면 그 위험을 줄일 수 있는 방법도 있다.[15] 워싱턴대학교 의과대학 통증 의학과 부교수이자 시애틀 아동병원 마취 전문의 래비츠 박사는 각 가정에선 아이가 얼마나 오래 오피오이드를 사용해야 하는지, 어떻게 오피오이드를 끊을 준비를 할 건지, 어떻게 오피오이드 없이 사는 법을 배울 건지에 대해 담당 의사와 사전 조율을 해야 한다고 강조한다. 무엇보다 치료가 끝난 뒤 남은 오피오이드는 절대 재미 삼아서든, 우연이든 오남용되지 않도록 해야 한다. "불행히도 가끔 아이들에게 비오피오이드성 진통제를 먼저 써보지도 않고 아편 유사제인 옥시코돈을 처방하는 경우가 있습니다. 그것도 얼마나 자주 복용해야 하는지, 양은 어떻게 줄여가야 하는지, 남은 약은 어찌해야 하는지에 대한 지침도 전혀 없이 말이죠." 이는 아이들이 오피오이드 오남용에 위험 인자를 갖고 있을 때(오피오이드 중독 이력이 있는 등) 특히 문제가 될 수 있다.

따라서 아편 유사제 오피오이드를 사용할 때는 아주 신중해야 하고, 다음과 같은 지침을 따라야 한다.

- 오피오이드를 다른 식구와 같이 복용하지 말라.
- 아이의 복용을 유심히 지켜보도록 하라.
- 약을 잘 보관해 아이가 손을 댈 수 없게 하라.
- 약을 처방한 의사에게 혹 있을지도 모를 부작용이 무엇인지를 확인하라.
- 아이가 여러 날 동안 복용할 경우, 처방한 의사에게 언제, 어떻게 중단하면 되는지 물어보라.
- 남은 약을 나중에 다시 사용하지 못하게 하라.
- 남은 약을 처리하는 방법에 대해서는 약 라벨에 붙어 있는 설명이나 의사의 조언, 약사의 말을 따르도록 하라. 약 종류에 따라 변기 같은 데 쏟아버리지 말고, 커피 찌꺼기나 흙 또는 고양이 배설용 점토 등과 섞어 쓰레기통에 버려야 할 수도 있다.

만성 통증 약 관리하기

의사들이 만성 통증 질환을 치료하기 위해 흔히 처방하는 약으로는 항우울제(둘록세틴 성분이 들어 있는 약, 심발타 등), 항발작제(가바펜틴 성분의 약, 뉴론틴 등), 신경 통증약(프레가발린 성분의 약, 리리카 등) 등을 꼽을 수 있다. 치료 방식은 다 다르지만 모두 지나치게 예민한 신경계를 치료하기 위한 약이다. 의사들은 단기적인 치료 목적으로 아이들에게 근육 이완제(디아제팜 성분의 약, 발륨 등) 또는 국소 항염증 크림이나 패치 등을 처방한다. 이외에 고려해볼 수 있는 약은 수도 없이 많지만, 이런 약들은 전부 부작용이 있다. 아이의 만성 통증 치료에 필요한 약을 찾는 경우, 효과는 가장 좋고 부작용은 가장 적은 약을 처방하기 위해 의료 전문가의 관리 감독하에 이런저런 시행착오를 거쳐야 한다.

9장에서 언급한 것처럼 만성 통증 치료에 쓰이는 약들은 아직 미국식품의약국으로부터 아이들에게 사용해도 좋다는 분명한 승인을 받지 못했다. 약품 승인에 필요한 임상실험에 아이들이 포함되는 경우가 드물기 때문이다. 그래서 소아과 의사들은 이 약들을 처방할 때 순전히 자신의 판단에 의존해야 하고, 책임도 온전히 자신이 져야 한다. 가장 이상적인 시나리오는 의사와 부모 들이 긴밀히 협조해(소아 통증 관리팀의 다른 전문가들과 함께) 약 선택을 검토하고, 각 약의 장단점에 관한 얘기를 나누며, 약물치료 기간 내내 아이를 유심히 지켜보는 것이다.

소아 통증 관리팀은 경우에 따라 아이와 부모에게 자연요법 전문가나 공인된 영양사를 소개해줄 수도 있다. 그러면 통증 관리에 영양 보충제나 프로바이오틱, 약초, 아로마테라피, 칸나비디올(cannabidiol, 칸나비스 즉, 대마에 들어 있는 화학물질로 심인성 효과가 없다,

간단히 줄여 CBD라고도 한다) 등을 활용할 수도 있다. 아이들에게 이런 옵션을 적용했을 때의 효과에 관한 연구는 별로 없지만, 소아 통증 관리팀은 앞으로 치료의 일부분으로써 이런 옵션의 장단점을 평가할 계획이다.

매디 이야기: 말을 들어주는 일의 중요성

통증 프로그램은 각기 다 다르지만, 모든 프로그램의 공통점은 아이와 부모의 말에 귀 기울여준다는 것이다. 아이가 부모와 함께 소아 통증 클리닉을 찾아올 때쯤이면 대부분 다른 방법을 다 써보고도 효과를 못 봐 진이 빠질 때로 빠져 있는 상태다. 아이들은 대개 머릿속에서 통증을 만들어내고 있다거나, 더 이상 해줄 수 있는 게 없다는 말을 들었다. 그러나 소아 통증 클리닉에서는 늘 아이와 부모의 말에 귀 기울여준다.

캐나다 오타와에 사는 매디와 그의 가족도 그런 일을 겪었다. 매디는 어깨 부위에 심한 통증을 느꼈고, 14살 때부터 팔 위쪽 둥근 부위가 툭하면 탈구되었다. 매디의 엄마 조안의 기억에 의하면, 그때마다 가족들은 탈구된 팔을 다시 껴맞추기 위해 일주일에 세 번은 응급실로 달려가곤 했다. 조안은 소아과 의사가 전문적인 치료를 해주지 못했다면서 이렇게 말한다. "몇 개월간 늘 그런 식이었고, 결국 나중에는 의사들이 우리의 방문을 달가워하지 않을 정도가 됐어요. 우리를 단지 응급실을 뻔질나게 드나드는 사람들로 보았죠. 늘 같은 문제로 매디를 데려온다는 걸 알게 되자, 그들은 우리만 보면 질렸다는 듯 두 손을 들어 올리며 매디의 문제는 응급 상황이 아니며 모든 건 그 애가 머릿속으로 만들어내고 있는 거라고 말했어요."

그러나 문제는 계속됐고 통증 또한 갈수록 더 심해졌다. 통증은 한 어깨에서 다른 어깨로, 목으로, 그다음엔 관절들로, 결국 온몸으로 퍼져나갔다. 복통과 두통이 시작됐고, 호흡 문제가 생겼으며, 열도 났다. 성격이 느긋하던 10대 소녀는 결국 학교도 가지 못한 채 모든 시간을 침대에서 보내야 했다.

매디가 만난 정형외과 의사들은 아무 해결책도 제시하지 못했고, 가족들은 절망에 빠졌다. "왜 아무도 우리 애를 도와주지 못하는지 이해할 수 없었어요." 6개월 후 매디는 어깨를 응급 수술했지만 통증이 훨씬 더 심해져 견디기 힘들 지경이 됐다. "수술을 받고 집에 돌아온 날 통증이 견디기 힘들 만큼 심해졌어요. 그 애가 그렇게 고통스러워하는 건 본 적이 없었죠. 정말 끔찍했어요. 어찌해야 좋을지 알 수 없어서 결국 아이를 다시 병원으로 데려가야 했어요. 매디는 고통스러워 울부짖으며 몸부림쳤고, 열이 펄펄 났고, 땀도 흘렸어요. 병원 측에선 일주일 정도 입원을 허용했지만, 매디의 통증에 대해선 여전히 믿지 못하는 표정이었어요."

끔찍한 소동을 겪은 뒤, 매디 가족은 토론토에 있는 '아픈 아이를 위한 병원Hospital for Sick Children'을 소개받았다. 그 병원 의사들은 매디가

'엘러스-단로스 증후군Ehlers-Danlos Syndrome'을 앓고 있다는 진단을 내렸다. 엘러스-단로스 증후군은 몸의 결합 조직이 약해져 관절이 과도하게 유연해지고 피부도 얇고 약해지는 유전 질환으로, 극심한 근골격계 통증을 유발하는 것으로 알려져 있다. 또한 이 증후군의 유전적 변이로 인해 혈관과 장기가 약해지고 심각한 후유증까지 나타난다.

정확한 진단은 해결책을 찾는 열쇠다. 그러나 매디가 위안을 얻기 시작한 건 부모님과 함께 미네소타주 로체스터 메이오클리닉을 찾고부터다. 소아 통증 재활 치료를 위한 3주 일정의 외래환자 치료 프로그램에 참여하면서 매디는 신체 기능을 회복하는 방법을 배웠다. 매디의 가족은 소아 통증 관리팀의 도움으로 적절한 약을 선택할 수 있었고, 심리학적 도움은 물론 물리치료와 작업 요법, 바이오피드백, 오락 요법, 부모 코칭 등을 받을 수 있었다. 수면의 중요성을 배웠고, 명상 등을 통해 심리적 연결법을 찾았으며, 학교생활과 가정생활, 사회생활, 취미 활동, 육체적 활동 간에 균형을 맞출 수 있게 되었다. "통증은 늘 존재하겠지만, 균형 잡힌 삶을 사는 법을 더 많이 알수록 통증 강도도 완화되고, 좋지 않은 날도 점점 줄어들 거라는 사실을 배웠습니다." 조안의 말이다. "통증 관리 프로그램을 통해 아이와 부모에게 제공되는 후원 단체의 힘도 대단했습니다. 만성 통증에 시달리는 삶을 이해해주는 다른 사람이 있다는 건 정말 큰 도움이 되었거든요."

현재 21살인 매디는 대학에서 아동 발달을 전공하고 있으며, 장래에 교사가 될 계획이다. 조안은 매디가 병에 지배되지 않는 삶을 사는 법을 배우게 된 건 소아 통증 관리 프로그램 덕이라고 믿는다. "우리 애는 영양과 운동을 중시하고, 가족이나 친구들과 보내는 시간을 소중히 여기고 있습니다. 소아 통증 관리 프로그램을 통해 자기 자신을 되찾았고, 삶의 평범한 즐거움에 매일매일 감사하는 마음으로 살게 됐습니다. 저도 앞으론 딸처럼 살고 싶어요."

아이 후원자로서 부모의 역할

통증 관리 프로그램의 성공에 특히 중요한 한 가지 측면은, 부모가 아이 후원자로서의 역할을 해야 한다는 점을 알게 된다는 것이다. 부모들은 그렇게 되기까지 어느 정도 재훈련이 필요할 수 있다. 예를 들어 만성 통증으로 고통받는 자녀의 부모는 모든 에너지를 아이의 통증과 불편을 덜어주는 일에 쏟아붓는다. 부모들은 앞다퉈 아이의 손발 노릇을 해주며, 학교 숙제나 허드렛일 또는 꼭 해야 할 다른 일들을 하지 않게 해준다. 물론 그 모든 건 자식을 사랑하면서도 달리 도와줄 게 없는 부모들 입장에서 자연스레 나오는 선의의 행동이다. 부모라면 악전고투 중인 아이를 위해 부담을 덜어주고 싶지 않겠는가? 그러나 이런 배려가 지나치면 아이는 계속 통증에만 집착해 좀체 움직이지 않는 등 정상적인 삶을 살지 못하여 상황이 더 악화되기 쉽다. 부모가 통증에 시달리는 아이를 보며 몹

시 괴로워하는 모습을 보이고, 아이를 지나치게 감싸고돌면 아이의 신체 기능만 점점 떨어지게 될 수도 있다.[16]

부모가 계속 아이의 통증에 집착하면, (예를 들어 "괜찮니?", "많이 아프니?", "오늘은 통증이 좀 어떠니?" 같은 질문을 해대면서) 아이들은 대개 점점 더 많은 통증을 호소한다. 반면에 부모가 관심을 통증 외의 다른 것으로 돌리면, (예를 들어 같이 보드게임을 하든가 주말 계획에 관해 얘기하면서) 통증에 대한 아이들의 호소는 줄어든다.[17] 그렇다고 부모가 아이의 통증을 가볍게 받아들여야 한다는 뜻은 아니다. 통증에 시달리는 아이를 위해 부모가 할 수 있는 가장 큰 도움은 자신감을 키워주고, 아이에게 장애물을 헤쳐나갈 능력이 있다는 신호를 보내주는 것이다.

소아 통증 관리 프로그램에 참여하는 심리학자들은 부모에게 자신들의 괴로움을 드러내지 말고 최대한 긍정적으로 생각하는 법을 가르쳐주며, 아이가 신체 기능을 되찾는 데 필요한 툴을 잘 이해하고 활용할 수 있게 곁에서 도와주는 법도 알려준다. 이는 부모와 아이 모두에게 효과가 있다. 조안은 메이오클리닉 통증 관리 프로그램의 장점은 가족에게 안정감을 줄 뿐 아니라 부모가 언제, 어떻게 아이의 통증에 개입해야 하는지 가르쳐주는 데 있다고 말한다.

보스턴 아동병원 통증 클리닉을 찾았던 피오나 역시 부모가 병원 통증 관리팀과 시간을 보낸 뒤 자신을 더 잘 도와주었다고 말한다. "부모님은 그야말로 5분 간격으로 제 상태가 어떤지를 물어봤는데,

더 이상 그러지 않게 되었죠. 덕분에 저는 필요할 때 제 쪽에서 먼저 다가갈 여유가 생겼어요. 부모님은 제 상태가 어떤지 제대로 이해할 수 있게 되었고, 제가 할 수 있다거나 할 수 없다고 말하는 것을 그대로 믿을 수 있게 되었어요. 그래서 저는 오늘 밤엔 설거지를 할 수 있을 정노도 상태가 괜찮지만, 내일은 학교에서 제대로 시간을 다 보낼 수 있을지 확신하지 못한다는 말도 할 수 있게 됐어요."

만성 통증 질환을 앓는 아이를 위해 언제 뒤로 물러서고, 언제 적극적으로 개입해야 하는지 알기란 쉽지 않다. 그와 관련된 규정집 같은 것도 없다. "우리는 만성 통증을 앓는 아이에게 어떻게 해주어야 하는지 아는 부모가 없다는 걸 깨닫고 있어요." 신시내티 아동병원 메디컬센터 소아과 및 임상 마취과 교수인 카시카르-주크 박사의 말이다. "부모는 기본 원칙을 갖고 있어야 하고, 가족들이 다 정상적인 삶을 살 수 있어야 합니다. 실제로는 비일비재하지만, 내내 통증에 시달리는 아이로 인해 집안의 역동성 자체가 깨지는 일은 없어야 합니다." 의사들은 부모가 긍정적인 후원자 역할을 잘 해낼 때 치료 결과도 가장 좋다는 걸 잘 안다. "우리가 아이의 통증에 무심한 척하는 악역을 맡읍시다." 카시카르-주크 박사의 조언이다. "그러면 여러분은 좋은 코치이자, 좋은 치어리더가 될 겁니다."

보스턴 아동병원 소아 통증 심리학자 코클리 박사도 부모 교육의 중요성을 강조한다. "통증에 시달리는 아이들을 돕는 방법은 많지만, 부모가 좋은 후원자가 되어주는 것이야말로 아이들의 병세 호전에 큰 도움이 됩니다. 저는 부모 관련 통증 관리 교육이야말로 소아 통증 관리의 가장 중요한 측면이라고 생각합니다."

통증 치료의 혁신:
모두에게 효과적인 통증 관리

피오나와 매디 모두 소아 통증 관리 전문 클리닉에서 치료를 받기 위해 한 주에서 다른 주까지 먼 길을 가야 했다. 드문 일도 아닌 게 통증 관리 전문 클리닉이 하나도 없는 주도 많기 때문이다. 모든 사람이 집에서 멀리 떨어진 클리닉까지 갈 수 있는 것도 아니다. 경제 사정이 안 좋거나, 건강 보험상에 문제가 있거나, 아이 치료를 돕기 위해 직장에서 시간을 내는 게 어렵다거나, 신경 써야 할 다른 일이 많은 등 여러 제약이 있는 집도 많다. 소아 통증 관리 클리닉에 들어가면 많은 시간과 자원을 투자해야 하고, 치료 과정에서도 각 치료법을 잘 지켜 아이의 일상생활에 녹아들게 해야 한다. 이런저런 이유로 소아 통증 관리 전문 클리닉에 가는 게 어려울 수 있는데,[18] 그때 가족들은 지역 내에서 통합적인 통증 관리팀을 구축해야 한다. 이는 담당 소아과 의사에게 지역 내 소아 심리학자와 물리치료사 등과 연계해 통합적인 통증 관리를 하게 해달라고 부탁하는 것으로 시작된다. 다른 대안도 있다. 통증 전문 연구원들이 원거리 통증 관리 서비스를 제공해, 아이들이 어디에 살든지 통증 관리를 받을 수 있는 방법을 모색하고 있기 때문이다.

그 움직임 중 하나가 WebMAP, 즉 '웹 기반의 청소년 통증 관리'인데, 이는 만성 통증을 앓는 아이와 부모 들을 위한 온라인 통증 관리 프로그램이다. WebMAP은 현재 스마트폰 앱으로 다운로드할 수 있고, 6주간의 인지행동요법 가상 프로그램을 제공한다. 이 앱을 사용하는 가족들은 집에서 편히 만성 통증에 대해 배울 수 있으며, 기분과 수면, 근육 이완, 신체 기능을 개선하는 데 도움이 될 각종 사용법을 훈련할 수 있다. 아이들은 마음챙김 및 심호흡 같은 것을 배울 수 있고, 신체 활동을 늘려나가기 위해 개인적인 목표를 세운 뒤 진전 상황을 추적해볼 수 있다. WebMAP은 실제로 통증을 줄이고 신체 기능을 개선하는 데 효과가 있다.[19]

2005년에 팔레르모 박사가 고안한 것으로, 당시 그는 오리건주 포틀랜드 도언베커 아동병원 소아 통증 관리 클리닉(현재 안나는 이 클리닉에 근무 중이다)의 유일한 심리학자였다. 또한 오리건주를 통틀어 유일한 통증 전문 아동 심리학자였기에, 그 지역 내 도움이 필요한 모든 아이를 혼자 돌본다는 건 불가능한 일임을 깨달았다. 그의 진료를 예약하기 위해서는 수개월씩 기다려야 했고, 때론 한 시간 진료를 받기 위해 6시간이나 차를 몰고 와야 했다.

좌절은 혁신을 부채질한다. "한 번 진료를 받기 위해 먼 길을 와야 하는 환자들을 보면서, 효과가 검증된 만성 통증 심리치료를 받게 해줄 유일한 방법은 온라인 치료라는 게 분명해졌습니다." 2006년 안나는 박사 과정 후 연구 장학금을 받으며 도언베커 아동병원에서 일했고, 팔레르모 박사를 도와 WebMAP 개발 및 첫 예비 연구 테스트에 참여했다.[20]

현재 워싱턴 소재 시애틀 아동병원 마취 및 통증 의학과 교수로 있는 팔레르모 박사는 그간 WebMAP 프로그램을 계속 다듬고 개선해왔다. 코로나19 팬데믹 상황에서는 프로그램 수요가 훨씬 많아졌다. "팬데믹 발생 초기, 대면 의료 진료가 크게 줄어든 시기에 우리는 어떻게 WebMAP 프로그램을 원격 진료에 통합시킬 건지 지침을 마련했습니다."

이 프로그램은 최초의 온라인 소아 통증 관리 방법이었고, 이후 소아 통증을 원격 관리하는 데 도움을 주는 다양한 온라인 프로그램들이 개발됐다.[21] 헤드폰을 통해 시청각 자극을 주거나, 손안에 들어오는 소형 컨트롤러를 통해 물리적 또는 촉각 자극을 주는 가상현실 프로그램을 이용하면 아이들은 축구장이나 얼음성, 식품점 등 생생한 가상환경에 몰입할 수 있다. 이 프로그램을 이용하면서 아이들은 어디에서나 물리치료를 받을 수 있고, 통증을 더 잘 견딜 수 있으며, 병원에서 통증이 수반되는 의료 과정을 더 잘 견딜 수 있다. 연구 결과에 따르면, 가상 축구 경기에 참여할 때 아이들은 체력 단련 훈련에 훨씬 더 전념하고, 가상으로 눈 덮인 매혹적인 세상에 들어가 탐험할 때 화상 치료를 받으면서도 통증을 덜 느낀다. 이런 가상현실 프로그램은 조만간 더 널리 보급될 전망이다.[22]

위안 찾기

'위안 능력 프로그램Comfort Ability Program'은 아이들에게 효과적인 통증 관리 경험을 제공해주는 또 다른 프로그램이다. 2011년 보스턴 아동병원 코클리 박사가 개발했고, 현재 미국과 캐나다, 호주의 20여 개 아동병원에서 사용 중이다. 원래 이 프로그램은 소아 통증 심리학자가 운영하는 하루 일정의 대면 워크숍 용도로 개발되었는데, 현재 워크숍 용도는 물론 만성 통증을 앓는 아이와 부모에게 일상생활에서 활용 가능한 통증 관리 방법을 가르쳐주는 데 사용 중이다. 이 프로그램의 목적은 환자 가족들에게 만성 통증의 악순환을 끊는 데 도움이 될 만한 정보와 기술 들을 알려주는 데 있다. 이제는 특정 질환(낫형세포병 등) 치료에도 쓰이며, 만성 통증을 앓는 아이와 부모 간에 건강 관련 대화를 나눌 수 있는 온라인 채팅방은 물론 통증 전문가를 만날 수 있는 가상공간 기능도 제공한다. 자신이 사는 지역에 통증 클리닉이나 소아 통증 심리학자가 없는 경우, 생명줄 같은 프로그램이 아닐 수 없다.[23]

코클리 박사 역시 보다 많은 아이를 더 빨리 도와줄 방법을 찾아야겠다는 생각으로 이 프로그램 개발에 나섰다. "2009년 보스턴 아동병원에서 통증 치료를 시작했을 때 클리닉 환자 명단을 봤는데 약 70명의 환자가 대기 중이더군요. 정말 놀랐어요. 속으로 생각했죠. '맙소사! 이 환자들을 다 보려면 몇 년은 걸리겠군.'"

그는 통증 의학과 인지행동요법 기술 교육의 핵심 내용은 대체로 모든 종류의 만성 통증을 앓는 아이들에게 적용할 수 있기 때문에 그룹 워크숍을 운영해도 괜찮을 거라는 사실을 깨달았다. "인지행동치료를 하는 방식이 두통이나 복통, 신경통 관련 통증을 앓는 환자의 치료 방식과 너무 비슷해 보였습니다. 기본적인 것이 같기에 아이가 어디가 아프든, 왜 아프든 그건 중요하지 않았습니다. 환자 가족에게 신경생물학적 위험과 통증 신경과학, 수면 건강 같은 행동 생활 방식을 가르쳐야 하고, 불안장애와 우울증이 어떻게 여기에 들어맞는지 얘기를 나눠야 합니다." 그룹 워크숍에서 이런 주제를 다루면서 많은 환자 가족에게 아이들의 건강 회복에 필요한 든든한 토대를 제공할 수 있었다. "이 모든 걸 효과가 입증된 안전한 방식으로 진행해야 환자 가족들이 제대로 도움을 받는다고 느낍니다. 무엇보다 통증은 단순히 심리적인 문제가 아니라 아주 복잡한 문제이며 심리적인 건 빙산의 일각에 지나지 않는다는 걸 이해하게 됩니다."

'위안 능력 워크숍'은 부모나 기타 보호자를 위한 워크숍이 진행될 때 아이를 위한 워크숍도 동시에 진행된다. 그 목표는 환자 가족이 워크숍을 마치고 돌아갈 때 아이가 만성 통증에서 벗어나는 데 도움이 될 언어와 전략을 공유할 수 있게 하자는 데 있다. 어른과 아이를 서로 다른 공간으로 분리함으로써 어른에게 필요한 내용과 아이에게 필요한 내용을 따로 전해줄 수 있다. "소그룹으로 분리된 아이들은 통증 관리 기술을 배우면서 자신감을 쌓아 자신의 증상을 관리하는 데 적극적인 역할을 할 수 있게 됩니다." 코클리 박사의 말이다.

"부모나 기타 보호자의 경우 정말 많은 시간을 함께해야 했습니다. 그들은 어찌할 바를 모른 채 큰 무력감에 빠져 있는 경우가 많았거든요. 아이들은 고통을 받는데 부모들은 어찌해야 좋을지 모르고 있으니까요." 부모를 위한 워크숍에서는 '어떻게 하면 아이와 커뮤니케이션을 잘할 수 있는지, 어떻게 하면 아이를 잘 도울 수 있는지, 아이의 신체 기능을 되찾기 위해 어떤 계획을 짜야 할 것인지' 하는 주제에 많은 시간을 할애했다.

피오나는 보스턴 아동병원에서 열린 초창기 위안 능력 워크숍에 참여했고, 후에는 그 프로그램의 '피어 어드바이저(peer advisor, 같은 또래에게 조언을 해주는 사람 – 옮긴이)'가 되었다. 그는 그 워크숍이 자신의 만성 통증 치료에 일대 전환점이 되었다고 믿는다. "워크숍 덕에 저는 수동적으로 침대에 누워 쉬지 않고 적극적으로 회복에 힘쓰는 방법을 알게 되었어요. 제 건강을 스스로 관리한다는 느낌은 정말 굉장한 거였어요. 통증 대처 방법이 처음엔 효과가 없을지 몰라도 포기하지 않고 계속 밀고 나갈 만한 가치가 있다는 것도 알게 됐어요. 심상 유도법이나 복식 호흡법 같은 경우 연습이 필요했거든요." 그룹 내 다른 아이에게서 많은 걸 배울 수 있는 건 보너스였다. "오랜 투병생활을 하다 보면 다들 뭔가 소소한 통증 대처 방법을 개발하게 돼요. 우린 희한한 방법까지 다 시도해봤으니까요. 그렇게 아이들은 정말 기발한 방법을 생각해냈고, 그걸 시도해보니 제게도 통하는 경우가 있었어요."

피오나는 위안 능력 워크숍에서 다른 아이들과 정신적으로 교감하는 기회도 가졌다. "어른이고 아이고 만성 통증을 앓는 다른 사람을 만난 적이 없었어요. 친구와 형제, 부모님은 모두 저를 이해하려고 정말 많은 애를 썼어요. 하지만 직접 경험해보지 않고 상대방을 이해한다는 건 불가능하죠. 워크숍에 참석했을 때 이런 느낌이 들었어요. '오, 이럴 수가! 나만 그런 게 아니네!' 나 같은 사람들이 또 있다는 건 정말 신선한 충격이었어요. 우리는 바로 조그만 공동체 같다는 느낌을 갖게 됐어요. 서로 같은 걸 공유하고 있었으니까요."

코클리 박사는 아이와 어른 모두 워크숍에서 느끼는 유대감이 더없이 소중하다는 걸 강조한다. "만성 통증을 앓는 아이가 같은 경험을 한 다른 아이와 함께함으로써 도움을 받는 사례가 점점 더 늘고 있습니다. 이 아이들은 두려움에 떨고, 지칠 대로 지쳤으며, 학교에서는 악전고투 중입니다. 각종 활동에 참여하지 못하고, 친구들과 멀어진다는 소외감도 큽니다." 그런 아이들이 그룹 워크숍에서 다른 아이들을 만나면서 경계심을 풀고, 혼자가 아니라는 사실을 상기하며 상황이 점점 더 나아질 수 있을 거라는 희망을 갖는다.

부모 역시 같은 경험을 가진 다른 부모와 연결됨으로써 도움을 받는다. 코클리 박사에 따르면, 워크숍 참가자를 대상으로 한 설문조사 결과, 다른 부모로부터 도움을 받을 거라는 기대를 가지고 워크숍에 참가하는 부모는 10퍼센트도 채 안 되었다. 그러나 워크숍을 마친 후에는 거의 40퍼센트의 부모들이 만성 통증을 앓는 다른 아이의 부모와 함께한 걸 가장 소중한 경험으로 꼽는다.

코로나19로 인해 대면 모임이 어려워지면서 코클리 박사는 워크숍 방식을 온라인상에서 가능하도록 바꾸었다. 물론 대면 모임이 이상적이긴 하지만, 환자 가족들은 온라인 워크숍 덕에 여전히 그룹 워크숍의 장점을 누리고 있다. 어떤 방식이든 가장 중요한 사실은 환자 가족들이 도움을 받을 만한 가치가 있어야 한다는 것이다. 직접 대면 방식이든, 온라인 방식이든 통증을 앓는 아이를 위한 프로그램 수가 점점 늘고 있어 많은 아이가 통증을 더 잘 관리하는 중이다.

가족 관계

11장

아이의 통증에
영향을 주는 부모의 힘

When Children Feel Pain

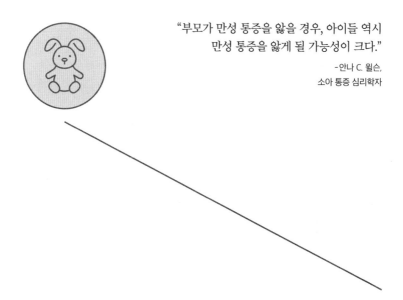

"부모가 만성 통증을 앓을 경우, 아이들 역시
만성 통증을 앓게 될 가능성이 크다."

-안나 C. 윌슨,
소아 통증 심리학자

안나는 아동 심리학 분야 장학생 생활을 시작한 2006년에 처음 만성 통증을 앓는 아이들을 치료하기 시작했다. 대학원을 막 졸업했던 그는 만성 통증을 앓는 아이들에게 사용할 수 있는 효과적인 수단과 검증된 치료 옵션에 대해 낙관적이었다. 그러나 재발되는 통증으로 아이들과 그 가족의 삶이 피폐해지는 것을 지켜보면서 크게 낙심했다. 예전에는 학교생활을 활발히 했거나, 친구들과 어울려 지냈거나, 운동팀에 소속되어 바삐 지냈던 아이들이 안나의 진료실을 찾아와선 하소연했다. 아침에 일어나 학교 가기도 너무 힘들고, 사회생활도 위축되었으며, 한때 좋아했던 활동도 이젠 더 이상 할 수 없다고. 안나는 아이들이 통증 관리 클리닉을 찾아올 때쯤이면 이미 최악의 상황인 경우가 많다는 사실도 알게 됐다. 그는 환자를 치료하고 도와 평정심을 되찾게 해주려 애썼고, 무엇보다 만성 통증의 나락으로 떨어지지 않는 방법을 찾아내려 노력했다.

임상 연구 초기에 안나가 알게 된 가장 놀라운 사실은 지속적인 통증에 시달리는 아이들의 경우, 식구들 중에 통증 문제를 안고 있는 경우가 많다는 것이었다. 안나는 만성 통증을 앓는 아이들의 60퍼센트가 부모 중 한쪽이 만성 통증을 앓고 있다는 연구를 찾아냈다.[1] 과학자들은 유전을 만성 통증의 주요 원인으로 믿고 있었다. 그러나 안나는 그 통계 수치를 달리 해석할 수도 있다는 걸 깨달았다.

안나는 1년간 다리와 골반에 통증을 느껴온 사라라는 10대 여자아이를 만나기 위해 로비로 들어섰다. 그 아이는 무릎 부근에 버팀목을 댄 채 엄마와 함께 대기실 내 긴 녹색 벤치 끝에 앉아 있었다. 안나는 사라에게 인사했고, 사라의 엄마에게도 고개를 돌려 다정하게 인사했다. 사라의 엄마는 어깨가 아파 악수는 거절했다. 안나가 두 사람을 데리고 진료실로 안내하는데, 사라가 잠시 걸음을 멈추고 말했다. "아, 저희 할머니가 화장실에서 돌아오시는 걸 기다려야 해요. 근데 할머니는 저처럼 고관절 문제가 있어 시간이 좀 걸릴 거예요." 안나는 곧 사라의 할머니가 40대부터 통증이 심해 보행기를 이용해오고 있다는 사실을 듣게 됐다. 사라, 엄마, 할머니 이렇게 삼대 여성들과 얘기를 나누어보니 사라가 그간 엄마와 할머니의 통증 및 행동에 큰 영향을 받았다는 생각을 떨칠 수 없었다. 사라에게 통증이 생긴 데는 유전보다는 집안 환경이 더 큰 역할을 했을 수도 있다.

이는 아이가 부모의 고통스런 전철을 밟는 이유가 추가되는 것이어서 맥 빠지는 이야기일 수 있지만, 안나는 그것을 하나의 기회로 보았다. 사라가 훗날 자기 아이들에게 만성 통증이 생기는 걸 막기 위해 노력할 수 있다면 어떨까? 안나는 부모들이 통증 문제에 관해 아이와 커뮤니케이션할 때 늘 자신의 통증 이력과 믿음, 행동, 감정, 두려움, 대처 전략을 드러낸다는 사실을 알게 됐다. 상식적인 얘기지만, 부모와의 그런 커뮤니케이션을 통해 아이들은 통증에 대해 건강한 반응을 가질 수도, 건강하지 못한 반응을 가질 수도 있다. 그래서 아이들의 통증이 심해지지 않게 하려면 필히 한 세대를 되돌아봐야 한다.

안나가 처음 이 분야를 연구하기 시작했을 때, 부모의 만성 통증이 아이의 통증 반응에 어떻게 영향을 미치는지에 관한 연구가 거의 없다는 사실에 놀랐다. 그렇지만 다행히 부모가 아이의 통증에 어떻게 반응하는지, 부모의 반응이 아이에게 어떤 영향을 주는지에 대한 연구가 조금씩 느는 추세였다.[2] 각종 연구 결과에 따르면, 아이가 통증을 느낄 때 부모가 큰 두려움과 불안감을 내보일수록(전문 용어로는 '파국화'라고 한다) 아이는 상황을 더 위험하게 보고, 스트레스가 심해져 더 큰 통증을 느낀다. 부모는 대부분 자신이 파국화한다는 것조차 모르지만, 그 사실을 숨기기란 쉽지 않다. 아이가 넘어질 때 두려워하는 엄마의 표정에서도, "괜찮을 거야."라는 말과 달리 걱정스러워하는 아빠의 목소리 톤에서도, 부모가 지나치게 오랜 시간 아이를 진정시키려 하는 데서도 드러난다.[3] 아무리 좋은 의도였다 해도, 그런 반응은 아이에게 '통증은 아주 위험하며 혼자 관리할 수 없다' 라는 잘못된 메시지를 줄 수 있다. 부모의 반응이 지속되면 아이 스스로 파국화하는 지경에 이르어, 불안감과 두려움이 커져 더 심한 통증을 느끼게 될 수 있다. 그리고 이 모든 건 악순환 된다.[4] 안나는 만성 통증을 앓는 부모와 그들의 행동이 아이의 통증에 미치는 영향을 찾아보려 했지만 그런 연구는 별로 없었다. 안나는 직접 설문을 만들어 답변을 살펴보기로 마음먹었다.

관찰을 통해 배우기

우선 이걸 명확히 해야 한다. 아이가 겪는 각종 통증의 원인이 부모 때문만은 아니다. 그보다는 아이들은 가정이라는 틀 안에서 통증을 경험한다. 아이들은 부모의 육체 상태와 정신 상태를 지켜보는 예리한 관찰자이고, 부모들은 통증에 대한 아이의 이해에 직접 또는 간접적인 영향을 주는 독특한 위치에 있다.

1970년대 미국 심리학자 앨버트 밴듀라Albert Bandura는 인간은 관찰만으로 많은 걸 배운다는 사회학습이론social learning theory을 발표했다.[5] 밴듀라 박사가 처음 발표했을 때만 해도 상당히 급진적인 이론이었으나, 이제는 사람들이 아이에게 뭔가를 가르칠 때 반드시 명확해야 하거나, 직접적인 보상을 주는 게 최선은 아니라고 생각한다. 특히 아이는 부모가 하는 행동(특히 위험과 관련된 행동)에 아주 관심이 많고, 부모가 세상과 상호작용하는 걸 지켜보고 관찰함으로써 위험한 것을 피하는 법을 배운다. 부모가 하는 행동을 그대로 모방함으로써 암묵적인 교육을 그대로 따를 가능성이 크다. 그 모든 건 포크로 음식을 먹는다거나, '미안합니다' 또는 '감사합니다' 같은 말을 하는 단순한 행동으로부터 시작된다.

지난 수십 년간, 만성 통증을 앓는 가정에서도 이렇게 간단한 모방 과정이 있었던 것으로 추정된다. 예를 들어, 통증이 올 때 엄마가 아픈 목을 부여잡는 행동이나 통증에 대처할 때 온열 패드를 꺼내는 행동 등을 관찰하면서 아이는 통증이 있을 때 해야 할 행동을 배운다. 과학자들은 최근에 이 이론을 연구하기 시작했다.

만성 통증의 온상

2009년 안나는 만성 통증을 앓는 부모가 자식의 통증 인식에 어떤 영향을 끼치는지 조사했다. 그는 아이 178명과 부모(일부는 만성 통증을 앓았고 일부는 그렇지 않았다)를 선발해 자신이 앓는 통증의 수준, 통증에 대한 반응, 일상생활 중에 통증이 일어나는 빈도 등에 대해 설문했다.[6] 그 연구에 참여한 아이들은 모두 만성 통증이 흔히 시작되는 연령대인 11~14살 사이였다. 연구 결과, 만성 통증을 앓는 엄마나 아빠를 둔 아이가 더 자주, 심하게 통증을 호소했다. 게다가 부모가 더 많은 부위에 통증이 있을수록 자식의 통증을 비관적으로 봐 파국화하는 경향이 컸다(통증에 대해 지나친 걱정을 하는 등). 부모의 파국화는 아이의 파국화에 영향을 주었고, 그것은 또다시 아이의 통증 관련 장애 수준에도 영향을 미쳤다. 실제로 아이는 부모의 통증 경험과 반응에 아주 큰 관심을 보였고, 거기에서 뭔가를 배웠다.

후속 연구에서 안나는 부모의 만성 통증이 양육 방식과 아이의 통증 반응에 어떤 영향을 미치는지를 좀 더 깊이 파고들었다. '부모와 10대 건강 연구Parent and Teen Health Study'에는 100명이 넘는 부모(일부는 만성 통증을 앓고 있고, 일부는 그렇지 않았다)가 참여했고, 아이들은 11~15살 사이였다. 부모와 아이 들은 통증 경험과 반응, 신체 및 정신 건강과 관련된 설문에 답했다. 아이들은 실험실 안에서 특별한 신체 활동에 참여했는데, 정해진 시간 동안 걷기, 1분간 앉은 자세와 선 자세를 반복하기 같은 것들이었다. 만성 통증을 앓는 부모들은 만성 통증이 있는 상태에서 아이를 양육하는 것과 관련된 인터뷰를 했다.

그 연구에서 다음과 같은 사실을 알게 됐다. 부모가 만성 통증을 앓는 아이(만성 통증이 생길 위험성이 높은 그룹) 가운데 46퍼센트가 지난 3개월간 매주 또는 그보다 자주 통증을 느낀다고 답했다. 이는 부모가 만성 통증을 앓지 않은 아이(만성 통증이 생길 위험성이 낮은 그룹)들의 통증 빈도보다 두 배도 넘는 비율이었다. 게다가 만성 통증을 않는 부모는 아이의 통증을 비관적으로 봐 파국화하는 경향이 더 강했고, 아이가 통증을 호소할 때 만성 통증을 앓지 않는 부모보다 더 보호적인 태도를 보였다. 즉 만성 통증을 앓는 부모는 아이가 통증을 느낄 때 더 과한 반응을 하고, 위험하다고 해석하며, 통증에 대한 자신들의 생각을 아이에게 그대로 전달하는 경우가 많았다.[7]

이들 중 상당수는 자신의 통증이 양육 방식에 영향을 미치는 데 죄책감을 느꼈다. 선의에서 하는 행동이라도 통증으로 왜곡되는 경우가 있어 아이에게 더 조바심을 내거나 양육 방식에 일관성이 떨어지는 걸 걱정하고 있었다. 부모는 대부분 통증 때문에 아이 양육을 제대로 못 하고 있었고, 아이의 각종 활동을 놓치기도 했다. 이런 부모들의 4분의 3은 아이가 나중에 만성 통증 문제를 갖게 될까 걱정이라는 말을 했다.[8]

흥미로운 사실은, 만성 통증이 생길 위험이 높은 아이들은 만성 통증이 생길 위험이 낮은 아이들보다 실험실에서는 통증에 예민하지 않았지만, 신체 기능 측정 테스트에서는 안 좋은 결과를 보였다는 점이다. 그 원인으로는 다양한 요인이 있다. 신체 기능 테스트 중에 실제 통증을 느꼈을 수도 있고, 다치는 걸 두려워해 각종 신체 활동을 불편하게 느꼈을 수도 있으며, 평소 집에서 많은 신체 활동을 하는 것에 익숙지 않았을 수도 있다. 그 연구는 아이들이 왜 신체 기능 측정 테스트에서 좋지 않은 결과를 보였는지 밝혀내진 못했지만, 통증에 예민해 신체 활동이 위축된 건 아니라는 사실은 잘 보여주었다. 신체 활동이 위축되면 만성 통증이 생길 가능성이 크기에, 아이들에겐 설사 통증에 대한 두려움이 있더라도 더 많은 신체 활동을 권하는 게 좋다. 그래야 만성 통증이 생길 가능성을 줄일 수 있다.[9]

안나는 노르웨이에서 진행한 대규모 장기 인구조사 자료도 참고했다. 노르웨이 인구조사에서는 1980년대 이후 12만 5000명이 넘는 사람들(성인과 청소년 포함)에 대한 건강 관련 정보를 수집 중이다.[10] 안나가 이끄는 연구진은 그 자료를 활용해 만성 통증 질환이 가족과 어떤 연관성이 있는지 살펴보았고, 유전적 유사성으로 인해 생기는 연관성 비율을 알아낼 수 있었다. 만성 통증은 유전만으로는 부모와 자식 들의 연관성을 완전히 설명할 수 없었다.[11] 아이에게 유전보다 더 큰 영향을 미치는 것은 가정환경이었다. 이 연구 덕에 만성 통증을 앓는 부모를 연구해 아이에게 만성 통증 문제가 생길 가능성을 줄이고 싶다는 안나의 바람은 더 강해졌다. 아직은 만성 통증이 생길 유전학적 가능성을 줄이기 위해 과학계가 해야 할 일이 많지만, 부모의 만성 통증이 자식까지 이어지는 악순환의 고리를 끊기 위해 의사가 도울 수 있는 방법은 얼마든지 있다(그 팁을 보고 싶으면 이 장의 마지막 부분 참조).

통증에 휘둘리는 육아

이 책의 공저자 중 한 명인 안나가 통증을 앓는 부

모를 연구하고 있을 때, 만성 요통을 앓던 또 다른 공저자 레이첼은 두 어린 딸 레나와 애니카를 키우며 하루하루 통증과 힘겨운 싸움을 벌이고 있었다. 통증은 레이첼에게 새삼스러운 게 아니었지만, 아이를 키우는 엄마로서 통증으로 겪는 스트레스와 긴장은 새로운 종류의 괴로움이었다. 레이첼은 8살 때 척추측만증(척추가 기형적으로 휜 상태) 진단을 받았고, S자로 휜 척추를 바로 잡기 위해 16살 때까지 옷 안쪽에 보호대를 차고 다녔다. 처음엔 척추를 바로잡는 데 도움이 됐지만, 결국 뻣뻣한 플라스틱 보호대로는 척추측만증이 더 악화되는 걸 막을 수 없었다. 성인이 되어 척추측만증이 더 심해지면서 통증은 척추 주변 근육까지 번져나갔다. 등과 어깨와 목이 바늘로 찌르듯 아팠고, 툭하면 두통이 생겼다. 그러나 통증은 그럭저럭 관리할 만했기에 아이를 갖기 전까지만 해도 자신의 통증이 육아에 어떤 영향을 미칠지 제대로 알지 못했다.

그러다 2008년에 레나가 태어나고 엄마가 되면서 육아는 많은 육체노동이 필요한 일이라는 것을 알게 됐다. 만성 통증을 앓는 수백만 부모들의 경우 특히 더 그렇다.[12] 통증이 있는 상황에서 아기를 재우기 위해 자리에서 일어나 얼러줘야 하는 일, 아기를 들어올려 유아용 의자에 앉히거나 내리는 일, 허구한 날 유모차를 끌고 계단을 오르내리는 일 등은 그야말로 중노동이다. 레이첼의 경우 부담을 못 이겨 몸이 쪼그라드는 느낌이었다. 종종 등 통증 때문에 오랜 시간 서 있거나 걷는 게 힘들었고, 목이 아파 고개를 돌릴 수 없었으며, 어깨가 쑤셔 한쪽 팔을 들어올리는 게 불가능했다. 물리치료나 마사지를 받고, 침을 맞고, 의사 처방전 없이 살 수 있는 항염증약을 먹는 등 다양한 방법을 써봤지만 통증은 사라지지 않았다. 2011년에 애니카가 태어나면서 육체적 부담은 더 커졌다.

레이첼에게 가장 큰 좌절감을 준 건 통증이 아니라, 통증 때문에 아이들에게 좋은 엄마가 되는 기회를 박탈당한 것 같다는 느낌이었다. 아이를 정글짐 위로 올려주지 못하거나, 뒤뚱뒤뚱 걷는 아이를 안아주지 못하는 날이 많았고, 아이들은 엄마가 자신을 거부하는 이유를 이해하지 못한 채 안아달라고 두 팔을 들어올리곤 했다. 게다가 통증에 시달리면서 체력과 인내심이 바닥나는 듯한 느낌이 드는 순간도 너무 많았다.

안나의 연구에 참여하는 다른 엄마들과 마찬가지로 레이첼 역시 자신 때문에 아이들이 피해를 입는다는 사실에 죄책감을 느꼈다. 건강 전문 저널리스트인 레이첼은 안나가 진행하는 연구 결과를 읽고 있었고, 자신의 깊은 불안감이 과학적으로 근거가 있다는 사실을 알게 되었다. 연구 결과에 따르면, 부모가 만성 통증을 앓는 집의 아이들은 만성 통증을 앓게 될 가능성이 클 뿐 아니라 부모들이 통증에서 자유로운 집의 아이들보다 각종 행동 문제나 불안장애, 우울증 등이 생길 가능성도 크다.[13]

오하이오주 소재 켄트주립대학교 간호학 교수인 웬디 움버거 Wendy Umberger는 자신의 연구에서 레이첼이 아이들의 관계에 대한 암울한 그림을 그렸는데, 그것이 뇌리에서 떠나질 않았다. 그 연구에서는 만성 통증을 앓는 부모 아래에서 자란 청소년 30명과 인터뷰를 했다. 아이들은 대부분 부모가 육체적으로나 정신적으로 자신에게 별 관심을 보여주지 않을 뿐 아니라, 심지어 툭하면 짜증을 내고 적대적으로 대하는 등 종잡을 수 없다고 느꼈다. 그런 이유로 부모 앞에서 자신이 뭘 원하는지, 속마음은 어떤지 숨기는 경우가 많았고, 늘 부모를 화나게 하거나, 부모의 통증을 더 심하게 만들지 모른다는 두려움을 갖고 살았다. 또 어떤 아이는 부모가 힘들어하는 게 다 자기 탓인지도 모른다며 자책하기도 했다. 집안의 이런 역학 관계는 아이에게 가슴 아픈 결과를 초래해, 일부 아이들은 완벽주의자가 되거나, 침묵 속으로 숨어들거나, 약물 남용에 빠져들게 된다.[14]

아이들의 운명이 그렇게 될 수도 있다는 두려움 때문에 레이첼은 저널리스트라는 신분을 활용해 관련 정보를 더 많이 찾으려 애썼다. 관련 기사를 작성하는 과정에서 부모의 만성 통증이 아이에게 미치는 영향에 대한 문헌을 더 깊이 들여다볼 수 있었다.[15] 다행히도 그런 것들이 한 가정의 미래를 결정짓지는 않는다는 걸 알게 됐다.

게다가 최신 연구에서는 희망을 가져도 좋을 이유가 속속 등장하고 있다. 안나는 지금도 진행 중인 한 연구에서 만성 통증을 앓는 엄마 400명과 그 아이들을 3년째(아이들이 청소년기에 접어들 때까지) 추적 관찰하고 있다.[16] 엄마의 행동이 아이들의 육체 및 정신 건강에 어떤 영향을 미치는지 연구함으로써, 아이들이 통증 문제와 불안장애,

우울증 등을 물려받는 걸 막는 잠재적인 해결책을 찾는 중이다. 또 여러 연령대의 남녀 아이들이 부모의 통증에 각각 다르게 반응하는지, 만일 그렇다면 어떻게 다르게 반응하는지 분석하는 중이다. 그의 연구는 앞으로 특정 집단의 아이들에게 맞는 맞춤형 해결책을 찾는 데 도움이 될 것으로 보인다.

세계 곳곳에선 부모의 만성 통증이 아이들에게 미치는 영향을 연구 중인 과학자가 늘고 있다. 미국 밴더빌트대학교 메디컬센터 아만다 스톤Amanda Stone, 캐나다 댈하우지대학교 크리스틴 히긴스Kristen Higgins, 벨기에 겐트대학교 대학원생 엘케 반 리에르데Elke Van Lierde같이 전도유망한 소아 통증 연구원들이 부모 세대에서 자식 세대로 이어지는 만성 통증에 대한 이해도를 높일 중요한 연구를 진행 중이다.[17] 안나와 그의 동료들은 부모 세대에서 자식 세대로 이어지는 만성 통증의 악순환을 끝내고 많은 가족에게 도움이 될 해결책을 찾아낼 계획이다.

만성 통증을 앓는 부모들을 위한 조언

만성 통증이 자식에게 이어지는 걸 막고 아이의 회복력을 늘려주기 위해 부모가 취할 수 있는 여러 가지 긍정적인 방법이 있다.

- **자신을 잘 보살펴라.** 통증을 관리하면서 동시에 아이까지 돌보려면 너무 지치고 힘들다. 자신의 육체와 정신 건강을 잘 보살피면 아이에게도 도움이 될 것이다. 그러나 이걸 잊지 말라. 자신을 잘 보살피라고 해서 만성 통증을 정체성의 중심으로 삼아야 한다는 뜻은 아니다. 물론 통증은 관심이 필요하고 제대로 치료하는 데 많은 시간이 걸릴 것으로 느껴지겠지만, 통증이 모든 것의 중심이 되어선 안 된다. 당신은 부모이다. 그러면서 배우자이며, 아들 또는 딸이며, 친구일 것이다. 직장생활을 하거나 취미생활을 할 수도 있다. 잊지 말라. 사람들과 어울려야 하고, 삶에 의미와 기쁨을 가져다줄 활동에 전념해야 한다. 통증보다는 자신이 훨씬 더 중요해져야 한다.

- **자신의 통증이나 자식의 통증에 파국화하지 않도록 하라.** 말하긴 쉽지만 실천하긴 어려운 일이다. 최악의 경우를 생각하다 보면 통증이 더 심해지고, 결국 모든 게 통증으로 지배되기 쉽다. 그러니 무엇보다 먼저 통증이 시작될 때 잠시 시간을 갖고 상황을 파국으로 몰고가는 생각을 알아내도록 하라. '나는 절대 나아지지 않을 거야.' 또는 '이 치료법은 절대 효과가 없을 거야.' 같은 생각들 말이다. 그것이 당신의 사고 과정을 재편하는 신호가 될 수 있다. 그리고 통증이 몸속에서 작동하는 과정에 대해 더 많은 걸 배워라. 통증 교육을 통해 파국으로 가는 생각을 덜하게 될 수 있다(이 책이 통증에 대한 잘못된 생각을 바로

잡는 데 도움이 되길 바란다).

통증에 대한 성인의 파국화를 줄여주는 교육 프로그램도 있다. 스탠퍼드대학교 통증 심리학자 베스 다널Beth Darnall은 파국화 사고를 없애는 법을 가르쳐주는 2시간짜리 프로그램을 개발했다.[18] 이 프로그램을 통해 관점 바꾸기, 심호흡, 근육 이완법 같은 인지행동전략으로 어떻게 통증에 대한 불안감과 집착을 줄일 수 있는지 알 수 있다. 통증에 대해 걱정하지 않는 법을 배우면 아이의 통증도 덜 걱정할 수 있다.

- **통증과 대처 전략에 대해 소리 내 말하라.** 의사들은 부모에게 아이 앞에서 통증에 대해 넋두리 같은 걸 하지 말라고 권하지만, 때에 따라선 아이들에게 부모가 무슨 일을 겪고 있는지 알게 해주는 게 도움이 된다. 그래야 부모의 행동을 이해할 수 있기 때문이다. 이것이 중요한 이유는 아이 입장에선 부모가 주로 이용하는 대처 방법 중 상당수가 불분명하게 느껴지기 때문이다. 이를테면, 두통에 시달린다는 사실을 숨기는 게 아니라 "나 아무래도 두통이 시작되는 것 같다."라고 말함으로써 몸 상태가 안 좋다는 걸 알게 하는 것이 좋다. 그리고 나선 "두통이 더 심해지는 걸 막으려고 목욕을 해야겠다."라고 말해 통증에 대처하는 법을 솔선수범해 보여주도록 하라. 아이들이 당신이 어떤 일을 겪는지 알게 되면 부모가 왜 기분이 안 좋아 보이는지, 왜 방을 나가 혼자 있으려 하는지 궁금해하지 않을 수 있

다. 마찬가지로 종종 산책을 해 요통 문제를 해결할 경우, 아이는 그게 부모의 통증 대처 방식이라는 걸 알게 된다. 통증이 발생한다 해서 꼭 비상벨을 요란하게 울려야 하는 건 아니다. 앞서 말한 실천을 통해 아이들은 통증에 조용히 대처하는 법을 배우게 될 것이다.

- **솔선수범해 통합적인 접근방식을 취하라.** 10장에서 언급했듯, 만성 통증을 한 방에 치유해주는 마법의 약 같은 건 존재하지 않는다. 대부분의 사람이 그보다는 인지행동요법이나 물리치료, 영양 관리, 스트레스 제거, 약물치료 등 다양한 치료법을 통해 도움을 받을 수 있다. 통증에 시달리는 부모는 아이에게 어떤 통증 관리 행동을 보여줄 것인지 생각해봐야 한다. 가장 바람직한 행동은 약을 먹는 것 이외의 다양한 통증 관리 전략을 보여주는 것이다. 통증을 최소화하기 위해 매일 산책을 한다거나 잠을 충분히 자는 등이 그것이다. 레이첼은 '슈로스'라는 척추측만증 전용 물리치료법을 찾아냈고, 그 덕에 통증을 크게 줄일 수 있었다. 레이첼이 슈로스 운동을 하면 아이들은 통증을 최소화하려 애쓰는 중이라는 걸 안다. 레이첼은 아이들이 그런 접근방식을 잘 체득해 필요할 때 그대로 따라 할 수 있길 바란다.

- **통증에 너무 집중하지 말라.** 부모들이 자신의 통증에 지나치게 집착하면 통증에 대한 아이들의 반응이 더 나빠질 수 있다.

별도로 진행된 두 연구에서 연구진은 아이들이 지켜보는 가운데 부모에게 아주 차가운 물에 손을 집어넣은 뒤(전형적인 통증 실험이다) 과장되게 괴로운 표정을 짓거나, 최대한 무덤덤한 표정을 짓게 했다. 그다음에 아이들에게 똑같은 찬물 실험을 하게 한 뒤 통증 수준을 평가했다. 그 결과, 부모가 보여주는 통증 수준이 아이가 직접 경험한 통증과 불안 수준에 영향을 주었고, 특히 여자아이의 경우 부모가 통증을 과장할 때 통증에 더 취약해진다는 사실이 밝혀졌다.[19] 즉 당신이 통증에 호들갑을 떨면 아이들도 그대로 따라 할 가능성이 크다.

- **계속 움직여라.** 가능하다면 아이들 앞에서 계속 움직이고, 운동하고, 직접 아이들과 놀아주어라. 설사 그게 어렵다 해도 걱정하진 말라. 아이들에게 신체 활동을 생활화시켜주기 위해 야구 코치가 될 필요는 없다. 아이들을 계속 움직이게 해 통증이 생길 가능성을 줄여줄 방법은 얼마든지 있다. 운동이나 댄스 강좌 같은 걸 듣게 하거나, 집에서 몸을 쓰는 잔일(쓰레기를 내다 버리는 일 등)을 시킬 수도 있으며, 친구들과 밖에서 놀게 할 수도 있고, 다른 가족이나 친구들에게 부탁해 아이를 데리고 공원에 가게 하거나 하이킹을 하게 할 수도 있다. 그로 인해 아이에게 통증이 생기지 않을까 두렵더라도 아이의 신체 활동을 막지는 말라. 아이들은 신체 활동을 할 때, 아이답게 행동할 때, 성인이 되어서도 행복하고 충만한 삶을 살 수 있다.

- **즐거운 시간을 보내라.** 통증이 참기 어렵고, 매일 통증 관리를 하는 게 숨이 막힐 듯하다면 아이들과 함께할 수 있는 간단하면서도 즐거운 일들을 잊기 쉽다. 보드게임을 하거나, 빵을 굽거나, 소리 내 책을 읽거나, 영화를 보거나 하는 것 등이 모두 아이들과 함께 멋진 시간을 보낼 수 있는 일이다. 이런 활동에 시간을 내다 보면 아이들은 부모가 통증에 시달리는 순간에도 함께 즐거운 시간을 보낼 수 있다는 걸 알게 된다. 만일 아이들과 유대감을 느끼는 데 어려움을 느낀다면, 통증 관리를 하면서 육아도 잘할 수 있게 도움을 받고 싶다면, 통증 심리학자나 아동 심리학자를 찾아보라.

- **자신에게 쉴 시간을 주어라.** 물론 이 모든 걸 해낸다는 건 아주 부담스런 일이다. 일반적인 상황에서 육아도 힘들지만, 자신의 통증과 아이의 통증을 관리하면서 하는 육아는 불가능하게 느껴질 수 있다. 그러니 자신에게 관대하라. 당신으로선 할 수 있는 최선을 다하고 있는 것이니 죄책감을 느끼지 말라. 자신을 위해 시간을 내 잠도 자고, 운동도 하고, 식사도 하고, 휴식도 취하라. 자신의 몸 상태가 좋아지면 가족의 몸 상태도 좋아진다는 걸 잊지 말라. 레이첼과 안나는 그걸 배우는 데 오랜 시간이 걸렸다. 당신은 비교적 빨리 그렇게 할 수 있길 바란다.

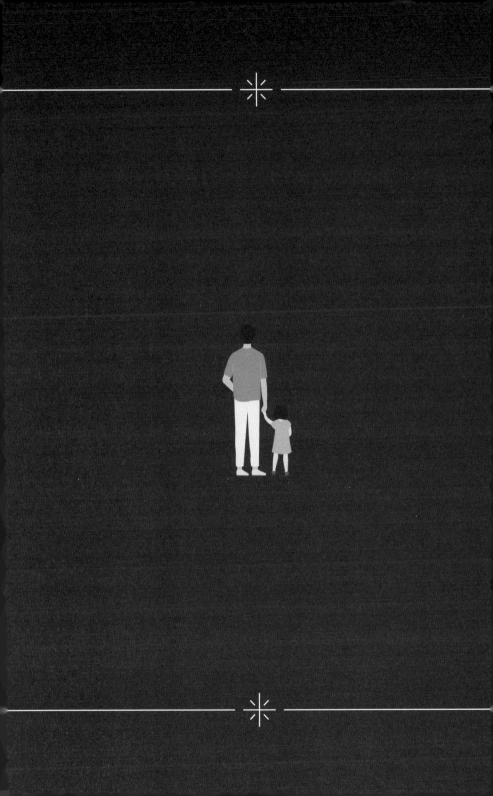

보이지 않는 통증의 부담

12장

사회적 낙인을
사회적 지지로

When Children Feel Pain

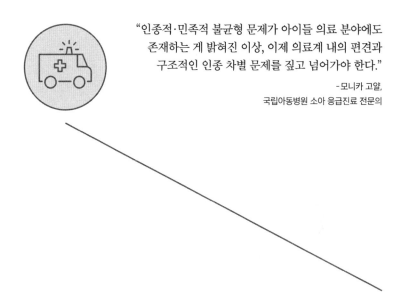

"인종적·민족적 불균형 문제가 아이들 의료 분야에도
존재하는 게 밝혀진 이상, 이제 의료계 내의 편견과
구조적인 인종 차별 문제를 짚고 넘어가야 한다."

-모니카 고얄,
국립아동병원 소아 응급진료 전문의

질리언은 14살 때 가벼운 자동차 사고를 당해 목뼈가 손상됐고 이후
목에 심한 통증이 생겼다. 사고 직후 담당 소아과 의사는 질리언에
게 목 보호대를 착용시켰다. 체구가 작았던 질리언은 처음에 투박한
목 보호대를 착용하고 학교에 가는 게 곤혹스러웠고 남들 시선도 의
식됐다. 그러나 목 보호대 덕에 마음이 편하기도 했다. 자신이 다쳤
다는 걸 친구들과 선생님이 금방 알 수 있어 특정 활동에 참여하지
못할 때 설명하지 않아도 됐기 때문이다.

몇 주가 지난 뒤, 질리언의 담당 의사는 목 보호대가 도움이 되지
않는다는 결론을 내리고 그만 착용하라고 말했다. 목 부상을 알려주
는 보호대가 사라지자 질리안의 주변 사람들은 그가 왜 느릿느릿 걷
는지, 왜 지쳐 보이는지, 왜 방과 후에 친구들과 어울리지 않는지 알

수 없었다. 3개월간 목 통증이 심해져 잠도 잘 못 자고 집중력까지 떨어진 끝에, 질리언은 안나를 소개받았다. 질리언은 통증에 지배되는 삶을 살고 있었고, 친구들과 단절된 채 고립무원의 신세가 됐으며, 사람들로부터 일찍이 경험해본 적 없는 평가를 받고 있었다. 안나를 만난 초기에 질리언은 이런 말을 했다. "가끔은 목 보호대를 하고 있었으면 해요. 그땐 적어도 사람들이 제게 뭔가 문제가 있다는 걸 알아줬거든요."

질리언을 비롯한 만성 통증에 시달리는 아이들은 대부분 통증 관리와 관련해 가장 힘든 점으로 다른 사람들이 통증을 이해하지 못하거나, 그 통증이 진짜라고 믿어주지 않는다는 걸 꼽는다. 통증은 보이지도 않고, 조용하며, 주관적이어서, 만성 통증에 시달리는 아이들은 자신만의 디스토피아(distopia, 현대 사회의 부정적인 측면들이 극단화된 암울한 세계로, '이상향'인 유토피아utopia의 반대어 ─ 옮긴이)에 갇혀 산다고 느낀다. 통증의 존재를 확인하기 위한 진단 테스트도 없이, 때론 전문 의료인도 아이들의 통증을 무시하고 인정하지 않는다. 상당수의 경우 부모조차 아이의 통증을 믿는 데 어려움을 겪는다.

연구원들의 추정에 따르면, 만성 통증을 앓는 아이 가운데 적어도 40퍼센트는 성인으로부터, 특히 의료진이나 부모로부터 가장 많은 묵살 또는 불신을 경험한다.[1] 그로 인해 만성 통증을 앓는 아이들은 사회적 낙인이 찍히기 쉽다. 다시 말해, 사회적으로 바람직하지 못한 특성을 가진 아이로 평가가 내려진다. 이는 건강관리 측면에서 아주 파괴적인, 심할 경우 생명까지 위협하는 결과로 이어질 수 있다. 연구 결과에 따르면, 만성 통증을 앓는 사람들은 종종 평가절하될 뿐 아니라, 신뢰도도 바닥에 떨어지고, 심한 경우 배척까지 당한다. 그 결과 진단이 늦춰져 치료와 관련된 편견이 생기며 좋지 않은 건강 결과가 나오는 경우가 많다. 특히 통증으로 인해 사회적 낙인이 찍히는 일은 백인 남자아이와 성인 남성보다는 여자아이와 성인 여성, 그리고 인종적·민족적 소수자에게 더 자주 일어난다.[2]

성인들의 경우 만성 통증으로 인한 사회적 낙인 문제에 관한 연구가 많이 이루어졌지만, 아이들의 만성 통증과 사회적 낙인 문제에 관한 연구는 별로 진행된 게 없다. 최근 연구 결과에 따르면, 만성 통증을 앓는 아이들은 오랫동안 사회적 낙인으로 고통받고 있다. 아이들은 의료진과 부모, 가족, 친구, 학교로부터 낙인이 찍혔다고 느낀다.[3] 이는 결국 부적절한 치료와 우울증, 사회적 고립, 학업 부진 등 많은 부정적인 결과로 이어져, 가뜩이나 만성 통증에 시달리는 아이들을 더 힘들게 만든다. 사회적 낙인의 무게는 삶의 모든 분야에서 아이들을 짓누르고, 결국 아이들은 그 어떤 도전도 견디기 힘든 상태가 된다.[4]

에밀리 이야기:
의심쩍어하는 사람들의 눈길

에밀리는 지난 20여 년간 심한 크론병을 앓았다. 하지만 사람들은 이 염증성 장 질환이 일으키는 극심한 통증을 이해하지 못해 에밀리와 엄마 수잔에게 의심쩍은 눈길을 보내왔다. 유치원 시절에 원인을 알 수 없는 열과 세균 감염으로 시작된 에밀리의 병으로 인해, 가족들은 교사와 다른 부모들, 심지어 담당 소아과 의사로부터 의심 어린 눈총을 받았다. "에밀리는 절대 꾀병 같은 걸 부릴 아이가 아니었어요. 아침에 일어날 땐 아주 말짱해 보이는데, 시간이 지나면 열이 펄펄 나고 피곤하다면서 불편해했어요. 하지만 다른 사람들은 전혀 몰랐죠. 그들 눈에는 그저 활기찬 아이로 보였으니까요." 에밀리의 성격이 워낙 밝아 통증이 겉으로 잘 드러나지 않은 것이다.

에밀리 가족이 집에서 가까운 병원 전문의를 소개받은 건 그로부터 1년 후의 일이었는데, 그 전문의조차 에밀리가 앓는 병의 심각성을 과소평가했다. "그 애는 병원 진료실을 웃으면서 걸어 들어갔고, 전혀 아파 보이지도 않았거든요." 수잔의 설명이다. "검사 과정에서 의료진은 제가 뮌하우젠 증후군(Munchausen syndrome, 아프다는 거짓말이나 자해를 통해 타인의 관심을 끌려는 정신 질환 – 옮긴이) 환자가 아닌가 싶어 정신과 상담까지 요청했어요. 모든 걸 꾸며낸다고 생각한 거죠." 에밀리의 혈액검사 결과가 나오고, 대장내시경 검사까지 거친 뒤에야 비로소 전문의들은 그가 심각한 병을 앓는다는 걸 알게 됐다.

그러나 이해를 받기까지 오랜 시간이 필요했고, 그것은 에밀리의 치료에 영향을 미쳤다. 8살 때 에밀리는 크론병을 앓는 아이들을 위한 5일 일정의 캠프에 참여했다. 수잔은 처음엔 에밀리를 그 캠프에 보내는 걸 망설였지만, 에밀리의 담당의가 캠프를 운영하는 데다 그도 현장에 있을 거라는 걸 알고 참여를 수락했다. 에밀리가 캠프에 참여한 지 3일째 되던 날, 그가 수시로 위장 통증과 열에 시달리는 걸 지켜본 담당의는 수잔에게 전화했다. "에밀리에 대한 치료가 정말 불충분했던 것 같아요. 돌아가면 뭔가 새로운 조치들을 취해야겠어요."

수잔은 생각했다. '마침내 누군가가 우리를 이해해주는구나.' "그 누구도 에밀리의 문제가 얼마나 심각한지 믿어주지 않았어요. 검사 결과지도 있었고, 아이는 세상을 향해 계속 통증을 호소하는데도 의사들한텐 전혀 통하지 않는 기분이었죠."

현재 20대 중반인 에밀리는 그 이후 필요한 치료를 제대로 받을 수 있게 됐지만, 그렇게 되기까지 정말 쉽지 않았다. "우리 애는 늘 심한 복부 경련에 시달리는 등 통증 때문에 많은 고생을 했어요. 그러나 통증은 완전히 무시됐죠. 아무도 해결해주지 않았어요." 수잔의 말이다. "그들은 늘 이런 식이었어요. '헤모글로빈과 적혈구 침강 속도 테스트를 해봅시다.' 또는 'C 반응성 단백 테스트'를 해봅시다.'" 딸이 어린 시절에 경험한 일련의 일과 최근 남편이 수술을 받기 위해 입원했을 때의 일을 비교해보면, 수잔은 그 차이에 놀라지 않을 수 없다. "입원해 있을 때 그 누가 병실에 들어오든 남편한테 제일 먼저 한 말은 '지금 통증이 0~10 중에서 어느 정도인가요?'였습니다. 에밀리한텐 한 번도 묻지 않은 질문이에요, 단 한 번도."

통증 관리와 관련된 성차별

에밀리와 수잔의 이런 경험은 오늘날에도 흔히 겪을 수 있다. 문제는 아이들의 통증이 무시되는 것뿐 아니라, 남자아이와 성인 남성보다 여자아이와 성인 여성의 경우 더 많이 무시된다는 점이다.[5] 최근 연구를 검토해보면, 건강 문제와 관련된 이 같은 성차별은 특히 만성 통증과 관련해 더 두드러지게 나타난다.[6] 남성과 여성 간에는 통증 인식에 영향을 미치는 생물학적 차이가 물론 있지만, 남녀가 통증을 인식하고 호소하는 방식과 전문 의료인들이 반응하는 방식에 영향을 미치는 사회학적 요인도 있다.[7] 통증을 느낄 때 여자아이들은 보다 감정적이고 히스테릭해 거짓으로 통증을 꾸며대는 것으로 받아들이기 쉽고, 남자아이들은 통증을 잘 참고 용기 있게 행동하는 것으로 받아들이기 쉽다. 스스로 트랜스젠더(transgender, 자신의 타고난 육체적 성과 반대되는 성적 정체성을 가진 사람 – 옮긴이)나 논바이너리(nonbinary, 남성도 여성도 아닌 성별을 가진 사람 – 옮긴이)라고 밝힌 아이들과 관련해, 연구원들은 성별에 대한 편견이 아이들의 통증에 어떤 영향을 미치는지 제대로 이해하기 시작했다.[8] 잘 알려진 바이지만, 일반적으로 트랜스젠더나 논바이너리로서 적절한 진료를 받는다는 건 아주 힘겨운 일이다.

성별에 따른 정형화된 규범으로 인해 적절한 통증 치료를 받고 싶어 하는 모든 아이들이 큰 피해를 입고 있다. 다행히 성별에 따른 편견과 사회적 낙인에 대한 새로운 연구가 이루어지고 있어 개선될 수 있다는 희망이 보인다. 통증에 관한 연구 분야에 더 많은 여성이 참여를 희망하고 있어 앞으로는 성별에 따른 편견 문제가 통증에 대한 집단 지식에 더 많이 수용될 전망이다.[9]

에밀리의 경우 마침내 자신의 말에 귀 기울여줄 의사들을 찾아냈다. 다른 많은 어린 환자들과 마찬가지로 그는 나이를 먹으면서 자신의 본능을 중시해야 한다는 것과, 의료 체계 안에서 자신의 필요에 답해줄 수 있는 의사들을 찾아내야 한다는 것을 배웠다. 성인이 다 된 그는 지금 의료 사회복지사로 일한다. 그는 그간 배운 통증 관련 지식을 다른 아이들에게 '되돌려주기 위해' 병원에서 일하기로 마음먹었다. 에밀리는 현재 환자들에게 관심을 주고 그들의 말에 귀 기울여주는 훌륭한 병원 직원 중 한 명이다.

통증 관리와 관련된 인종적 편견

많은 연구 결과가 지난 수세기 동안 의료계에서 아

프리카계 미국인과 다른 소수 집단에 대한 인종적 차별이 있었다는 걸 보여준다.[10] 미국 보건복지부가 '흑인 및 소수민족 건강에 대한 보건복지부 대책 위원회 보고서'[11]를 발표한 이후 지난 35년간, 이런 불균형 문제를 해결하기 위한 다양한 노력이 있었다. 그러나 불균형 문제는 여전히 해소되지 않았다. 일부 원인은 입법적·사회경제적·문화적 요인에서 찾을 수 있겠지만, 어쨌든 현재 미국에선 유색인종 성인과 아이들이 백인보다 고품질 의료 서비스를 받기 어렵고, 어린 시절에 만성 통증 질환에 걸릴 가능성이 크다.[12] 비극적인 이 불균형 문제는 코로나19 팬데믹 사태로 인해 더욱 큰 주목을 받았다. 특히 유색인종 미국인이 과도한 타격을 받았기 때문이다.

불균형 및 사회적 낙인 문제는 통증 관리 분야에서도 존재한다.[13] 연구 결과에 따르면, 백인 미국인보다 아프리카계 미국인과 북미 원주민, 라틴 아메리카계 사람들, 그리고 다른 소수민족이 병원 검사와 치료를 제대로 못 받는 경우가 더 많다. 또한 유색인종 성인과 아이들은 백인보다 응급실에서나 수술 후에 진통제를 받는 경우가 더 적고, 설사 진통제가 처방되더라도 백인보다 그 양이 더 적다.[14]

2015년 워싱턴 D.C.에 있는 국립아동병원 소아 응급진료 전문의 모니카 고얄Monika Goyal이 100만 명의 소아 맹장염 환자를 상대로 조사한 결과, 아이들이 인종에 따라 불평등한 통증 치료를 받았다는 사실이 드러났다. 응급실에서 맹장염으로 중간 정도의 통증을 호소한 흑인 아이는 백인 아이보다 대체로 더 적은 양의 진통제를 처방

받았고, 심한 통증을 호소한 흑인 아이 역시 더 적은 양의 오피오이드를 처방받았다.[15]

"맹장염은 아주 고통스럽고, 급성 통증을 완화해야 하는 상황에선 오피오이드를 사용해도 부작용이 없습니다. 그래서 맹장염을 앓는 아이들의 경우 오피오이드를 써서 통증을 줄여주는 게 바람직하다는 걸 보여주는 데이터는 많습니다." 고얄 박사의 설명이다. "그러나 의사들은 백인 아이보다 흑인 아이에게 진통제, 특히 오피오이드를 더 적게 처방했습니다. 그 이유는 여러 가지로 더 많은 조사가 필요하지만, 통증 관리 분야에서 이 같은 불균형 문제가 생기는 건 주로 암암리에 행해지는 인종차별과 오피오이드 중독에 대한 잘못된 믿음 때문이라고 생각합니다. 우리는 오피오이드 중독에 대해 잘못된 믿음을 갖고 있는데, 그건 오피오이드 남용 문제 때문입니다. 다시 강조하지만, 오피오이드는 맹장염 같은 급성 통증 질환 치료에 국한해 쓰면 중독에 이르지 않는다는 걸 보여주는 데이터는 얼마든지 있습니다." 백인 아이보다 유색인종 아이에게 오피오이드 쓰는 걸 더 꺼리는 것은 특히 오피오이드 중독에 대한 잘못된 믿음에 기인한다. "오피오이드에 더 많이 중독되는 게 누구일까요? 데이터에 따르면, 백인들이 유색인종보다 오피오이드에 훨씬 더 많이 중독됩니다. 그런데 의사들은 각종 약물이나 오피오이드 중독 하면 으레 소수민족을 떠올려 그 아이들에게는 약을 이용한 통증 치료를 제대로 하지 않으려 합니다."

2020년 고얄 박사는 골절로 응급실을 찾은 아이들을 연구했다.[16] 그 연구에서도 흑인 아이와 소수민족 아이 들은 백인 아이들보다 오피오이드 처방과 통증 완화 치료를 덜 받았다. "많은 사람이 이런 불균형 문제가 아이들한텐 해당되지 않는 문제라고 생각하더군요. 그러나 이처럼 인종적·민족적 불균형 문제가 아이들 의료 분야에도 존재한다는 게 밝혀진 이상, 이제 의료계 내의 편견과 구조적인 인종 차별 문제를 짚고 넘어가야 합니다."

전문 의료인들 사이에는 아직도 흑인과 백인 간의 생물적 차이와 관련해 잘못된 믿음이 있다. 2016년 〈국립과학연구원 회의록〉에 발표된 한 연구에서 222명의 백인 의대생과 레지던트를 상대로 설문 조사를 한 결과, 약 절반이 흑인과 백인의 통증 인식 방법에 잘못된 믿음을 갖고 있었다. 조사 대상자의 60퍼센트에 가까운 백인 의대생과 레지던트 들이 흑인의 피부가 백인의 피부보다 더 두껍다는 그릇된 믿음을 지니고 있었다. 약 11퍼센트는 흑인의 신경 말단이 백인의 신경 말단보다 덜 민감하다고 믿고 있었다. 연구 결과를 저널에 게재한 저자들은 노예사회부터 시작된 인종 간 생물학적 차이에 대한 믿음이 오늘날까지 일부 전문 의료인들에게 그 영향력을 행사하고 있다는 결론을 내렸다. 그런 믿음이 흑인은 백인보다 통증을 덜 느낀다는 잘못된 믿음에 일조하고, 그게 다시 통증에 시달리는 흑인에 대한 부적절한 치료로 이어지고 있는 것이다.[17] "설사 무의식적인 일일지라도, 그런 암묵적 편견이 계속 사람들의 믿음 속에 스미고 있다는 건 정말 놀라운 일이 아닐 수 없어요." 고얄 박사의 말이다.

현재 많은 과학자가 의료계에 스민 편견이 어떤 역할을 하는지 연구하고 있고, 의과대학에서 인종과 고정관념, 편견에 대한 교육을 강화하는 등 다양한 방법을 시행하는 중이다. 시애틀 소재 워싱턴대학교 의과대학 생체의학 정보학 및 의학교육 연구 부교수인 재니스 A. 사빈Janice A. Sabin도 그런 과학자들 중 한 명이다. 그의 연구는 주로 의료 분야에서 소수민족에 대한 차별을 줄이는 데 초점을 맞추고 있다.[18] "해묵은 의료계 인종차별 문제를 국가 차원에서 해결해나가야 합니다. 통증 치료 분야에서 인종차별 문제를 획기적으로 줄이고 더 나아가 완전히 없애는 것은 앞으로 얼마든지 달성 가능한 목표이자 우리의 도덕적 의무이기도 합니다."[19]

차별 문제를 줄여나갈 한 가지 방법은 문제를 부각시키는 것이다. "많은 의사가 처음 보이는 반응은 자신의 의료 환경에선 그런 일들이 일어나지 않는다고 생각하는 겁니다. 그래서 구체적인 데이터를 제시하는 게 정말 큰 도움이 될 수 있습니다." 고얄 박사의 말이다. 그는 의사들에게 사람들이 갖는 태도와 고정관념을 알아보는 '암묵적 연관 검사Implicit Association Test'[20]를 받아보기를 권한다. "흑인에 대해 안 좋은 편견을 갖고 있다고 검사 결과가 나온다고 해서, 당신이 인종차별주의자라는 의미는 아닙니다. 정말 중요한 건 자신에게 그런 편견이 있다는 걸 알고 환자를 치료할 때마다 그걸 상기할 수 있어야 한다는 것입니다."

고얄 박사는 의사들이 인종적·민족적으로 다양해지면 잠재적인 언어 장벽이 있어도 의료계에서 불평등 문제가 줄어들 것이라 말한다. "의학계, 특히 의사들의 사회는 인종적·민족적으로 그리 다양하지 못합니다. 의학계를 대변하는 사람들이 다양해져 환자를 잘 대변할 수 있어야 합니다." 고얄 박사는 '흑인의 생명을 위한 백의들White Coats for Black Lives(의료계의 인종차별 문제 철폐를 목표로 의대생들이 운영하는 비영리단체)' 같은 운동이 세상의 주목을 받으면서[21] 지난 몇 년간 이 문제에 상당한 진전이 있었다고 말한다. 그러나 아직은 갈 길이 멀다. "앞으로 5년 후면 의사들의 구성이 역사상 그 어느 때보다 훨씬 더 다양해질 거라는 희망을 갖고 있습니다."

아드리안 이야기:
겸상적혈구성 빈혈과 보이지 않는 상처

워싱턴 D.C.에 사는 환자 치료 권익 보호자 아드리안 윌리엄스는 이 모든 불평을 본능적으로 느껴왔다. 그는 1960년대에 겸상적혈구성 빈혈을 갖고 태어났다. 이 병은 유전성 적혈구 장애로, 장기 및 조직 손상을 일으켜 참기 힘든 통증을 유발한다. 겸상적혈구성 빈혈은 주로 흑인이 많이 걸리는데, 연구 결과에 따르면, 이 병에 걸린 사람들(아이들 포함)은 사회적 낙인이 찍혀 삶에 아주 큰 타격을 입는다.[22]

아드리안은 삼촌 집에서 자랐는데, 삼촌 부부는 그를 끔찍이 사랑했지만 1965년 메디케이드(Medicaid, 미국의 공공 의료보험제도 – 옮긴이) 법안이 통과되기 전까지만 해도 의료보험을 전혀 이용할 수 없었다. "우리는 그야말로 밑바닥 저소득층이었어요. 저는 제대로 된 치료를 받기 힘든 소수민족 아이였고, 삼촌 내외는 대학 교육도 못 받은 데다 시기적절하게 의료 자원을 이용할 만큼 아는 게 많지 않았어요." 그 결과 아드리안은 5살이 될 때까지 겸상적혈구성 빈혈 진단조차 받지 못했고, 그 바람에 아무 도움도 못 받으면서 홀로 견디기 힘든 통증에 시달려야 했다.

통증에 대한 그의 어린 시절 기억은 주로 '겸상적혈구성 빈혈 위기(산소를 나르는 부드럽고 둥근 모양의 적혈구들이 낫 모양으로 바뀌면서 몸속 좁은 혈관 안을 흐르기 힘들어지는 상태)'와 관련된 것들이다. 피와 산소의 흐름이 막히면 가슴과 배, 관절, 뼈, 그러니까 몸 전체에 극심한 통증이 생긴다. 그런 통증이 찾아올 때면 아드리안은 며칠이고 침대에 누워 있어야 했다. "마치 '캄캄한 구덩이' 속에 누워 있는 것 같았어요. 그건 5일 정도의 통증 징역형이었습니다. 형 집행 정지도 없고 유예도 없는 징역형이요."

의사 처방전 없이 약국에서 살 수 있는 약은 통증에 전혀 도움이 안 됐다. 삼촌 부부는 자신들이 쓸 수 있는 방법을 다 동원해가며 그를 도우려 무진 애를 썼다. 아드리안의 침대를 흔들고, 등 뒤에 베개를 받쳐주고, 얼음찜질과 열찜질을 해보고, 많은 담요를 덮거나 다

걷기도 했다. 모든 방법이 다 실패로 끝나자, 아드리안의 입에 젖은 천을 물려 깨물어보게도 했다. "두 분은 늘 저와 함께하셨고 신경을 많이 써주셨지만, 통증은 전혀 멈추지 않아 그냥 지켜보실 수밖에 없었어요."

어떤 방법으로도 통증이 줄지 않자, 아드리안은 통증에서 벗어나는 마음 훈련을 했다. 자신의 영혼이 육체에서 벗어나 동네 여기저기를 날아다니며 세상을 내려다보는 상상을 한 것이다. "그게 제 생존 방법이 됐어요. 마음의 능력을 키워 통증에 시달리는 내 몸을 다른 데로 보내버리는 식이죠." 본능적으로 터득한 심상 유도법이었지만, 그걸로는 충분치 않았다.

"통증으로 인한 심리적 타격이 상상되나요? 통증을 여러 번 반복해서 겪는 건 고사하고, 단 한 번만 겪어도 사람이 완전히 달라집니다." 통증은 언제 일어날지 예측 불가능했기에 트라우마가 더 컸다. '겸상적혈구성 빈혈 위기'가 일어나는 순간을 아드리안은 다음과 같이 생생히 묘사한다.

"잠자는 중일 수도 있고, 휴가 중일 수도 있고, 무도회에 가려는 중일 수도 있습니다. 말 그대로 뭔가를 하는 중에 갑자기 혈압이 오르는 게 느껴지고, 호흡이 가빠지면서 숨을 헐떡이기 시작하는 겁니다. 일단 머릿속에서 경보음이 들리면 뭐가 오고 있는 건지 압니다. 통증 강도는 대략 한 시간 내에 2에서 4로, 다시 6으로 오릅니다. 마치 밤도둑 같죠. 제 어깨를 툭툭 치며 이렇게 말합니다. '이봐, 내가 왔어.' 그놈을 잡을 가능성도, 다른 데로 보내버릴 가능성도 전혀 없습니다. 그래서 이런 생각을 하죠. '집에 가야 할까? 지금 당장 병원으로 가야 할까?' 그야말로 패닉 상태에 빠지는 겁니다."

11살쯤 됐을 때 아드리안은 워싱턴 D.C. 조지타운대학병원에 있는 정맥주사센터를 알게 됐고, 이후 통증 위기가 다가올 때마다 그곳을 찾았다. 의료진은 산소와 정맥 주입용 수액에 진통제(오피오이드 포함)를 처방해주었는데, 통증 발발 후 약 1시간 이내에 센터에 도착하면 통증 지속 기간을 며칠에서 몇 시간 이내로 줄일 수 있었다. 아드리안에겐 그야말로 일대 전환점이었다.

청년이 되면서 아드리안은 자신의 통증 치료에 필요한 것을 잘 이해하게 되었고, 병원 관계자들의 시선이나 자신을 대하는 태도 역시 달라지고 있다는 걸 알게 되었다. 그러나 통증 치료에 어린 흑인 남자아이라는 게 도움이 되지 않았듯, 흑인 남성이라는 것 역시 도움이 되지 않았다. "10대가 되기 전까진 의료계에서 공공연한 인종차별을 당하진 않았어요. 10대가 되어 병원에 가니 그곳 사람들이 저를 알아보지 못하더군요." 옷을 말끔하게 차려입고 자기 병에 대해 잘 알고 있음에도 불구하고, 마약 성분 진통제를 찾아다니는 약물중독자라는 비난을 들어야 했다. 그는 적시에 필요한 통증 치료를 받지 못했고, 결국 병원 방문은 어느 때보다 긴 입원으로 이어졌다.

워싱턴 D.C. 국립아동병원 겸상적혈구성 빈혈 프로그램 책임자인 캠벨 박사는 그간 겸상적혈구성 빈혈을 앓는 흑인 남성들과 함께 토론 그룹을 이끌어왔다. 그는 흑인 남성 대부분이 전문 의료인들은 자신의 말에 귀 기울이지 않거나 오피오이드 진통제 투여의 필요성을 인정하지 않았다고 말한다. "응급실에서 통증이 너무 심해 비명을 질렀다가 보안 요원들로부터 응급실에서 나가달라는 요청을 받거나, 심한 경우 강제로 끌려나온 사례도 있다고 하더군요. 이 모든 건 의료인이 환자의 통증을 제대로 이해하지 못하거나 환자들이 그렇게 심한 통증에 시달릴 수 있다는 걸 믿지 못하기 때문입니다. 그러니까 일부는 겸상적혈구성 빈혈에 대한 이해 부족 때문이고, 또 일부는 편견과 인종차별 때문인 거죠."

미국에서 일어난 마약 성분 진통제 오피오이드의 위기로 인해 일부 환자들은 치료를 받는 게 더 힘들어졌다. "겸상적혈구성 빈혈이 있는 환자들이 억울하게 약물 남용 집단으로 내몰리고 있습니다." 그 결과 전문 의료인들은 겸상적혈구성 빈혈이 있는 성인과 아이 모두에게 오피오이드를 처방하는 걸 제한하고 있다. "겸상적혈구성 빈혈이 있는 아이들에게 오피오이드를 처방하면 그 애들이 성인처럼 약물 관련 문제를 일으킬 거라는 잘못된 믿음을 가진 의료인이 있는데, 그건 정말 근거 없는 믿음일 뿐입니다. 어쨌든 중요한 건, 그런 일로 인해 겸상적혈구성 빈혈이 있는 많은 환자가 통증 치료를 제대로 못 받고 있다는 것입니다."

아드리안은 자신의 경우 그나마 응급실에서 퇴짜를 맞지 않아 운이 좋았다고 생각한다. 하지만 현재 의료 체계에서는 겸상적혈구성 빈혈을 앓는 많은 소수민족 환자는 편견과 사회적 낙인 문제로 고통받을 수밖에 없다.[23] "심지어 겸상적혈구성 빈혈을 앓는 환자들은 전문적인 치료를 받을 가능성을 높이기 위해 품행이 바른 사람처럼 보이려 애쓰는 경우도 많습니다." 아드리안은 질병 외에 이런 불필요한 부담까지 떠안아야 해 불안감과 통증이 더 증폭됐고, 의료인은 물론 일반적인 사람에 대한 신뢰까지 무너지는 경우가 많았다.

"결국 스스로 헤쳐나가야 합니다." 아드리안은 30대에 접어들면서 팔을 걷어붙이고 나서서 식습관은 물론 생활방식과 사고방식까지 완전히 뜯어고쳤다. 식단을 채식으로 바꾸었고, 시간을 내 규칙적인 운동을 했으며, 마음챙김 명상과 수용, 긴장 이완법 같은 것들을 적극적으로 활용했다. 그는 통증이 극적으로 줄어든 건 이처럼 통합적인 접근방식 덕이라고 생각한다. 그가 겸상적혈구성 빈혈로 마지막으로 병원에 입원했던 건 10년 전이다. 현재 그는 건강에 관한 강연을 하고 있고, '지금 건강 혁명Wellness Revolution Now'이라는 온라인 커뮤니티를 운영 중이다. 자신이 겪은 트라우마를 다른 사람들이 더 이상 겪지 않길 바라는 마음에서다. 지금도 자신이 심한 통증에서 벗어나 정상적인 삶을 살게 됐다는 사실이 믿기지 않는다. 그러나 그가 안고 있는 보이지 않는 상처는 여전히 떨쳐버릴 수 없다. "어두운 터널을 빠져나왔지만, 한순간도 심리적 고통에서 자유롭질 못합니다. 그래서 지금까지도 통증에 대한 두려움으로 마음 놓고 잠을 자지 못합니다. 언제든 통증이 다시 찾아와 내 어깨를 툭툭 치면서

'이봐, 내가 왔어.'라고 할 거 같아서죠. 여러 해 동안 건강한 삶을 살면서도 통증에 대한 두려움 때문에 밤에 잠을 못 자는 겁니다."

학교에서의 도전

만성 통증을 앓는 아이들의 경우, 의료 현장 이외에서 부딪히는 가장 큰 도전은 꾸준히 학교에 나가 학업을 계속하는 것이다. 연구 결과에 따르면, 만성 통증을 앓는 아이들은 그렇지 않은 아이들보다 1년 중 15일 이상 학교에 가지 못할 가능성이 5배 가까이 높다.[24] 만성 통증을 앓는 아이들은 전체 수업일 가운데 평균 3분의 1 정도를 결석한다는 의미다.[25] 통증과 의료기관 방문 때문에 학교 수업을 빼먹고 학업에 뒤처지게 되면서 가뜩이나 심한 아이들의 스트레스는 더 극심해진다. 7장에서 심한 편두통 때문에 공부를 할 수 없어 전 과목 올 A를 받다가 낙제 직전의 상황까지 내몰린 미나를 만난 바 있다. 아이들은 이런 일로 좌절감과 불안감에 빠지게 되고, 다시 통증과 스트레스가 더 심해지는 악순환의 길을 걷게 된다.

아이들은 도움이 필요하다는 걸 설명하는 데 종종 큰 어려움을 겪고, 심지어 편의를 봐달라고 요청해도 교직원들이 이해를 못하는 경우가 많다. 한 설문 조사에서 거의 절반 정도의 보건교사들이 자신을 찾아와 통증을 호소하는 아이들을, 꾀병이거나 관심을 끌기 위해서인 것 같다고 답했다.[26] 연구 결과에 따르면, 교사들은 통증을 호소하는 학생들이 자신의 병에 대한 진료 기록 등 의학적 증거를 제시하면, 적절한 반응을 보이며 편의를 봐주는 경우가 많다. 그러나 만성 통증 질환을 앓는 아이들 중 상당수는 명백한 의학적 증거를 제시하지 못하고, 교사 역시 아이의 상황을 이해하지 못해 편의를 봐주지 않는 경우가 많다.[27]

에밀리 엄마 수잔은 매년 에밀리를 가르치는 교사를 만나야겠다고 생각했다. 그들에게 크론병이 어떤 병이고, 에밀리에게 어떤 영향을 미치는지 설명해줘서 그가 어떤 한계를 갖고 있으며, 왜 가끔 결석해야 하는지 알려주기 위해서였다. 고등학생 시절 에밀리는 학교 측의 양해하에 수업 시간을 조정해 가끔 학교에 늦게 갔다. 심한 통증과 위장 장애로 아침에 집을 나서는 게 힘든 날에 필요한 조치였다. 에밀리는 자신의 통증을 이해해주는 최소 한 명의 교사와 가까이 지내려 애썼다. 학교에 자신을 도와줄 누군가가 있다는 건 큰 위안이 되기 때문이다. 그런 우군이 있으면 통증 질환이 있는 아이가 학교로 되돌아갈 수 있는 가능성이 훨씬 커진다.

에밀리는 비록 하루 중 오전이나 오후뿐이라 해도, 학교생활을 시작하면서 활력이 눈에 띄게 커졌다. "그 애를 보면서 저 역시 꿋꿋하게 계속 나아갈 수 있었어요." 수잔의 회상이다. "몸이 아픈데도 불구하고 학교에 가려는 그 애는 제 멘토나 다름없었어요. 계속 학교 주차장에서 에밀리를 기다리고 싶었지만 그 애가 꿋꿋하게 자기 길을 헤쳐나가는 걸 보면서 깨달았어요. 저 역시 꿋꿋하게 헤쳐나가야

겠다고."

에밀리가 아무리 꿋꿋하다 해도 가끔은 학교에 가는 게 불가능한 때도 있었다. 여러 달 동안 '말초삽입 중심정맥관'이라는 관을 통해 24시간 내내 영양분과 약을 정맥 내로 주입해야 할 때도 있었기 때문이다. 그럴 때 에밀리는 학교에 가는 대신 가정교사의 도움을 받아 홈스쿨링을 받았다. 아이들이 학교에 갈 수 없을 때 온라인 수업으로 대체하기도 하는데, 그런 경우 친구들과는 멀어질 수밖에 없다. 그러면 친구들과 우정을 쌓아갈 기회가 줄고 발달 과정에서 사회적 지지가 필요한 때에 새로운 친구들을 사귈 기회 또한 줄어든다 (코로나19 팬데믹 상황에서는 미국을 비롯한 많은 국가가 온라인 원격 수업에 의존했는데, 아이들의 사회적·정신적 건강과 적극적인 학업 참여를 위해선 정상적인 학교생활을 할 필요성이 있다는 게 더 분명해졌다).

사회적 갈등

아이의 삶에서 사회적인 측면은 건강에 별 영향을 주지 않는다고 생각할지 몰라도, 사실 다른 사람과의 유대감은 육체적·정신적 건강에 더없이 중요하다. 게다가 친구들과 단절된다고 느끼기 시작하면 아이들은 학교에 가거나 방과 후 활동 같은 사회 활동에 참여하는 걸 두려워할 수 있다.

"해가 가면서 많은 친구가 에밀리의 삶 속으로 들어왔다 멀어져가는 걸 지켜보는 건, 엄마로서 가슴 아픈 일이었어요. 친구들과 계속 어울릴 수 있는지 예측할 수 없다는 것 때문에 훨씬 더 힘들었죠. 몸 상태가 괜찮아져 친구의 생일 파티에 갈 수 있는 날에도 가려고 하지 않더군요." 수잔은 에밀리가 여러 해 동안 친구들과 관계를 제대로 유지하지 못하면서 결국 대인기피증이 생겼다고 믿는다.

에밀리가 겪은 이 모든 것은 만성 통증에 시달리는 아이에게서 흔히 볼 수 있는 일이다. 연구 결과에 따르면, 그런 아이들은 대개 따돌림을 당하기 쉽고 친구도 별로 없다.[28] 7장에서 언급된 편두통에 시달리던 미나는 이렇게 말했다. "저는 학교 친구가 많지 않았어요. 학교에 못 간 날이 워낙 많았으니까요. 그리고 설사 학교에 간다 해도 누구와도 말을 섞고 싶지 않았어요. 너무 아팠거나, 너무 지쳐 있었으니까요." 아이들이 느끼는 통증과는 별개로 친구들과 문제가 생기면 불안하고 우울해져 학교에 가지 않으려 하고, 학업 성적도 안 좋아진다.[29]

안나는 심한 요통 때문에 오랫동안 학교에 가지 못하던 한 10대 여자아이를 지금도 기억한다. 물리치료 덕에 통증이 완화되어 마침내 다시 학교로 돌아간 그 아이는 친구 관계가 변한 데 큰 충격을 받았다. 그는 안나의 진료실에서 눈물을 흘리며 설명했다. 처음 학교에 가지 못하게 됐을 땐 몇몇 친구들이 계속 연락을 해왔지만, 그의 부재 기간이 길어지자 그 문자도 뜸해지기 시작했다. 그러다 다시 학교에 돌아가자 아무도 아는 척해주지 않았고, 심지어 복도에서 만나도 '안녕'이란 인사조차 건네지 않았다. "마치 제가 죽은 것 같았어요. 다들 그저 자기 삶을 살아가고 있었죠." 그는 친구들과의 문제로 우울증이 생겼고, 학교생활과 일상생활로 되돌아가는 게 훨씬 더 어려워졌다.

설사 친구들과 계속 연락하고 지낸다 해도, 만성 통증을 앓는 아이들은 더 이상 서로 충분한 공감대가 없다고 느끼기 쉽다. "밖에 나갈 수도 없고 친구들과 함께 놀 수 없으니 힘들어요." 미나의 말이다. "편두통이 생기기 전부터 알고 지낸 친구들이 자기 문제를 얘기하는데, 저는 끼어들 수 없는 이슈들이었어요. 예를 들면, 한 친구가 이런 말을 하는 거예요. '글쎄, 지난주엔 세 명한테 데이트 신청을 받았어. 정말 골치 아파.' 그러면 저는 속으로 이런 생각을 하죠. '아, 난 오늘 침대에서 겨우 일어났는데.'" 미나는 자신의 모든 걸 이해해주려 애쓰는 친구 한두 명이 있었던 것만으로도 감사한 일이라 말한다. "하지만 2년 동안 끊임없이 두통에 시달린다는 건 정말 상상하기도 힘든 일이에요."

아드리안은 다른 아이들처럼 행동하려 애쓰고 짐짓 몸 상태가 좋은 것처럼 보이려 했지만 역효과만 났던 걸 기억한다. "어릴 때는 그저 다른 아이들처럼 아무 이상 없는 듯 행동하려 애쓰지만 그건 아주 부담스러운 일입니다. 누가 뭐라 해도 당신은 당신일 뿐입니다. 그 누구도 이해할 수 없고, 당신도 제대로 설명할 수 없죠. 사람들로 북적대는 방 안에 있을 때도, 심지어 가족들과 함께 있을 때도 당신은 혼자입니다. 당신이 겪어온 과정과 두려움을 그대로 겪어본 사람은 아무도 없거든요."

만성 통증을 앓는 많은 아이가 겪는 뿌리 깊은 고립감을 쉽게 줄여줄 방법은 없지만, 의미 있는 인간관계만 유지해도 아주 큰 차이가 생길 수 있다.[30] 미나와 에밀리 모두 여름 캠프에서 친구들을 만났고, 그 덕에 학교에선 느끼기 어려웠던 '또래 지원peer support' 같은 걸 느낄 수 있었다. 다른 많은 아이 역시 비슷한 질환이 있는 아이들을 후원하는 단체에서 뜻이 통하는 친구들을 만났다. 현재 많은 환자 지원 단체가 특정 질환이 있는 아이들을 위한 여름 캠프를 운영하고 있다.

에밀리의 경우 고등학교 시절 한 남자 농구팀의 득점 기록원이 되면서 학교에서 자리를 잡아갔다. "그 애는 정말 간절히 뭔가에 소속되고 싶어 했어요." 수잔의 말이다. "자신이 직접 운동팀에 들어갈 순 없었지만, 득점 기록원 일을 하면서 농구팀 남자 선수들과 친해졌어요. 소속감을 가지게 된 거죠." 수잔의 표현을 그대로 빌리자면, '정상적인 생활의 하이라이트' 중 하나는 에밀리의 무도회 참석이었다. "에밀리를 데리고 옷가게에 가서 그 애가 드레스를 입는 걸 지켜보던 게 기억나네요. 당시 저는 에밀리가 무도회에 간다는 사실만으로 정말 큰 선물을 받은 느낌이었어요. 에밀리는 그런 일도 하지 못했었거든요. 누구나 다 하는 평범한 일인데 말이죠."

안타까운 일이지만, 설사 아무리 애를 쓴다 해도 부모가 자기 아이의 친구가 되어줄 수는 없다. 그러나 가이드 역할은 해줄 수 있다. 학교 상담 교사나 아동 심리학자의 도움을 받아 아이에게 이 문제들을 헤쳐나가는 데 필요한 기술과 자신감을 쌓아 친구들과 다시 연결되게 해줄 수 있다.

통증, 고립감, 우울증, 불안장애의 교차점

추정치는 다르지만 연구 결과에 따르면, 만성 통증을 앓는 아이들의 약 79퍼센트가 불안장애를 경험하고, 약 43퍼센트가 우울증을 경험하는데, 이 수치에는 자해나 자살 충동도 포함된다.[31] 추정치가 달라지는 건 대개 아이들, 특히 만성 통증을 앓는 아이들의 불안장애와 우울증 증상이 알아채기 힘들다는 사실 때문이다.[32] 만성 통증을 앓는 아이가 고립감까지 느낄 경우, 부모는 물론 의사까지도 특정 증상이 통증과 관련이 있는지, 불안장애나 우울증과 관련이 있는지 구분하기 어렵다.[33] 안나는 10대 환자의 부모들과 자주 얘기를 나누는데, 아이가 갈수록 가족들에게 더 자주 짜증을 내고 혼자 침대에서 보내는 시간이 많아진다고 한다. 문제는 그게 통증을 극복하기 위한 건지, 우울증의 징후인지, 전형적인 10대들의 행동인지, 아니면 세 가지가 다 합쳐진 건지 모른다는 데 있다.

그런 경우 지금 어떤 기분인지에 대해 아이와 얘기해보는 게 좋다. 만일 아이가 마음을 열지 않는다면, 아이의 담당 의사나 통증 관리팀, 통증 관련 상담사와 얘기를 해보도록 하라. 당신 아이가 가벼운 불안장애나 우울증 문제를 안고 있다면 그 문제는 반드시 해결해야 한다. 낮은 수준의 우울한 기분이나 부정적인 생각만으로도 아이의 통증 문제 해결이 더 어려워질 수 있기 때문이다.

우울증과 만성 통증 문제는 훨씬 더 밀접한 관계가 있을지도 모른다. 우울증과 만성 통증 모두 청소년기 초기에 갑자기 늘어난다. 연구 결과에 따르면, 우울증과 불안장애 같은 일부 정신 건강 문제는 두통이나 만성 요통, 목 통증 같은 만성 통증 문제가 시작되기 전에 발생할 가능성이 크다.[34] 이는 특히 10대 시절에 우울증이나 불안장애가 생기면 만성 통증으로 이어질 가능성 또한 커진다는 걸 시사한다.

최근 연구에 따르면, 우울증과 관련 있는 유전학적 패턴은 만성 통증 질환과도 연관이 있고, 또 가족 간에는 유전학적 공통점이 있는 경우가 많다.[35] 다시 말해 우울증 증상을 생기게 만드는 유전학적 요소는 아이에게 영향을 주어 만성 통증으로 발전되게 만들 수 있다. 이 같은 연구 결과는 우울증과 만성 통증이 생기기 전에 조치를 취할 필요가 있는 아이들을 찾아내는 데 도움이 된다.

사회적 낙인 문제 해결
및 건강 개선

만성 통증과 관련된 사회적 낙인과 무시, 편견 문제는 절대 끝나지 않을 싸움처럼 느껴지기도 한다. 하지만 환자 가족들은 늘 싸울 필요는 없다는 걸 기억할 필요가 있다. 아이는 자신을 더 강하게 만들고 독립심을 키울, 통증 이외의 다른 뭔가를 찾아내는 게 큰 도움이 될 수 있다. 이는 만성 통증으로 종종 좌절감에 빠지게 되는 어린 시절과 청소년 시절에 더없이 중요한 발달 과제다.[36]

이런 목표에 도달하는 방법은 여러 가지가 있다. 부모는 아이에게 특정 활동이나 관심 있는 일을 하라고 권할 수 있다. 집에서 요리하기, 방과 후 취미 활동하기 등이 좋은 예다. 타일러(9장 참조)는 자신이 좋아하는 승마를 즐김으로써 복합부위통증증후군에 대처했다. 그는 승마 덕에 계속 발목을 움직일 수 있을 뿐 아니라 성취감도 맛보고 있다. 아드리안도 고등학교 시절 운동선수와 기타 연주자가 되려고 마음먹었던 일을 이렇게 기억한다. "제 삶이 겸상적혈구성빈혈에 좌지우지되게 내버려두고 싶진 않았어요. 그 병이 제 삶의 극히 일부가 되길 바랐고, 그래서 다른 방식들로 저를 규정짓는 일에 매달렸어요"

많은 10대가 지역사회 내에서 할 일을 찾으며 자신이 가치 있고 필요한 사람이라는 걸 배운다. 자신에게 의존하는 누군가가 있다는 사실 역시 자신감을 쌓는 데 도움이 된다. 안나의 환자 가운데 만성적인 다리 통증에 시달리던 한 환자는 어느 시점에 통증이 너무 심해지자, 학교에 가는 걸 중단하고 자신이 좋아하는 청소년 단체 활동에 참여하는 것도 중단했다. 그러나 일주일에 세 번씩 밤에 초등학생 아이들에게 수영을 가르치는 걸 중단하지는 않았다. 안나가 왜 수영팀에 그렇게 집착하느냐고 물었을 때, 그는 이렇게 답했다. "아, 수영팀 코치 일은 절대 그만두지 않을 거예요. 그 애들은 저만 믿고 있거든요."

아이가 어떤 활동에 참여할 에너지나 시간이 없다 해도, 부모가 아이에게 자신의 건강관리와 관련한 결정을 직접 내릴 기회를 줌으로써 독립심을 키워줄 수 있다. 어린아이들의 경우 혈당 검사를 할 때 어떤 손가락을 찌를 건지 직접 선택하게 하는 등, 건강관리와 관련된 결정에 선택권을 줄 수 있다. 좀 더 나이가 든 아이들의 경우 진료 예약을 할 때 아이에게 직접 예약을 하게 하는 등 자신의 건강관리와 관련된 결정에 동참할 수 있게 해준다.

만성 통증을 관리하면서 동시에 그에 따른 사회적 낙인 문제까지 감내하는 건 정말 힘겨운 일이다. 그래서 부모는 아이가 보여주는 끈기와 강인함에 놀라는 경우가 많다. 아이 역시 점차 자신이 얼마나 강한 사람인지 깨닫게 된다. 어떤 아이는 훗날 건강관리에 대한 자신의 지식을 나누는 일을 하기도 한다. 현재 에밀리는 병원 사회복지사로 일하면서 수술 같은 외과적인 의료 과정을 거치는 환자들을 돕고 있다. 미나는 작업치료사가 되기 위한 교육을 받는 중이다. 아드리

안은 자신의 커뮤니티에서 건강에 관한 강연을 하고 있다. 타일러
는 정형외과 의사가 될 계획이다. 피오나는 의과대학 예과 과정에
서 신경 과학을 공부했고, 앞으로 보조 의사(physician's assistant, 병
력 작성, 진찰, 치료 및 간단한 수술 등 의사의 일부 업무를 할 수 있는 사람 - 옮
긴이)가 되려 한다.

"제 삶이 뇌진탕과 만성 통증에 의해 좌지우지되는 걸 원치 않았
지만, 그러면서도 제 뇌가 어떻게 그런 놀라운 회복력을 보였는지
배우고 싶다는 마음도 생겼어요." 피오나의 말이다. "고등학생 시절,
정말 너무 암담하던 때가 많았어요. 현실적으로 고등학교를 졸업하
지 못할 거라 생각했죠. 대학 진학은 꿈도 못 꿨어요. 그러다 일단 건
강이 회복되고 나니 제 뇌가 대체 어떻게 회복됐나 알고 싶었어요."

학교 결석으로 인한 문제를 극복하는 법

만성 통증을 앓는 많은 아이의 경우, 매일 학교에 나가 꾸준히 학업을 해나간다는 건 거의 불가능한 도전 과제일 수 있다. 그 때문에 부모와 학교 관계자는 서로 힘을 합쳐 아이들의 학교생활과 건강을 위해 필요한 편의를 봐줄 방법을 찾아야 한다. 부모가 택할 수 있는 전략 몇 가지를 소개하면 다음과 같다.

- 아이와의 대화 통로를 늘 열어놓아라. 그리고 적절한 학교 관계자를 만나 당신 아이가 어떤 일을 겪는지 설명해주도록 하라. 학교 관계자들은 아이의 통증에 대해 자세히 알게 되는 것만으로도 상황을 좀 더 이해할 수 있다. 그 결과 아이에게 학교생활 중 더 많은 예외(숙제 시간을 더 많이 주거나, 학습 분량을 줄여주거나, 시험 일정을 조정해주는 등)를 인정해줄 수 있다.
- 학교 안에서 우군을 찾아라. 학교에 당신 아이가 어떤 일을 겪는지 잘 아는 우군(보건교사 등)이 있으면 일이 복잡해지거나 커뮤니케이션이 잘못될 가능성이 줄어든다. 예를 들어, 아이가 오전이나 오후밖에 수업을 들을 수 없을 때, 우군과 일정을 조정할 수 있다. 아이가 운동장에 있을 때면 그 우군이 아이를 잘 지켜보다가 도움을 줄 수 있다.
- 언제든 아이에게 도움을 줄 준비를 하라. 아이를 위한 계획을 세운 뒤에도 계속 이런저런 장애물을 만날 수 있다. 그런 경우 아이의 교사나 학교 관계자에게 가족이 직면한 문제에 대해 솔직히 털어놓고, 필요하다면 아이의 담당 의료인에게 간단한 진단서를 받아 학교 관계자에게 전달해 아이의 병에 도움이 될 편의를 제공받아라.

악순환 끊기

| 만성 통증이 다음 세대로 넘어가지 않도록 |

아이들의 통증에 관한 책을 쓴다고 말하면 사람들이 보이는 반응은 다채롭다. 어떤 사람은 통증에 대한 로르샤흐 검사(Rorschach test, 정신의학자 H. 로르샤흐가 개발한 심리 진단 검사 – 옮긴이)를 한다고 생각하고, 어떤 사람은 아주 고통스럽고 희귀한 병에 관한 얘기를 할 거라고 여긴다. 어떤 사람은 자기 아이는 엄살이 심하다고 말하고, 또 어떤 사람은 아이들에게 아편 유사제 오피오이드를 주입하는 것에 찬성하지 않는다고 할 것이다. 게다가 어떤 사람은 무슨 말을 해야 좋을지 몰라 한다. "아이들의 통증이요? 그게 큰 문제가 되나요?"

우리는 이렇게 통증에 대해, 특히 아이들의 통증에 대해 잘못된 믿음을 갖고 있다. 많은 사람이 아이들에겐 만성 통증이라는 게 없고, 아이들은 있지도 않은 통증을 거짓으로 꾸며대는 경우가 많으며, 일시적인 통증은 아이들에게 지속적인 해를 끼치진 않는다고 믿고 있다.

이러한 잘못된 믿음은 아이들에게 단기적인 것은 물론 장기적인 피해까지 준다. 어른이 아이의 통증을 알아채지 못하거나 적절히 관리하지 못할 경우, 아이는 고통받을 뿐 아니라 잘못된 통증 반응을 보일 수 있다. 까진 무릎 때문이든, 주삿바늘 때문이든, 외과 수술 때문이든 어린 시절에 통증 치료를 제대로 하지 않으면 신경계에 변화가 생겨 통증에 더 예민해지고 결국 만성 통증이 생길 가능성이 커진다.

대부분은, 심지어 전문 의료인마저도 만성 통증이 아이들에게 미치는 영향에 대해 잘 모른다. 그 결과 수백만에 이르는 아이들이 부적절한 통증 관리로 불필요한 통증을 겪고, 통증을 앓는 아이들의 3분의 2 정도가 성인이 된 뒤에도 만성 통증에 시달린다. 성인이 된 뒤에는 대개 만성 통증 질환과 관련된 사회적 낙인 및 부적절한 치료 문제에 노출된다. 많은 의료인이 만성 통증 질환에 대한 이해도가 낮은 데다, 만성 통증 질환의 존재 자체를 믿지 않기 때문이다.

이 악순환은 얼마든지 끊어낼 수 있다. 우리에겐 만성 통증으로 발전되는 걸 막아줄 지식이 있고, 앞으로 점점 더 많은 관련 연구가 이루어질 전망이기 때문이다. 무엇보다 우리에겐 윤리적 책임이 있다.

그러기 위해서는 부모, 전문 의료인, 교사, 기타 어른 들이 아이의 통증에 대한 경각심을 가지고 관련 교육 또한 늘려야 한다. 다섯 번째 활력 징후(vital sign, 사람이 살아 있음을 보여주는 호흡, 체온, 심장박동 등−옮긴이)로 불리는 통증은 어린 시절부터 관리되어야 한다. 왜 육아 서적(아기들이 잘 자고, 잘 먹고, 잘 말하고, 잘 읽고, 잘 행동할 수 있게 돕는 법을 가르쳐주는 서적)은 있는데, 아기들이 처음 통증에 노출될 때 돕는 법을 가르쳐주는 책은 없는 걸까? 인간의 삶에서 통증을 경험하는 건 잠을 자거나 음식을 먹는 일만큼이나 보편적인 일 아니던가?

우리는 다음 세대를 위해 이 모든 걸 바꿔야 한다. 굳이 먼 미래까지 내다볼 필요도 없다. 모든 부모와 소아과 의사 들이 아이가 넘어진 후나 예방접종 시 '관심을 딴 데로 돌리기'나 '긴장 완화하기' 같은 방법을 사용한다면? 만일 모두가 아이의 두 번째 또는 세 번째 두통을 알아챈 후 정상적인 생활이 불가능해지지 않게 도와줄 간단한 예방 조치를 취할 수 있다면? 만일 통증 문제에 직면한 10대 아이들이 마음을 진정시키고 통증 강도를 줄여줄 스트레스 관리 앱을 이용할 수 있다면?

그렇게 된다면 우리의 삶도 크게 바뀔 것이다. 우리 눈에는 이 모든 게 보인다. 그리고 당신의 눈에도 이 모든 게 보이길 바란다. 오늘날은 이 모든 게 가능하다.

소아 통증 관리 웹사이트

- **American Academy of Pain Medicine**
  환자와 임상의 들을 위한 자원을 제공한다.
  painmed.org

- **ChildKind**
  소아 통증 관리 향상을 위해 노력 중인 병원 목록과 임상의 및 연구원을 위한 자원을 제공한다.
  childkindinternational.org

- **The Comfort Ability**
  만성 통증을 관리하는 미국 전역의 가정을 위한 각종 워크숍을 개최하고, 관련 앱과 온라인 자원을 제공한다.
  thecomfortability.com

- **It Doesn't Have to Hurt**
  부모, 임상의, 연구원에게 필요한 자원을 제공한다.
  itdoesnthavetohurt.ca

- **Newborn Individualized Development Care and Assessment Program(NIDCAP)**
  미숙아로 태어난 유아를 돌보는 가족과 임상의에게 필요한 자원을 제공한다.
  nidcap.org

- **Pain in Child Health(PICH)**

  과학자와 임상의를 대상으로 하는 소아 통증 분야 연구 훈련 프로그램이다.

  paininchildhealth.ca

- **Pain in Childhood**

  전 세계 소아 통증 프로그램을 소개한다.

  childpain.org

- **Solutions for Kids in Pain(SKIP)**

  연구와 치료 관행 간의 간극을 좁히기 위한 지식 동원 네트워크다.

  kidsinpain.ca

- **U.S. Pain Foundation**

  만성 통증 관리에 필요한 자원을 제공한다.

  uspainfoundation.org

소아 만성 통증 참고 도서

- Rachael Coakley, 《당신의 아이가 아플 때: 더 많은 위안을 해주고 스트레스를 줄여주고 만성 통증의 악순환을 끊어내는 효과적인 전략》
  When Your Child Hurts: Effective Strategies to Increase Comfort, Reduce Stress, and Break the Cycle of Chronic Pain(New Haven, CT: Yale University Press, 2016)

- Elliot J. Krane with Deborah Mitchell, 《당신 아이의 만성 통증을 줄여라: 두통과 복통, 섬유근육통, 소아 류마티스관절염 등을 완화하는 프로그램》
  Relieve Your Child's Chronic Pain: A Doctor's Program for Easing

Headaches, Abdominal Pain, Fibromyalgia, Juvenile Rheumatoid Arthritis, and More(New York: Simon & Schuster, 2005)

• Tonya M. Palermo and Emily F. Law, 《아이의 만성 통증 관리》
Managing Your Child's Chronic Pain(New York: Oxford University Press, 2015)

• Lonnie K. Zeltzer and Christina Blackett Schlank, 《만성 통증 정복: 정상적인 어린 시절을 되찾아주기 위한 소아과 의사 안내서》
Conquering Your Child's Chronic Pain: A Pediatrician's Guide for Reclaiming a Normal Childhood(New York: HarperCollins, 2005)

프롤로그

1. J. Dahlhamer, J. Lucas, C. Zelaya, et al., "Prevalence of Chronic Pain and High-Impact Chronic Pain among Adults—United States, 2016," *Morbidity and Mortality Weekly Report* 67, no. 36 (2018): 1001; D. J. Gaskin and P. Richard, "The Economic Costs of Pain in the United States," *Journal of Pain* 13, no. 8 (2012): 715-724; L. S. Simon, "Relieving Pain in America: A Blueprint for Transforming Prevention, Care, Education, and Research," *Journal of Pain and Palliative Care Pharmacotherapy* 26, no. 2 (2012): 197-198.

2. US Department of Health and Human Services, "What Is the U.S. Opioid Epidemic?" October 27, 2021, https://www.hhs.gov/opioids/about-the-epidemic/index.html.

3. C. B. Groenewald, B. S. Essner, D. Wright, M. D. Fesinmeyer, and T. M. Palermo, "The Economic Costs of Chronic Pain among a Cohort of Treatment-Seeking Adolescents in the United States," *Journal of Pain* 15, no. 9 (2014): 925-933; A. Huguet and J. Miró, "The Severity of Chronic Pediatric Pain: An Epidemiological Study," *Journal of Pain* 9, no. 3 (2008): 226-236; S. King, C. T. Chambers, A. Huguet, et al., "The Epidemiology of Chronic Pain in Children and Adolescents Revisited: A Systematic Review," *Pain* 152, no. 12 (2011): 2729-2738.

4. E. V. Briggs, E. C. J. Carr, and M. S. Whittaker, "Survey of Undergraduate Pain Curricula for Healthcare Professionals in the United Kingdom," *European Journal of Pain* 15, no. 8 (2011): 789-795; L. Mezei and B. B. Murinson, "Pain Education in North American Medical Schools," *Journal of Pain* 12, no. 12 (2011): 1199-1208; J. Watt-Watson, M. McGillion, J. Hunter, et al., "A Survey of Prelicensure Pain Curricula in Health Science Faculties in Canadian Universities," *Pain Research and Management* 14, no. 6 (2009): 439-444.

5. King et al., "Epidemiology of Chronic Pain"; L. E. Simons, D. E. Logan, L. Chastain, and M. Cerullo, "Engagement in Multidisciplinary Interventions for Pediatric Chronic Pain: Parental Expectations, Barriers, and Child Outcomes," *Clinical Journal of Pain* 26, no. 4 (2010): 291-299; E. A. Stanford, C. T. Chambers, J. C. Biesanz, and E. Chen, "The Frequency, Trajectories and Predictors of Adolescent Recurrent Pain: A Population-Based Approach," *Pain* 138, no. 1 (2008): 11-21.

6. Simons et al., "Engagement in Multidisciplinary Interventions."

7. A. Lloyd-Thomas, "Pain Management in Paediatric Patients," *British Journal of Anaesthesia* 64, no. 1 (1990): 85-104.

8. A. Taddio, J. Katz, A. L. Ilersich, and G. Koren, "Effect of Neonatal Circumcision on Pain Response during Subsequent Routine Vaccination," *Lancet* 349, no. 9052 (1997): 599-603.

9 A. Oxman and S. Flottorp, "An Overview of Strategies to Promote Implementation of Evidence-Based Health Care," *Evidence-Based Practice in Primary Care* 2 (2001): 101-119.

1장
우리는 어떻게, 왜 통증을 느끼는가?

1. A. Benini and J. A. DeLeo, "René Descartes' Physiology of Pain," *Spine* 24, no. 20 (1999): 2115-2119; L. A. Trachsel and M. Cascella, "Pain Theory," StatPearls (Internet), updated August 2, 2021, https://www.ncbi.nlm.nih.gov/books/NBK545194/.

2. S. N. Raja, D. B. Carr, M. Cohen, et al., "The Revised International Association for the Study of Pain Definition of Pain: Concepts, Challenges, and Compromises," *Pain* 161, no. 9 (2020): 1976-1982.

3. R. Melzack, interview by Leora Kuttner, for documentary "Children in Pain," April 1989, https://www.youtube.com/watch?v=0qGZPmUttUk.

4. N. Ahimsadasan, V. Reddy, and A. Kumar, "Neuroanatomy, Dorsal Root Ganglion," *StatPearls* (Internet), updated September 7, 2021, https://pubmed.ncbi.nlm.nih.gov/30335324/; M. Devor, "Obituary: Patrick David Wall, 1925-2001," Pain 94, no. 2 (2001): 125-129.

5. G. Lorimer Moseley, *Painful Yarns: Metaphors and Stories to Help Understand the Biology of Pain* (Minneapolis: Orthopedic Physical Therapy Products, 2007).

6. Moseley, *Painful Yarns*.

7. S. King, C. T. Chambers, A. Huguet, et al., "The Epidemiology of Chronic Pain in Children and Adolescents Revisited: A Systematic Review," *Pain* 152, no. 12 (2011): 2729-2738.

8. R. C. B. Manworren and J. Stinson, "Pediatric Pain Measurement, Assessment, and Evaluation. *Seminars in Pediatric Neurology* 23, no. 3 (2016): 189-200.

9. C. T. Chambers and J. S. Mogil, "Ontogeny and Phylogeny of Facial Expression of Pain," *Pain* 156, no. 5 (2015): 798-799.

10. Manworren and Stinson, "Pediatric Pain Measurement"; 12. L. K. Murphy, R. de la Vega, S. A. Kohut, J. S. Kawamura, R. L. Levy, and T. M. Palermo, "Systematic Review: Psychosocial Correlates of Pain in Pediatric Inflammatory Bowel Disease," *Inflammatory Bowel Diseases* 27, no. 5 (2021): 697-910; C. V. Bellieni, R. Sisto, D. M. Cordelli, and G. Buonocore, "Cry Features Reflect Pain Intensity in Term Newborns: An Alarm Threshold," *Pediatric Research* 55, no. 1 (2004): 142-146; A. Koutseff, D. Reby, O. Martin, F. Levrero, H. Patural, and N. Mathevon, "The Acoustic Space of Pain: Cries as Indicators of Distress Recovering Dynamics in Pre-verbal Infants," *Bioacoustics* 27, no. 4 (2018): 313-325; T. Naik, A. Thommandram, K. E. S. Fernando, N. Bressan, A. James, and C. A. McGregor, "Method for a Real-Time Novel Premature Infant Pain Profile Using High Rate, High Volume Physiological Data Streams," paper presented at IEEE 27th International Symposium on Computer-Based Medical Systems, May 27-29, 2014; M. Schiavenato and C. L. von Baeyer, "A Quantitative Examination of Extreme Facial Pain Expression in Neonates: The Primal Face of Pain across Time," *Pain Research and Treatment* (2012): art. 251625.

11. A. Lewandowski Holley, J. Rabbitts, C. Zhou, L. Durkin, and T. M. Palermo, "Temporal Daily Associations among Sleep and Pain in Treatment-Seeking Youth with Acute Musculoskeletal Pain," *Journal of Behavioral Medicine* 40, no. 4 (2017): 675-681.

12. Manworren and Stinson, "Pediatric Pain Measurement"; T. M. Palermo, D. Valenzuela, and P. P. Stork, "A Randomized Trial of Electronic versus Paper

Pain Diaries in Children: Impact on Compliance, Accuracy, and Acceptability," *Pain* 107, no. 3 (2004): 213-219; J. N. Stinson, L. A. Jibb, C. Nguyen, et al., "Construct Validity and Reliability of a Real-Time Multidimensional Smartphone App to Assess Pain in Children and Adolescents with Cancer," *Pain* 156, no. 12 (2015): 2607-2615.

13. S. Mulvaney, E. W. Lambert, J. Garber, and L. S. Walker, "Trajectories of Symptoms and Impairment for Pediatric Patients with Functional Abdominal Pain: A 5-Year Longitudinal Study," *Journal of the American Academy of Child and Adolescent Psychiatry* 45, no. 6 (2006): 737-744.

2장
어린아이들은 통증을 기억하지 못한다?

1. N. C. Butler, "How to Raise Professional Awareness of the Need for Adequate Pain Relief for Infants," *Birth* 15, no. 1 (1988): 38-41; J. R. Lawson, Letter, *Birth* 13, no. 2 (1986): 124-125.

2. A. M. Unruh and P. J. McGrath, *History of Pain in Children* (Oxford: Oxford University Press, 2014).

3. N. C. Butler, "Infants, Pain, and What Health Care Professionals Should Want to Know—An Issue of Epistemology and Ethics," *Bioethics* 3, no. 3 (1989): 181-199; R. Gustaitis and E. W. Young, *A Time to Be Born, a Time to Die: Conflicts and Ethics in an Intensive Care Nursery* (Reading, MA: Addison-Wesley, 1986).

4. E. T. Boie, G. P. Moore, C. Brummett, and D. R. Nelson, "Do Parents Want to Be Present during Invasive Procedures Performed on Their Children in the Emergency Department? A Survey of 400 Parents," *Annals of Emergency Medicine* 34, no. 1 (1999): 70-74; K. A. Merritt, P. A. Ornstein, and B. Spicker, "Children's Memory for a Salient Medical Procedure: Implications for Testimony," *Pediatrics* 94, no. 1 (1994): 17-23.

5. E. N. Rodkey and R. Pillai Riddell, "The Infancy of Infant Pain Research: The Experimental Origins of Infant Pain Denial," *Journal of Pain* 14, no. 4 (2013): 338-350.

6. P. J. McGrath and A. M. Unruh, *Pain in Children and Adolescents* (New

York: Elsevier, 1987).

7. Hippocrates, "On the Sacred Disease," in T. M. Walshe, *Neurological Concepts in Ancient Greek Medicine* (Oxford: Oxford University Press, 2016).

8. C. F. Kleisiaris, C. Sfakianakis, and I. V. Papathanasiou, "Health Care Practices in Ancient Greece: The Hippocratic Ideal," *Journal of Medical Ethics and History of Medicine* 7 (2014): 6.

9. Galen, *Hygiene (De Sanitate Tuenda)*, ed. and trans. Ian Johnston, Loeb Classical Library 535 (Cambridge, MA: Harvard University Press, 2018), Book one, chapter 7. See also G. F. Still, *The History of Paediatrics: The Progress of the Study of Diseases of Children up to the End of the XVIIIth Century* (London: Oxford University Press, 1931), 32-33.

10. Plutarch, "Lycurgus," *Plutarch's Lives, Volume One*, trans. John Dryden (New York: Modern Library, 2001), 67. Also see F. H. Garrison, *A System of Pediatrics*, Vol. 1 (Philadelphia, PA: Saunders, 1923): 1-61, quote on 35.

11. J. B. Watson, *Psychological Care of Infant and Child* (New York: W. W. Norton, 1928).

12. S. Smiles, *Physical Education: or, the Nurture and Management of Children, Founded on the Study of Their Nature and Constitution*(London: Oliver and Boyd, 1838).

13. L. Starr, "The Clinical Investigation of Disease and the General Management of Children," in *An American Text-book of the Diseases of Children* ed. L. Starr, 1-36 (Philadelphia: W. B. Saunders, 1895).

14. T. B. Brazelton, *To Listen to a Child: Understanding the Normal Problems of Growing Up* (Reading, MA: Addison-Wesley, 1984); T. B. Brazelton and J. K. Nugent, *Neonatal Behavioral Assessment Scale* (Cambridge: Cambridge University Press, 1995); B. Spock, *The Common Sense Book of Baby and Child Care* (New York: Duell, Sloan and Pearce, 1946).

15. R. Fülöp-Miller, *Triumph over Pain* (New York: Literary Guild of America, 1938).

16. Lawson, letter; L. Caes, K. E. Boerner, C. T. Chambers, et al., "A Comprehensive Categorical and Bibliometric Analysis of Published Research Articles on Pediatric Pain from 1975 to 2010," *Pain* 157, no. 2 (2016): 302-313; E. Guardiola and J.-E. Baños, "Is There an Increasing Interest in Pediatric Pain? Analysis of the Biomedical Articles Published in the 1980s," *Journal of Pain*

and Symptom Management 8, no. 7 (1993): 449-450; P. J. McGrath, "Science Is Not Enough: The Modern History of Pediatric Pain," *Pain* 152, no. 11 (2011): 2457-2459.

17. S. Rovner, "Surgery without Anesthesia: Can Preemies Feel Pain?" *Washington Post*, August 13, 1986.

18. American Academy of Pediatrics, "Neonatal Anesthesia," *Pediatrics* 80, no. 3 (1987): 446; P. R. Tutelman and C. T. Chambers, "Moving from Knowledge to Action in Pediatric Pain: A Look at the Past, Present and Future," *Pediatric Pain Letter* 18, no. 3 (2016): 22-25.

19. A. B. Fletcher, "Pain in the Neonate," *New England Journal of Medicine* 317, no. 21 (1987): 1347-1348.

20. K. J. S. Anand, M. J. Brown, S. R. Bloom, and A. Aynsley-Green, "Studies on the Hormonal Regulation of Fuel Metabolism in the Human Newborn Infant Undergoing Anaesthesia and Surgery," *Hormone Research in Paediatrics* 22, no. 1-2 (1985): 115-128.

21. K. J. S. Anand, W. G. Sippell, and A. Aynsley-Green, "Randomised Trial of Fentanyl Anaesthesia in Preterm Babies Undergoing Surgery: Effects on the Stress Response," *Lancet* 329, no. 8527 (1987): 243-248.

22. K. J. S. Anand and P. R. Hickey, "Pain and Its Effects in the Human Neonate and Fetus," *New England Journal of Medicine* 317, no. 21 (1987): 1321-1329.

23. K. J. S. Anand, D. D. Hansen, and P. R. Hickey, "Hormonal-Metabolic Stress Responses in Neonates Undergoing Cardiac Surgery," *Anesthesiology* 73, no. 4 (1990): 661-670; K. J. S. Anand and P. R. Hickey, "Halothane-Morphine Compared with High-Dose Sufentanil for Anesthesia and Postoperative Analgesia in Neonatal Cardiac Surgery," *New England Journal of Medicine* 326, no. 1 (1992): 1-9.

24. H. N. Turner, "Jo Eland May Be Gone, but Her Legacy Remains," *Pain Management Nursing* 17, no. 6 (2016): 352-353.

25. J. E. Beyer, "Judging the Effectiveness of Analgesia for Children and Adolescents during Vaso-occlusive Events of Sickle Cell Disease," *Journal of Pain Symptom Management* 19, no. 1 (2000): 63-72; C. Knott, J. Beyer, A. Villarruel, M. Denyes, V. Erickson, and G. Willard, "Developmental Approach to Pain Assessment in Children: How, Why, and When to Use the Original Oucher and Two New Ethnic Versions," *MCN: The American*

Journal of Maternal/Child Nursing 19, no. 6 (1994): 314-320; J. E. Beyer and C. R. Aradine, "Patterns of Pediatric Pain Intensity: A Methodological Investigation of a Self-Report Scale," *Clinical Journal of Pain* 3, no. 3 (1987): 130-141; J. Beyer, *The Oucher: A User's Manual and Technical Report* (Evanston, IL: The Hospital Play Equipment Company, 1984).

26. N. L. Schechter, D. A. Allen, amd K. Hanson, "Status of Pediatric Pain Control: A Comparison of Hospital Analgesic Usage in Children and Adults," *Pediatrics* 77, no. 1 (1986): 11-15.

27. N. L. Schechter, "The Undertreatment of Pain in Children: An Overview," *Pediatric Clinics of North America* 36, no. 4 (1989): 781-794; N. L. Schechter and D. Allen, "Physicians' Attitudes toward Pain in Children," *Journal of Developmental and Behavioral Pediatrics* 7, no. 6 (1986): 350-354.

28. G. A. Finley and P. J. McGrath, eds., *Measurement of Pain in Infants and Children* (Seattle: IASP Press, 1998).

29. C. L. von Baeyer, B. J. Stevens, K. D. Craig, et al., "Pain in Child Health from 2002 to 2015: The Early Years of an International Research Training Initiative," *Canadian Journal of Pain* 3, no. 1 (2019): 1-7.

30. A. Oxman and S. Flottorp, "An Overview of Strategies to Promote Implementation of Evidence-Based Health Care," in *Evidence-Based Practice in Primary Care*, 2nd ed., ed. C. Silagy and A. Haines (London: BMJ Press, 2001), 101-119.

31. J. Watt-Watson, M. McGillion, J. Hunter, et al., A Survey of Prelicensure Pain Curricula in Health Science Faculties in Canadian Universities," *Pain Research and Management* 14, no. 6 (2009): 439-444.

32. For more information on SKIP, see the program website: https://kids inpain.ca/.

33. T. M. Palermo, M. Slack, C. Zhou, R. Aaron, E. Fisher, and S. Rodriguez, "Waiting for a Pediatric Chronic Pain Clinic Evaluation: A Prospective Study Characterizing Waiting Times and Symptom Trajectories," *Journal of Pain* 20, no. 3 (2019): 339-347; P. Peng, J. N. Stinson, M. Choiniere, et al., "Dedicated Multidisciplinary Pain Management Centres for Children in Canada: The Current Status," *Canadian Journal of Anaesthesiology* 54, no. 12 (2007): 985-991.

3장
아야!

1. D. Harrison, C. Larocque, M. Bueno, et al., "Sweet Solutions to Reduce Procedural Pain in Neonates: A Meta-analysis," *Pediatrics* 139, no. 1 (2017), e20160955; D. Harrison, J. Reszel, M. Bueno, et al., "Breastfeeding for Procedural Pain in Infants beyond the Neonatal Period," *Cochrane Database of Systematic Reviews* update, October 28, 2016, CD011248; C. McNair, M. Campbell-Yeo, C. Johnston, and A. Taddio, "Nonpharmacologic Management of Pain during Common Needle Puncture Procedures in Infants: Current Research Evidence and Practical Considerations: An Update," *Clinics in Perinatology* 46, no. 4 (2019): 709-730; A. Taddio, C. M. McMurtry, V. Shah, et al., "Reducing Pain during Vaccine Injections: Clinical Practice Guideline," *Canadian Medical Association Journal* 187, no. 13 (2015): 975-982.

2. C. M. McMurtry, R. Pillai Riddell, A. Taddio, et al., "Far from "Just a Poke": Common Painful Needle Procedures and the Development of Needle Fear," *Clinical Journal of Pain* 31, no. 10 suppl. (2015): S3-S11.

3. V. Ianelli, "Vaccines Statistics and Numbers," Vaxopedia (V. Ianelli), March 4, 2020, https://vaxopedia.org/2018/01/10/vaccines-statistics -and-numbers/.

4. B. Deacon and J. Abramowitz, "Fear of Needles and Vasovagal Reactions among Phlebotomy Patients," *Journal of Anxiety Disorders* 20, no. 7 (2006): 946-960; A. Taddio, M. Ipp, S. Thivakaran, et al., "Survey of the Prevalence of Immunization Non-compliance Due to Needle Fears in Children and Adults," *Vaccine* 30, no. 32 (2012): 4807-4812.

5. American Academy of Pediatrics, "Prevention and Management of Procedural Pain in the Neonate: An Update," *Pediatrics* 137, no. 2 (2016), e20154271.

6. M. L. Campbell-Yeo, T. C. Disher, B. L. Benoit, and C. C. Johnston, "Understanding Kangaroo Care and Its Benefits to Preterm Infants," *Pediatric Health Medicine and Therapeutics* 6 (2015): 15-32.

7. D. Harrison, J. Wilding, A. Bowman, et al., "Using YouTube to Disseminate Effective Vaccination Pain Treatment for Babies," *PLoS One* 11, no. 10 (2016), e0164123; D. Harrison, J. Yamada, T. Adams-Webber, A. Ohlsson, J.

Beyene, and B. Stevens, "Sweet Tasting Solutions for Reduction of Needle-Related Procedural Pain in Children Aged One to 16 Years," *Cochrane Database of Systematic Reviews*, May 5, 2015, CD008408.

8. K. A. Birnie, C. T. Chambers, A. Taddio, et al., "Psychological Interventions for Vaccine Injections in Children and Adolescents: Systematic Review of Randomized and Quasi-Randomized Controlled Trials," *Clinical Journal of Pain* 31, no. 10 suppl. (2015): S72-S89.

9. K. A. Birnie, M. Noel, J. A. Parker, et al., "Systematic Review and Meta-analysis of Distraction and Hypnosis for Needle-Related Pain and Distress in Children and Adolescents," *Journal of Pediatric Psychology* 39, no. 8 (2014): 783-808.

10. V. Shah, A. Taddio, C. M. McMurtry, et al., "Pharmacological and Combined Interventions to Reduce Vaccine Injection Pain in Children and Adults: Systematic Review and Meta-analysis," *Clinical Journal of Pain* 31, no. 10 suppl. (2015): S38-S63.

11. L. L. Cohen, R. L. Blount, R. J. Cohen, E. R. Schaen, and J. F. Zaff, "Comparative Study of Distraction versus Topical Anesthesia for Pediatric Pain Management during Immunizations," *Health Psychology* 18, no. 6 (1999): 591-598.

12. L. L. Cohen, J. E. MacLaren, B. L. Fortson, et al., "Randomized Clinical Trial of Distraction for Infant Immunization Pain," *Pain* 125, no. 1 (2006): 165-171.

13. M. Noel, C. T. Chambers, P. J. McGrath, R. M. Klein, and S. H. Stewart, "The Influence of Children's Pain Memories on Subsequent Pain Experience," *Pain* 153, no. 8 (2012): 1563-1572.

14. T. A. Marche, J. L. Briere, and C. L. von Baeyer, "Children's Forgetting of Pain-Related Memories," *Journal of Pediatric Psychology* 41, no. 2 (2016): 220-231; M. Noel, C. M. McMurtry, C. T. Chambers, and P. J. McGrath, "Children's Memory for Painful Procedures: The Relationship of Pain Intensity, Anxiety, and Adult Behaviors to Subsequent Recall," *Journal of Pediatric Psychology* 35, no. 6 (2009): 626-636.

15. S. Badovinac, H. Gennis, R. P. Riddell, H. Garfield, and S. Greenberg, "Understanding the Relative Contributions of Sensitive and Insensitive Parent Behaviors on Infant Vaccination Pain," *Children* 5, no. 6 (2018): 80;

L. Campbell, R. Pillai Riddell, R. Cribbie, H. Garfield, and S. Greenberg, "Preschool Children's Coping Responses and Outcomes in the Vaccination Context: Child and Caregiver Transactional and Longitudinal Relationships," *Pain* 159, no. 2 (2018): 314-330; N. M. Racine, R. R. Pillai Riddell, D. B. Flora, A. Taddio, H. Garfield, and S. Greenberg, "Predicting Preschool Pain-Related Anticipatory Distress: The Relative Contribution of Longitudinal and Concurrent Factors," *Pain* 157, no. 9 (2016): 1918-1932.

16. C. M. McMurtry, C. T. Chambers, P. J. McGrath, and E. Asp, "When 'Don't Worry' Communicates Fear: Children's Perceptions of Parental Reassurance and Distraction during a Painful Medical Procedure," *Pain* 150, no. 1 (2010): 52-58.

17. A. Oxman and S. Flottorp, "An Overview of Strategies to Promote Implementation of Evidence-Based Health Care," *Evidence-Based Practice in Primary Care* 2 (2001): 101-119.

18. S. J. Friedrichsdorf and L. Goubert, "Pediatric Pain Treatment and Prevention for Hospitalized Children," *Pain Reports* 5, no. 1 (2020), e804.

4장
신생아 집중치료실에서 입은 상처

1. R. Carbajal, A. Rousset, C. Danan, et al., "Epidemiology and Treatment of Painful Procedures in Neonates in Intensive Care Units," *JAMA* 300, no. 1 (2008): 60-70.

2. J. Vinall, S. P. Miller, B. H. Bjornson, et al., "Invasive Procedures in Preterm Children: Brain and Cognitive Development at School Age," *Pediatrics* 133, no. 3 (2014): 412-421.

3. S. Brummelte, R. E. Grunau, V. Chau, et al., "Procedural Pain and Brain Development in Premature Newborns," *Annals of Neurology* 71, no. 3 (2012): 385-396; M. Ranger and R. E. Grunau, "Early Repetitive Pain in Preterm Infants in Relation to the Developing Brain," *Pain Management* 4, no. 1 (2014): 57-67.

4. K. Anand and F. M. Scalzo, "Can Adverse Neonatal Experiences Alter Brain Development and Subsequent Behavior?" *Neonatology* 77, no. 2 (2000): 69-

82; M. Fitzgerald, "What Do We Really Know about Newborn Infant Pain?" *Experimental Physiology* 100, no. 12 (2015): 1451-1457; C. C. Johnston, A. M. Fernandes, and M. Campbell-Yeo, "Pain in Neonates Is Different," *Pain* 152, no. 3 suppl. (2011): S65-S73; N. J. van den Hoogen, J. Patijn, D. Tibboel, B. A. Joosten, M. Fitzgerald, and C. H. T. Kwok, "Repeated Touch and Needle-Prick Stimulation in the Neonatal Period Increases the Baseline Mechanical Sensitivity and Postinjury Hypersensitivity of Adult Spinal Sensory Neurons," *Pain* 159, no. 6 (2018): 1166-1175.

5.   K. Anand, "Prevention and Treatment of Neonatal Pain," UpToDate, updated May 28, 2021.

6.   R. E. Grunau, "Early Pain in Preterm Infants: A Model of Long-Term Effects," *Clinics in Perinatology* 29, no. 3 (2002): 373-394.

7.   L. Fabrizi, R. Slater, A. Worley, et al., "A Shift in Sensory Processing That Enables the Developing Human Brain to Discriminate Touch from Pain," *Current Biology* 21, no. 18 (2011): 1552-1558; R. Slater, L. Fabrizi, A. Worley, J. Meek, S. Boyd, and M. Fitzgerald, "Premature Infants Display Increased Noxious-Evoked Neuronal Activity in the Brain Compared to Healthy Age-Matched Term-Born Infants," *Neuroimage* 52, no. 2 (2010): 583-589.

8.   S. Goksan, L. Baxter, F. Moultrie, et al., "The Influence of the Descending Pain Modulatory System on Infant Pain-Related Brain Activity," *eLife* 7 (2018), e37125.

9.   R. V. Grunau, C. C. Johnston, and K. D. Craig, "Neonatal Facial and Cry Responses to Invasive and Non-invasive Procedures," *Pain* 42, no. 3 (1990): 295-305; R. V. E. Grunau, "Cry and Facial Behavior during Induced Pain in Neonates" (PhD diss., University of British Columbia, 1985); C. C. Johnston and M. E. Strada, "Acute Pain Response in Infants: A Multidimensional Description," *Pain* 24, no. 3 (1986): 373-382.

10. F. Schwaller and M. Fitzgerald, "The Consequences of Pain in Early Life: Injury-Induced Plasticity in Developing Pain Pathways," *European Journal of Neuroscience* 39, no. 3 (2014): 344-352; S. M. Walker, S. Beggs and M. L. Baccei, "Persistent Changes in Peripheral and Spinal Nociceptive Processing after Early Tissue Injury," *Experimental Neurology* 275 (2016): 253-260.

11. C. Johnston, M. Campbell-Yeo, T. Disher, et al., "Skin-to-Skin Care for Procedural Pain in Neonates," *Cochrane Database of Systematic Reviews,*

February 16, 2017, CD008435.

12. M. Campbell-Yeo, C. C. Johnston, B. Benoit, et al., "Sustained Efficacy of Kangaroo Care for Repeated Painful Procedures over Neonatal Intensive Care Unit Hospitalization: A Single-Blind Randomized Controlled Trial," *Pain* 160, no. 11 (2019): 2580-2588; M. L. Campbell-Yeo, T. C. Disher, B. L. Benoit, and C. C. Johnston, "Understanding Kangaroo Care and Its Benefits to Preterm Infants," *Pediatric Health, Medicine and Therapeutics* 6 (2015): 15-32.

13. D. Harrison, S. Beggs, and B. Stevens, "Sucrose for Procedural Pain Management in Infants," *Pediatrics* 130, no. 5 (2012): 918-925; D. Harrison, C. Larocque, M. Bueno, et al., "Sweet Solutions to Reduce Procedural Pain in Neonates: A Meta-analysis," *Pediatrics* 139, no. 1 (2017), e20160955.

14. M. Ranger, S. Tremblay, C. M. Chau, L. Holsti, R. E. Grunau, and D. Goldowitz, "Adverse Behavioral Changes in Adult Mice Following Neonatal Repeated Exposure to Pain and Sucrose," *Frontiers in Psychology* 9 (2019), article 2394; S. Tremblay, M. Ranger, C. M. Chau, et al., "Repeated Exposure to Sucrose for Procedural Pain in Mouse Pups Leads to Long-Term Widespread Brain Alterations," *Pain* 158, no. 8 (2017): 1586-1598.

15. S. Hauser, M. J. Suto, L. Holsti, M. Ranger, and K. E. MacLean, "Designing and Evaluating Calmer, a Device for Simulating Maternal Skin-to-Skin Holding for Premature Infants," in Proceedings of the 2020 CHI Conference on Human Factors in Computing Systems, Honolulu, HI, April 2020, https://dl.acm.org/doi/pdf/10.1145/3313831.3376539; L. Holsti, K. E. MacLean, T. F. Oberlander, A. R. Synnes, and R. Brant, "Calmer: A Robot for Managing Acute Pain Effectively in Preterm Infants in the Neonatal Intensive Care Unit," *Pain Reports* 4, no. 2 (2019), e727.

16. H. Als and T. B. Brazelton, "A New Model of Assessing the Behavioral Organization in Preterm and Fullterm Infants: Two Case Studies," *Journal of the American Academy of Child Psychiatry* 20, no. 2 (1981): 239-263; H. Als and G. B. McAnulty, "The Newborn Individualized Developmental Care and Assessment Program (NIDCAP) with Kangaroo Mother Care (KMC): Comprehensive Care for Preterm Infants. *Current Women's Health Reviews* 7, no. 3 (2011): 288-301.

17. G. P. Aylward, "Neurodevelopmental Outcomes of Infants Born Prematurely,"

Journal of Developmental and Behavioral Pediatrics 35, no. 6 (2014): 394-407; S. A. Reijneveld, M. J. K. de Kleine, A. L. van Baar, et al., "Behavioural and Emotional Problems in Very Preterm and Very Low Birthweight Infants at Age 5 Years," *Archives of Disease in Childhood—Fetal and Neonatal Edition* 91, no. 6 (2006): F423-F428; K. Schadl, R. Vassar, K. Cahill-Rowley, K. W. Yeom, D. K. Stevenson, and J. Rose, "Prediction of Cognitive and Motor Development in Preterm Children Using Exhaustive Feature Selection and Cross-Validation of Near-Term White Matter Microstructure," *NeuroImage: Clinical* 17 (2018): 667-679; L. T. Singer, A. C. Siegel, B. Lewis, S. Hawkins, T. Yamashita, and J. Baley, "Preschool Language Outcomes of Children with History of Bronchopulmonary Dysplasia and Very Low Birth Weight," *Journal of Developmental and Behavioral Pediatrics* 22, no. 1 (2001): 19-26.

18. A. Taddio, J. Katz, A. L. Ilersich, and G. Koren, "Effect of Neonatal Circumcision on Pain Response during Subsequent Routine Vaccination," *Lancet* 349, no. 9052 (1997): 599-603.

19. M. Bueno, B. Stevens, M. A. Barwick, et al., "A Cluster Randomized Clinical Trial to Evaluate the Effectiveness of the Implementation of Infant Pain Practice Change (ImPaC) Resource to Improve Pain Practices in Hospitalized Infants: A Study Protocol," *Trials* 21, no. 1 (2020), article 16.

20. M. Campbell-Yeo, A. Fernandes, and C. Johnston, "Procedural Pain Management for Neonates Using Nonpharmacological Strategies: Part 2: Mother-Driven Interventions," *Advances in Neonatal Care* 11, no. 5 (2011): 312-318.

21. C. McNair, M. Campbell-Yeo, C. Johnston, and A. Taddio, "Nonpharmacological Management of Pain during Common Needle Puncture Procedures in Infants: Current Research Evidence and Practical Considerations: An Update," *Clinics in Perinatology* 46 no. 4 (2019): 709-730.

5장
수술, 소소한 의료 행위, 병원 방문

1. J. A. Rabbitts, C. B. Groenewald, J. P. Moriarty, and R. Flick, "Epidemiology of Ambulatory Anesthesia for Children in the United States: 2006 and 1996,"

Anesthesia and Analgesia 111, no. 4 (2000): 1011-1015; K. Y. Tzong, S. Han, A. Roh, and C. Ing, "Epidemiology of Pediatric Surgical Admissions in US Children: Data from the HCUP Kids Inpatient Database," Journal of Neurosurgical Anesthesiology 24, no. 4 (2012): 391-395.

2. National Institute for Health and Care Excellence (UK), "Sedation in Under 19s: Using Sedation for Diagnostic and Therapeutic Procedures, Clinical Guideline," Clinical Guideline 112, December 15, 2010, https://www.nice.org.uk/guidance/cg112/chapter/Introduction; M. Zielinska, A. Bartkowska-Sniatkowska, K. Becke, et al., "Safe Pediatric Procedural Sedation and Analgesia by Anesthesiologists for Elective Procedures: A Clinical Practice Statement from the European Society for Paediatric Anaesthesiology," Pediatric Anesthesia 29, no. 6 (2019): 583-590.

3. Massachusetts General Hospital, "You Are Here: Wendy's Welcome to the ED," MGH for Children, Emergency Department, n.d., https://www.massgeneral.org/children/emergency-medicine/you-are -here-wendys-welcome-to-the-ed.

4. A. Yahya Al-Sagarat, H. M. Al-Oran, H. Obeidat, A. M. Hamlan, and L. Moxham, "Preparing the Family and Children for Surgery," Critical Care Nursing Quarterly 40, no. 2 (2017): 99-107.

5. Z. N. Kain, L. C. Mayes, A. A. Caldwell-Andrews, D. E. Karas, and B. C. McClain, "Preoperative Anxiety, Postoperative Pain, and Behavioral Recovery in Young Children Undergoing Surgery," Pediatrics 118, no. 2 (2006): 651-658; L. L. Lamontagne, J. T. Hepworth, and M. H. Salisbury, "Anxiety and Postoperative Pain in Children Who Undergo Major Orthopedic Surgery," Applied Nursing Research 14, no. 3 (2001): 119-124.

6. H. Kim, S. M. Jung, H. Yu, and S. J. Park, "Video Distraction and Parental Presence for the Management of Preoperative Anxiety and Postoperative Behavioral Disturbance in Children: A Randomized Controlled Trial," Anesthesia and Analgesia 121, no. 3 (2015): 778-784; A. Manyande, A. M. Cyna, P. Yip, C. Chooi, and P. Middleton, "Non-pharmacological Interventions for Assisting the Induction of Anaesthesia in Children," Cochrane Database Systematic Reviews, July 14, 2015, CD006447; A. Patel, T. Schieble, M. Davidson, et al., "Distraction with a Hand-Held Video Game Reduces Pediatric Preoperative Anxiety," Paediatric Anaesthesia 16, no. 10

(2006): 1019-1027.

7. S. Calipel, M. M. Lucas-Polomeni, E. Wodey, and C. Ecoffey, "Premedication in Children: Hypnosis versus Midazolam," *Paediatric Anaesthesia* 15, no. 4 (2005): 275-281.

8. L. Vagnoli, A. Bettini, E. Amore, S. De Masi, and A. Messeri, "Relaxation-Guided Imagery Reduces Perioperative Anxiety and Pain in Children: A Randomized Study," *European Journal of Pediatrics* 178, no. 6 (2019): 913-921.

9. Z. N. Kain, S.-M. Wang, L. C. Mayes, D. M. Krivutza, and B. A. Teague, "Sensory Stimuli and Anxiety in Children Undergoing Surgery: A Randomized, Controlled Trial," *Anesthesia and Analgesia* 92, no. 4 (2001): 897-903.

10. Z. N. Kain, L. C. Mayes, L. A. Caramico, et al., "Parental Presence during Induction of Anesthesia: A Randomized Controlled Trial," *Anesthesiology* 84, no. 5 (1996): 1060-1067.

11. N. L. Schechter, S. J. Weisman, M. Rosenblum, B. Bernstein, and P. L. Conard, "The Use of Oral Transmucosal Fentanyl Citrate for Painful Procedures in Children," *Pediatrics* 95, no. 3 (1995): 335-339; S. J. Weisman, B. Bernstein, and N. L. Schechter, "Consequences of Inadequate Analgesia during Painful Procedures in Children," *Archives of Pediatrics and Adolescent Medicine* 152, no. 2 (1998): 147-149.

12. S. Fischer, J. Vinall, M. Pavlova, et al., "Role of Anxiety in Young Children's Pain Memory Development after Surgery," *Pain* 160, no. 4 (2019): 965-972; M. Noel, M. Pavlova, T. Lund, et al., "The Role of Narrative in the Development of Children's Pain Memories: Influences of Father- and Mother-Child Reminiscing on Children's Recall of Pain," *Pain* 160, no. 8 (2019): 1866-1875.

13. J. A. Rabbitts, E. Fisher, B. N. Rosenbloom, and T. M. Palermo, "Prevalence and Predictors of Chronic Postsurgical Pain in Children: A Systematic Review and Meta-Analysis," *Journal of Pain* 18, no. 6 (2017): 605-614.

14. K. P. Chua, C. M. Harbaugh, C. M. Brummett, et al., "Association of Perioperative Opioid Prescriptions with Risk of Complications after Tonsillectomy in Children," *JAMA Otolaryngology—Head and Neck Surgery* 145, no. 10 (2019): 911-918.

15. L. I. Kelley-Quon, M. G. Kirkpatrick, R. L. Ricca, et al., "Guidelines for

Opioid Prescribing in Children and Adolescents after Surgery: An Expert Panel Opinion," *JAMA Surgery* 156, no. 1 (2021): 76-90.

16. S. J. Friedrichsdorf and L. Goubert, "Pediatric Pain Treatment and Prevention for Hospitalized Children," *Pain Reports* 5, no. 1 (2020), e804; R. B. Mitchell, S. M. Archer, S. L. Ishman, et al., "Clinical Practice Guideline: Tonsillectomy in Children (Update)—Executive Summary," *Otolaryngology—Head and Neck Surgery* 160, no. 2 (2019): 187-205.

17. B. N. Rosenbloom, M. G. Pagé, L. Isaac, et al., "Pediatric Chronic Postsurgical Pain and Functional Disability: A Prospective Study of Risk Factors up to One Year after Major Surgery," *Journal of Pain Research* 12 (2019): 3079-3098.

18. B. Dagg, P. Forgeron, G. Macartney, and J. Chartrand, "Adolescent Patients' Management of Postoperative Pain after Discharge: A Qualitative Study," *Pain Management Nursing* 21, no. 6 (2020): 565-571.

19. B. A. Krauss and B. S. Krauss, "Managing the Frightened Child," *Annals of Emergency Medicine* 74, no. 1 (2019): 30-35; B. S. Krauss, B. A. Krauss, and S. M. Green, "Managing Procedural Anxiety in Children," *New England Journal of Medicine* 374, no. 16 (2016), e19.

6장
배가 아파요

1. J. J. Korterink, K. Diederen, M. A. Benninga, and M. M. Tabbers, "Epidemiology of Pediatric Functional Abdominal Pain Disorders: A Meta-Analysis," *PLoS One* 10, no. 5 (2015), e0126982.

2. Korterink et al., "Epidemiology of Pediatric Functional Abdominal Pain Disorders."

3. L. S. Walker, T. A. Lipani, J. W. Greene, et al., "Recurrent Abdominal Pain: Symptom Subtypes Based on the Rome II Criteria for Pediatric Functional Gastrointestinal Disorders," *Journal of Pediatric Gastroenterology and Nutrition* 38, no. 2 (2004): 187-191.

4. J. S. Matthews, "Recurrent Abdominal Pain in Children," *Ulster Medical Journal* 7, no. 3 (1938): 179-206.

5. J. Apley and N. Naish, "Recurrent Abdominal Pains: A Field Survey of 1,000 School Children," *Archives of Disease in Childhood* 33, no. 168 (1958): 165-170.

6. M. Green, "Diagnosis and Treatment: Psychogenic, Recurrent, Abdominal Pain," Pediatrics 40, no. 1 (1967): 84-89; D. G. Marshall, "Diagnosis and Treatment: Recurrent Abdominal Pain in Children: A Surgeon's Viewpoint," *Pediatrics* 40, no. 6 (1967): 1024-1026.

7. Green, "Diagnosis and Treatment."

8. M. Saps, C. Blank, S. Khan, et al., "Seasonal Variation in the Presenta—tion of Abdominal Pain," *Journal of Pediatric Gastroenterology and Nutrition* 46, no. 3 (2008): 279-284; M. Saps, S. Hudgens, R. Mody, K. Lasch, V. Harikrishnan, and C. Baum, "Seasonal Patterns of Abdominal Pain Consultations among Adults and Children," *Journal of Pediatric Gastroenterology and Nutrition* 56, no. 3 (2013): 290-296; T. V. Schrijver, P. L. Brand, and J. Bekhof, "Seasonal Variation of Diseases in Children: A 6-Year Prospective Cohort Study in a General Hospital," *European Journal of Pediatrics* 175, no. 4 (2016): 457-464.

9. Saps et al., "Seasonal Variation."

10. C. Q. Chen, J. Fichna, M. Bashashati, Y. Y. Li, and M. Storr, "Distribution, Function and Physiological Role of Melatonin in the Lower Gut," *World Journal of Gastroenterology* 17, no. 34 (2011): 3888-3898.

11. A. Abbasnezhad, R. Amani, E. Hajiani, P. Alavinejad, B. Cheraghian, and A. Ghadiri, "Effect of Vitamin D on Gastrointestinal Symptoms and Health-Related Quality of Life in Irritable Bowel Syndrome Patients: A Randomized Double-Blind Clinical Trial," *Neurogastroenterology and Motility* 28, no. 10 (2016): 1533-1544.

12. K. Hanevik, K. A. Wensaas, G. Rortveit, G. E. Eide, K. Morch, and N. Langeland, "Irritable Bowel Syndrome and Chronic Fatigue 6 Years after Giardia Infection: A Controlled Prospective Cohort Study," *Clinical Infectious Diseases* 59, no. 10 (2014): 1394-1400; K. A. Wensaas, K. Hanevik, T. Hausken, et al., "Postinfectious and Sporadic Functional Gastrointestinal Disorders Have Different Prevalences and Rates of Overlap: Results from a Controlled Cohort Study 3 Years after Acute Giardiasis," *Neurogastroenterology and Motility* 28, no. 10 (2016): 1561-1569.

13. L. Pensabene, V. Talarico, D. Concolino, et al., "Postinfectious Functional

Gastrointestinal Disorders in Children: A Multicenter Prospective Study," *Journal of Pediatrics* 166, no. 4 (2015): 903-907. e901.

14. E. Coss-Adame and S. S. Rao, "Brain and Gut Interactions in Irritable Bowel Syndrome: New Paradigms and New Understandings," *Current Gastroenterology Reports* 16, no. 4 (2014): article 379.

15. C. Ibeakanma, F. Ochoa-Cortes, M. Miranda-Morales, et al., "Brain-Gut Interactions Increase Peripheral Nociceptive Signaling in Mice with Postinfectious Irritable Bowel Syndrome," *Gastroenterology* 141, no. 6 (2011): 2098-2108.e2095; I. Spreadbury, F. Ochoa-Cortes, C. Ibeakanma, N. Martin, D. Hurlbut, and S. J. Vanner, "Concurrent Psychological Stress and Infectious Colitis Is Key to Sustaining Enhanced Peripheral Sensory Signaling," *Neurogastroenterology and Motility* 27, no. 3 (2015): 347-355.

16. M. C. Morris, L. S. Walker, S. Bruehl, A. L. Stone, A. S. Mielock, and U. Rao, "Impaired Conditioned Pain Modulation in Youth with Functional Abdominal Pain," *Pain* 157, no. 10 (2016): 2375-2381.

17. L. M. Dufton, M. J. Dunn, L. S. Slosky, B. E. Compas, "Self-Reported and Laboratory-Based Responses to Stress in Children with Recurrent Pain and Anxiety," *Journal of Pediatric Psychology* 36, no. 1 (2011): 95-105.

18. S. E. Williams, C. A. Smith, S. P. Bruehl, J. Gigante, and L. S. Walker, "Medical Evaluation of Children with Chronic Abdominal Pain: Impact of Diagnosis, Physician Practice Orientation, and Maternal Trait Anxiety on Mothers' Responses to the Evaluation," *Pain* 146, no. 3 (2009): 283-292.

19. A. A. Shah, C. K. Zogg, S. N. Zafar, et al., "Analgesic Access for Acute Abdominal Pain in the Emergency Department among Racial/Ethnic Minority Patients: A Nationwide Examination," *Medical Care* 53, no. 12 (2015): 1000-1009; M. Ghoshal, H. Shapiro, K. Todd, and M. E. Schatman, "Chronic Noncancer Pain Management and Systemic Racism: Time to Move toward Equal Care Standards," *Journal of Pain Research* 13 (2020): 2825-2836.

20. G. D. Shelby, K. C. Shirkey, A. L. Sherman, et al., "Functional Abdominal Pain in Childhood and Long-Term Vulnerability to Anxiety Disorders," *Pediatrics* 132, no. 3 (2013): 475-482.

21. D. K. Chitkara, M. A. L. van Tilburg, N. Blois-Martin, and W. E. Whitehead, "Early Life Risk Factors That Contribute to Irritable Bowel Syndrome In

Adults: A Systematic Review," *American Journal of Gastroenterology* 103, no. 3 (2008): 765-774.

22. R. A. Abbott, A. E.Martin, T. V.Newlove-Delgado,et al., "Psychosocial Interventions for Recurrent Abdominal Pain in Childhood," *Cochrane Database of Systematic Reviews*, January 10, 2017, CD010971; S. M. van der Veek, B. H. Derkx, M. A. Benninga, F. Boer, and E. de Haan, "Cognitive Behavior Therapy for Pediatric Functional Abdominal Pain: A Randomized Controlled Trial," *Pediatrics* 132, no. 5 (2013), e1163-1172.

23. A. Chmielewska and H. Szajewska,"Systematic Review of Randomised Controlled Trials: Probiotics for Functional Constipation," *World Journal of Gastroenterology* 16, no. 1 (2010): 69-75; F. C. L. Ding, M. Karkhaneh, L. Zorzela, H. Jou, and S. Vohra, "Probiotics for Paediatric Functional Abdominal Pain Disorders: A Rapid Review," *Paediatrics and Child Health* no. 6 (2019): 383-394; C. A. M. Wegh, M. A. Benninga, and M. M. Tabbers, "Effectiveness of Probiotics in Children with Functional Abdominal Pain Disorders and Functional Constipation: A Systematic Review," *Journal of Clinical Gastroenterology* 52 suppl. 1 (2018), Proceedings from the 9th Probiotics, Prebiotics and New Foods Meeting, Rome, September 2017, S10-S26.

7장
두통이 있을 때

1. S. Taheri, "Effect of Exclusion of Frequently Consumed Dietary Triggers in a Cohort of Children with Chronic Primary Headache," *Nutrition and Health* 23, no. 1 (2017): 47-50.

2. J. G. Millichap and M. M. Yee, "The Diet Factor in Pediatric and Adolescent Migraine," *Pediatric Neurology* 28, no. 1 (2003): 9-15.

3. I. Abu-Arafeh, S. Razak, B. Sivaraman, and C. Graham, "Prevalence of Headache and Migraine in Children and Adolescents: A Systematic Review of Population-Based Studies," *Developmental Medicine and Child Neurology* 52, no. 12 (2010): 1088-1097; I. Abu-Arefeh and G. Russell, "Prevalence of Headache and Migraine in Schoolchildren," BMJ 309, no. 6957 (1994): 765-769; E. Conicella, U. Raucci, N. Vanacore, et al.,"The Child

with Headache in a Pediatric Emergency Department," *Headache* 48, no. 7 (2008): 1005-1011; T. M. Lateef, K. R. Merikangas, J. He, et al., "Headache in a National Sample of American Children: Prevalence and Comorbidity," *Journal of Child Neurology* 24, no. 5 (2009): 536-543; H. Rhee, "Prevalence and Predictors of Headaches in US Adolescents," *Headache: The Journal of Head and Face Pain* 40, no. 7 (2000): 528-538; R. Rossi, A. Versace, B. Lauria, et al., "Headache in the Pediatric Emergency Department: A 5-Year Retrospective Study," *Cephalalgia* 38, no. 11 (2018): 1765-1772; C. Wober-Bingol, "Epidemiology of Migraine and Headache in Children and Adolescents," *Current Pain and Headache Reports* 17, no. 6 (2013), article 341; H. Rhee, M. S. Miles, C. T. Halpern, and D. Holditch-Davis, "Prevalence of Recurrent Physical Symptoms in U.S. Adolescents," *Pediatric Nursing* 31, no. 4 (2005): 314-319, 350.

4. Wober-Bingol, "Epidemiology of Migraine and Headache"; H. Rhee, "Relationships between Physical Symptoms and Pubertal Development," *Journal of Pediatric Health Care* 19, no. 2 (2005): 95-103.

5. D. Borsook, N. Maleki, L. Becerra, and B. McEwen, "Understanding Migraine through the Lens of Maladaptive Stress Responses: A Model Disease of Allostatic Load," *Neuron* 73, no. 2 (2012): 219-234.

6. D. G. Finniss, T. J. Kaptchuk, F. Miller, and F. Benedetti, "Biological, Clinical, and Ethical Advances of Placebo Effects," *Lancet* 375, no. 9715 (2010): 686-695; J. Marchant, "Placebos: Honest Fakery," *Nature* 535, no. 7611 (2016): S14-S15.

7. S. W. Powers, C. S. Coffey, L. A. Chamberlin, et al., "Trial of Amitriptyline, Topiramate, and Placebo for Pediatric Migraine," *New England Journal of Medicine* 376, no. 2 (2017): 115-124.

8. S. Cormier, G. L. Lavigne, M. Choinière, and P. Rainville, "Expectations Predict Chronic Pain Treatment Outcomes," *Pain* 157, no. 2 (2016): 329-338; A. Esparham, A. Herbert, E. Pierzchalski, et al., "Pediatric Headache Clinic Model: Implementation of Integrative Therapies in Practice," *Children* 5, no. 6 (2018), article 74; V. Faria, C. Linnman, A. Lebel, and D. Borsook, "Harnessing the Placebo Effect in Pediatric Migraine Clinic," *Journal of Pediatrics* 165, no. 4 (2014): 659-665.

9. S. Ballou, A. Beath, T. J. Kaptchuk, et al., "Factors Associated with Response

to Placebo in Patients with Irritable Bowel Syndrome and Constipation," *Clinical Gastroenterology and Hepatology* 16, no. 11 (2018): 1738-1744. e1731; F. Benedetti, E. Carlino, and A. Pollo, "How Placebos Change the Patient's Brain," *Neuropsychopharmacology* 36, no. 1 (2011): 339-354; T. J. Kaptchuk and F. G. Miller, "Open Label Placebo: Can Honestly Prescribed Placebos Evoke Meaningful Therapeutic Benefits? BMJ 363 (2018), k3889.

10. Esparham et al., "Pediatric Headache Clinic Model."

8장
너무 많은 통증

1. D. R. Patel, A. Yamasaki, and K. Brown, "Epidemiology of Sports-Related Musculoskeletal Injuries in Young Athletes in United States," *Translational Pediatrics* 6, no. 3 (2017): 160-166.

2. N. A. Smith, T. Chounthirath, and H. Xiang, "Soccer-Related Injuries Treated in Emergency Departments: 1990-2014," *Pediatrics* 138, no. 4 (2016), e20160346.

3. E. R. Dodwell, L. E. Lamont, D. W. Green, T. J. Pan, R. G. Marx, and S. Lyman, "20 Years of Pediatric Anterior Cruciate Ligament Reconstruction in New York State," *American Journal of Sports Medicine* 42, no. 3 (2014): 675-680.

4. R. Hall, K. Barber Foss, T. E. Hewett, and G. D. Myer, "Sport Specialization's Association with an Increased Risk of Developing Anterior Knee Pain in Adolescent Female Athletes," *Journal of Sport Rehabilitation* 24, no. 1 (2015): 31-35; T. Junge, L. Runge, B. Juul-Kristensen, and N. Wedderkopp, "Risk Factors for Knee Injuries in Children 8 to 15 Years: The CHAMPS Study DK," *Medicine and Science in Sports and Exercise* 48, no. 4 (2016): 655-662.

5. "The Female ACL: Why Is It More Prone to Injury?" editorial, *Journal of Orthopaedics* 13, no. 2 (2016): A1-A4.

6. J. L. Hodgins, M. Vitale, R. R. Arons, and C. S Ahmad, "Epidemiology of Medial Ulnar Collateral Ligament Reconstruction: A 10-Year Study in New York State," *American Journal of Sports Medicine* 44, no. 3 (2016): 729-734.

7. Hall et al., "Sport Specialization's Association"; Junge et al., "Risk Factors

for Knee Injuries"; L. Babcock, C. S. Olsen, D. M. Jaffe, and J. C. Leonard, "Cervical Spine Injuries in Children Associated with Sports and Recreational Activities," *Pediatric Emergency Care* 34, no. 10 (2018): 677-686; K. D. Barber Foss, G. D. Myer, and T. E. Hewett, "Epidemiology of Basketball, Soccer, and Volleyball Injuries in Middle-School Female Athletes," *Physician and Sportsmedicine* 42, no. 2 (2014): 146-153; J. de Inocencio, M. A. Carro, M. Flores, C. Carpio, S. Mesa, and M. Marin, "Epidemiology of Musculoskeletal Pain in a Pediatric Emergency Department," *Rheumatology International* 36, no. 1 (2016): 83-89; I. Dizdarevic, M. Bishop, N. Sgromolo, S. Hammoud, and A. Atanda Jr., "Approach to the Pediatric Athlete with Back Pain: More Than Just the Pars," *Physician and Sportsmedicine* 43, no. 4 (2015): 421-431; M. H. Guddal, S. O. Stensland, M. C. Smastuen, M. B. Johnsen, J. A. Zwart, and K. Storheim, "Physical Activity Level and Sport Participation in Relation to Musculoskeletal Pain in a Population-Based Study of Adolescents: The Young-HUNT Study," *Orthopaedic Journal of Sports Medicine* 5, no. 1 (2017), 2325967116685543; M. R. Guerra, J. R. Estelles, Y. A. Abdouni, D. F. Falcochio, J. R. Rosa, and L. H. Catani, "Frequency of Wrist Growth Plate Injury in Young Gymnasts at a Training Center," *Acta Ortopedica Brasileira* 24, no. 4 (2016): 204-207; E. Jespersen, R. Holst, C. Franz, C. T. Rexen, H. Klakk, and N. Wedderkopp, "Overuse and Traumatic Extremity Injuries in Schoolchildren Surveyed with Weekly Text Messages over 2.5 Years," *Scandinavian Journal of Medicine and Science in Sports* 24, no. 5 (2014): 807-813; M. Noll, E. A. Silveira, and I. S. Avelar, "Evaluation of Factors Associated with Severe and Frequent Back Pain in High School Athletes," *PloS One* 12, no. 2 (2017), e0171978; A. Stracciolini, R. Casciano, H. Levey Friedman, C. J. Stein, W. P. Meehan 3rd, and L. J. Micheli, "Pediatric Sports Injuries: A Comparison of Males versus Females," *American Journal of Sports Medicine* 42, no. 4 (2014): 965-972; J. S. Yang, J. G. Stepan, L. Dvoracek, R. W. Wright, R. H. Brophy, and M. V. Smith, "Fast-Pitch Softball Pitchers Experience a Significant Increase in Pain and Fatigue during a Single High School Season," *HSS Journal: The Musculoskeletal Journal of Hospital for Special Surgery* 12, no. 2 (2016): 111-118; A. X. Yin, D. Sugimoto, D. J. Martin, and A. Stracciolini, "Pediatric Dance Injuries: A Cross-Sectional Epidemiological Study," *PM and R: The*

Journal of Injury, Function, and Rehabilitation 8, no. 4 (2016): 348-355.

8. M. A. Bryan, A. Rowhani-Rahbar, R. D. Comstock, and F. Rivara, "Sports- and Recreation-Related Concussions in US Youth," *Pediatrics* 138, no. 1 (2016), e20154635; V. G. Coronado, T. Haileyesus, T. A. Cheng, et al., "Trends in Sports- and Recreation-Related Traumatic Brain Injuries Treated in US Emergency Departments: The National Electronic Injury Surveillance System-All Injury Program (NEISS-AIP) 2001-2012," *Journal of Head Trauma Rehabilitation* 30, no. 3 (2015): 185-197; T. Pfister, K. Pfister, B. Hagel, W. A. Ghali, and P. E. Ronksley, "The Incidence of Concussion in Youth Sports: A Systematic Review and Meta-analysis," *British Journal of Sports Medicine* 50, no. 5 (2016): 292-297; J. A. Rosenthal, R. E. Foraker, C. L. Collins, and R. D. Comstock, "National High School Athlete Concussion Rates from 2005-2006 to 2011-2012," *American Journal of Sports Medicine* 42, no. 7 (2014): 1710-1715.

9. M. P. Ithurburn, M. V. Paterno, K. R. Ford, T. E. Hewett, and L. C. Schmitt, "Young Athletes after Anterior Cruciate Ligament Reconstruction with Single-Leg Landing Asymmetries at the Time of Return to Sport Demonstrate Decreased Knee Function 2 Years Later," *American Journal of Sports Medicine* 45, no. 11 (2017): 2604-2613; J. L. Whittaker, L. J. Woodhouse, A. Nettel-Aguirre, and C. A. Emery, "Outcomes Associated with Early Post-traumatic Osteoarthritis and Other Negative Health Consequences 3-10 Years Following Knee Joint Injury in Youth Sport," *Osteoarthritis and Cartilage* 23, no. 7 (2015): 1122-1129.

10. A. L. Holley, A. C. Wilson, and T. M. Palermo, "Predictors of the Transition from Acute to Persistent Musculoskeletal Pain in Children and Adolescents: A Prospective Study," *Pain* 158, no. 5 (2017): 794-801.

11. K. Grimmer and M. Williams, "Gender-Age Environmental Associates of Adolescent Low Back Pain," *Applied Ergonomics* 31, no. 4 (2000): 343-360.

12. T. I. Nilsen, A. Holtermann, and P. J. Mork, "Physical Exercise, Body Mass Index, and Risk of Chronic Pain in the Low Back and Neck / Shoulders: Longitudinal Data from the Nord-Trondelag Health Study," *American Journal of Epidemiology* 174, no. 3 (2011): 267-273.

13. G. S. Roebuck, D. M. Urquhart, L. Knox, et al., "Psychological Factors Associated with Ultramarathon Runners' Supranormal Pain Tolerance:

A Pilot Study," *Journal of Pain* 19, no. 12 (2018): 1406-1415; J. Tesarz, A. Gerhardt, K. Schommer, R. D. Treede, and W. Eich, "Alterations in Endogenous Pain Modulation in Endurance Athletes: An Experimental Study Using Quantitative Sensory Testing and the Cold-Pressor Task," *Pain* 154, no. 7 (2013): 1022-1029.

14. G. L. Fanucchi, A. Stewart, R. Jordaan, and P. Becker, "Exercise Reduces the Intensity and Prevalence of Low Back Pain in 12-13 Year Old Children: A Randomised Trial," *Australian Journal of Physiotherapy* 55, no. 2 (2009): 97-104; J. Tesarz, A. K. Schuster, M. Hartmann, A. Gerhardt, and W. Eich, "Pain Perception in Athletes Compared to Normally Active Controls: A Systematic Review with Meta-analysis," *Pain* 153, no. 6 (2012): 1253-1262; M. Geisler, L. Eichelkraut, W. H. R. Miltner, and T. Weiss, "Expectation of Exercise in Trained Athletes Results In a Reduction of Central Processing to Nociceptive Stimulation," *Behavioural Brain Research* 356 (2019): 314-321.

15. R. J. Elbin, A. Sufrinko, P. Schatz, et al., "Removal from Play after Concussion and Recovery Time," *Pediatrics* 138, no. 3 (2016), e20160910.

16. D. G. Thomas, J. N. Apps, R. G. Hoffmann, M. McCrea, and T. Hammeke, "Benefits of Strict Rest after Acute Concussion: A Randomized Controlled Trial," *Pediatrics* 135, no. 2 (2015): 213-223.

17. W. Mittenberg, G. Tremont, R. E. Zielinski, S. Fichera, and K. R. Rayls, "Cognitive-behavioral Prevention of Postconcussion Syndrome," *Archives of Clinical Neuropsychology* 11, no. 2 (1996): 139-145.

18. C. A. McCarty, D, Zatzick, E. Stein, J. Wang, R. Hilt, and F. P. Rivara, "Collaborative Care for Adolescents with Persistent Postconcussive Symptoms: A Randomized Trial," *Pediatrics* 138, no. 4 (2016), e20160459.

19. D. J. Thomas, K. Coxe, H. Li, et al., "Length of Recovery from Sports-Related Concussions in Pediatric Patients Treated at Concussion Clinics," *Clinical Journal of Sport Medicine* 28, no. 1 (2018): 56-63.

9장
질환으로서의 통증

1. S. Bruehl, "Complex Regional Pain Syndrome," BMJ 351 (2015): h2730.

2. E. Krane, "The Mystery of Chronic Pain," TED talk, May 19, 2011, https://www.youtube.com/watch?v=J6—CMhcCfQ.

3. L. W. Crock and M. T. Baldridge, "A Role for the Microbiota in Complex Regional Pain Syndrome?" *Neurobiology of Pain* 8 (2020), https://www.sciencedirect.com/science/article/pii/S2452073X2030012X;　E. S. Haight, T. E. Forman, S. A. Cordonnier, et al., "Microglial Modulation as a Target for Chronic Pain: From the Bench to the Bedside and Back," *Anesthesia and Analgesia* 128, no. 4 (April 2019): 737-746, doi: 10.1213/ANE.0000000000004033.

4. A. M. de Rooij, M. de Mos, J. J. van Hilten, et al., "Increased Risk of Complex Regional Pain Syndrome in Siblings of Patients?" *Journal of Pain* 10, no. 12 (2009): 1250-1255; D. E. van Rooijen, D. L. Roelen, W. Verduijn, et al., "Genetic HLA Associations in Complex Regional Pain Syndrome with and without Dystonia," *Journal of Pain* 13, no. 8 (2012): 784-789.

5. D. D. Sherry, C. A. Wallace, C. Kelley, M. Kidder, and L. Sapp, "Short- and Long-Term Outcomes of Children with Complex Regional Pain Syndrome Type I Treated with Exercise Therapy," *Clinical Journal of Pain* 15, no. 3 (1999): 218-223; R. Weissmann and Y. Uziel, "Pediatric Complex Regional Pain Syndrome: A Review," *Pediatric Rheumatology Online Journal* 14, no. 1 (2016): 29; R. Wilder, C. B. Berde, M. Wolohan, M. Vieyra, B. Masek, and L. Micheli, "Reflex Sympathetic Dystrophy in Children: Clinical Characteristics and Follow-Up of Seventy Patients," *Journal of Bone and Joint Surgery, American Volume* 74, no. 6 (1992): 910-919.

6. D. D. Sherry and R. Weisman, "Psychologic Aspects of Childhood Reflex Neurovascular Dystrophy," *Pediatrics* 81, no. 4 (1988): 572-578; J. Wager, H. Brehmer, G. Hirschfeld, and B. Zernikow, "Psychological Distress and Stressful Life Events in Pediatric Complex Regional Pain Syndrome," *Pain Research and Management* 20, no. 4 (2015): 189-194.

7. J. Marinus, G. L. Moseley, F. Birklein, et al., "Clinical Features and Pathophysiology of Complex Regional Pain Syndrome," *Lancet Neurology* 10, no. 7 (2011): 637-648.

8. A. J. Terkelsen, F. W. Bach, and T. S. Jensen, "Experimental Forearm Immobilization in Humans Induces Cold and Mechanical Hyperalgesia," *Anesthesiology* 109, no. 2 (2008): 297-307.

9. S. Butler, M. Nyman, and T. Gordh, "Immobility in Volunteers Transiently Produces Signs and Symptoms of Complex Regional Pain Syndrome," in *Proceedings of the 9th World Congress on Pain*, 657-660 (Seattle: IASP Press, 2000).

10. N. Erpelding, L. Simons, A. Lebel, et al., "Rapid Treatment-Induced Brain Changes in Pediatric CRPS," *Brain Structure and Function* 221, no. 2 (2016): 1095-1111; L. E. Simons, M. Pielech, N. Erpelding, et al., "The Responsive Amygdala: Treatment-Induced Alterations in Functional Connectivity in Pediatric Complex Regional Pain Syndrome," *Pain* 155, no. 9 (2014): 1727-1742.

11. Sherry et al., "Short- and Long-Term Outcomes"; V. Brooke and S. Janselewitz, "Outcomes of Children with Complex Regional Pain Syndrome after Intensive Inpatient Rehabilitation," *PM and R* 4, no. 5 (2012): 349-354; Y. Takahashi, T. Tominaga, K. Okawa, K. Tanaka, "Recovery from Acute Pediatric Complex Regional Pain Syndrome Type I after Ankle Sprain by Early Pharmacological and Physical Therapies in Primary Care: A Case Report," *Journal of Pain Research* 11 (2018): 2859-2866.

12. S. Kashikar-Zuck, C. King, T. V. Ting, and L. M. Arnold, "Juvenile Fibromyalgia: Different from the Adult Chronic Pain Syndrome?" *Current Rheumatology Reports* 18, no. 4 (2016): 19; S. Kashikar-Zuck, T. V. Ting, L. M. Arnold, et al., "Cognitive Behavioral Therapy for the Treatment of Juvenile Fibromyalgia: A Multisite, Single-Blind, Randomized, Controlled Clinical Trial," *Arthritis and Rheumatism* 64, no. 1 (2012): 297-305.

13. Kashikar-Zuck et al., "Juvenile Fibromyalgia": Kashikar-Zuck et al., "Cognitive Behavioral Therapy."

14. S. Sil, S. Thomas, C. DiCesare, et al., "Preliminary Evidence of Altered Biomechanics in Adolescents with Juvenile Fibromyalgia," *Arthritis Care and Research* 67, no. 1 (2015): 102-111; S. T. Tran, S. Thomas S, C. DiCesare, et al., "A Pilot Study of Biomechanical Assessment before and after an Integrative Training Program for Adolescents with Juvenile Fibromyalgia," *Pediatric Rheumatology Online Journal* 14, no. 1 (2016): 43.

15. Tran et al., "Pilot Study of Biomechanical Assessment"; S. Kashikar-Zuck, W. R. Black, M. Pfeiffer, et al., "Pilot Randomized Trial of Integrated Cognitive-Behavioral Therapy and Neuromuscular Training for Juvenile Fibromyalgia:

The FIT Teens Program," *Journal of Pain* 19, no. 9 (2018): 1049-1062; S. Kashikar-Zuck, S. T. Tran, K. Barnett, et al., "A Qualitative Examination of a New Combined Cognitive-Behavioral and Neuromuscular Training Intervention for Juvenile Fibromyalgia," *Clinical Journal of Pain* 32, no. 1 (2016): 70-81.

16. Kashikar-Zuck et al., "Pilot Randomized Trial of Integrated Cognitive-Behavioral Therapy"; Kashikar-Zuck et al., "Qualitative Examination of a New Combined Cognitive-Behavioral and Neuromuscular Training."

17. S. Kashikar-Zuck, N. Cunningham, J. Peugh, et al., "Long-Term Outcomes of Adolescents with Juvenile-Onset Fibromyalgia into Adulthood and Impact of Depressive Symptoms on Functioning over Time," *Pain* 160, no. 2 (2019): 433-441; S. Kashikar-Zuck, N. Cunningham, S. Sil, et al., "Long-Term Outcomes of Adolescents with Juvenile-Onset Fibromyalgia in Early Adulthood," *Pediatrics* 133, no. 3 (2014): e592-600.

10장
약물치료 외

1. T. M. Palermo, M. Slack, C. Zhou, R. Aaron, E. Fisher, and S. Rodriguez, "Waiting for a Pediatric Chronic Pain Clinic Evaluation: A Prospective Study Characterizing Waiting Times and Symptom Trajectories," *Journal of Pain* 20, no. 3 (2019): 339-347.

2. "Pediatric Pain Clinics 2021," Special Interest Group on Pain in Childhood, International Association for the Study of Pain, n.d., accessed November 26, 2021, http://childpain.org/wp-content /uploads/2021/01/Pediatric-Chronic-Pain-Programs-2021-Update .pdf.

3. T. Hechler, M. Kanstrup, A. L. Holley, et al., "Systematic Review on Intensive Interdisciplinary Pain Treatment of Children with Chronic Pain," *Pediatrics* 136, no. 1 (2015): 115-127; G. Revivo, D. K. Amstutz, C. M. Gagnon, and Z. L. McCormick, "Interdisciplinary Pain Management Improves Pain and Function in Pediatric Patients with Chronic Pain Associated with Joint Hypermobility Syndrome," *PM and R* 11, no. 2 (2019): 150-157; L. E. Simons, D. E. Logan, L. Chastain, and M. Cerullo, "Engagement in Multidisciplinary

Interventions for Pediatric Chronic Pain: Parental Expectations, Barriers, and Child Outcomes," *Clinical Journal of Pain* 26, no. 4 (2010): 291-299; L. E. Simons, C. B. Sieberg, M. Pielech, C. Conroy, and D. E. Logan, "What Does It Take? Comparing Intensive Rehabilitation to Outpatient Treatment for Children with Significant Pain-Related Disability," *Journal of Pediatric Psychology* 38, no. 2 (2013): 213-223; H. Tick, A. Nielsen, K. R. Pelletier, et al., "Evidence-Based Nonpharmacologic Strategies for Comprehensive Pain Care: The Consortium Pain Task Force White Paper," *Explore* 14, no. 3 (2018): 177-211.

4. L. S. Walker, A. L. Stone, G. T. Han, et al., "Internet-Delivered Cognitive Behavioral Therapy for Youth with Functional Abdominal Pain: A Randomized Clinical Trial Testing Differential Efficacy by Patient Subgroup," *Pain* 162, no. 12 (2021): 2945-2955.

5. Hechler et al., "Systematic Review on Intensive Interdisciplinary Pain Treatment"; Simons et al., "What Does It Take?"

6. Revivo et al., "Interdisciplinary Pain Management"; H. Robins, V. Perron, L. C. Heathcote, and L. E. Simons, "Pain Neuroscience Education: State of the Art and Application in Pediatrics," *Children* 3, no. 4 (2016): 43.

7. E. Fisher, E. Law, J. Dudeney, T. M. Palermo, G. Stewart, and C. Eccleston, "Psychological Therapies for the Management of Chronic and Recurrent Pain in Children and Adolescents," *Cochrane Database of Systematic Reviews*, October 1, 2018, CD003968.

8. Revivo et al., "Interdisciplinary Pain Management."

9. The acronym GET stands for graded in vivo exposure treatment, a method that has helped adults with chronic pain. For more on this program evaluating its efficacy with youthful patients, see L. E. Simons, J. W. S. Vlaeyen, L. Declercq, et al., "Avoid or Engage? Outcomes of Graded Exposure in Youth with Chronic Pain Using a Sequential Replicated Single-Case Randomized Design," *Pain* 161, no. 3 (2020): 520-531.

10. N. E. Mahrer, J. I. Gold, M. Luu, and P. M. Herman, "A Cost-Analysis of an Interdisciplinary Pediatric Chronic Pain Clinic," *Journal of Pain* 19, no. 2 (2018): 158-165.

11. Tick et al., "Evidence-Based Nonpharmacologic Strategies"; A. A. Wren, A. C. Ross, G. D'Souza, et al., "Multidisciplinary Pain Management for Pediatric

Patients with Acute and Chronic Pain: A Foundational Treatment Approach When Prescribing Opioids," *Children* 6, no. 2 (2019): 33.

12. L. I. Kelley-Quon, M. G. Kirkpatrick, R. L. Ricca, et al., "Guidelines for Opioid Prescribing in Children and Adolescents after Surgery: An Expert Panel Opinion," *JAMA Surgery* 156, no. 1 (2021): 76-90; N. L. Schechter and G. A. Walco, "The Potential Impact on Children of the CDC Guideline for Prescribing Opioids for Chronic Pain: Above All, Do No Harm," *JAMA Pediatrics* 170, no. 5 (2016): 425-426.

13. R. A. Moore and H. J. McQuay, "Prevalence of Opioid Adverse Events in Chronic Non-malignant Pain: Systematic Review of Randomised Trials of Oral Opioids," *Arthritis Research and Therapy* 7, no. 5 (2005): R1046-1051.

14. J. R. Gaither, V. Shabanova, and J. M. Leventhal, "US National Trends in Pediatric Deaths from Prescription and Illicit Opioids, 1999-2016," *JAMA Network Open* 1, no. 8 (2018), e186558.

15. E. M. Raney, H. J. P. van Bosse, K. G. Shea, J. M. Abzug, and R. M. Schwend, "Current State of the Opioid Epidemic as It Pertains to Pediatric Orthopaedics from the Advocacy Committee of the Pediatric Orthopaedic Society of North America," *Journal of Pediatric Orthopedics* 38, no. 5 (2018): e238-e244.

16. E. T. Chow, J. D. Otis, and L. E. Simons, "The Longitudinal Impact of Parent Distress and Behavior on Functional Outcomes among Youth with Chronic Pain," *Journal of Pain* 17, no. 6 (2016): 729-738.

17. L. Caes, T. Vervoort, C. Eccleston, M. Vandenhende, and L. Goubert, "Parental Catastrophizing about Child's Pain and Its Relationship with Activity Restriction: The Mediating Role of Parental Distress," *Pain* 152, no. 1 (2011): 212-222; L. Caes, T. Vervoort, Z. Trost, and L. Goubert, "Impact of Parental Catastrophizing and Contextual Threat on Parents' Emotional and Behavioral Responses to Their Child's Pain," *Pain* 153, no. 3 (2012): 687-695; L. S. Walker, S. E. Williams, C. A. Smith, J. Garber, D. A. Van Slyke, and T. A. Lipani, "Parent Attention versus Distraction: Impact on Symptom Complaints by Children with and without Chronic Functional Abdominal Pain," *Pain* 122, no. 1-2 (2006): 43-52.

18. Simons et al., "Engagement in Multidisciplinary Interventions."

19. T. M. Palermo, A. C. Wilson, M. Peters, A. Lewandowski, and H. Somhegyi, "Randomized Controlled Trial of an Internet-Delivered Family Cognitive-

Behavioral Therapy Intervention for Children and Adolescents with Chronic Pain," *Pain* 146, no. 1 (2009): 205-213.

20. A. C. Long and T. M. Palermo, "Web-Based Management of Adolescent Chronic Pain: Development and Usability Testing of an Online Family Cognitive Behavioral Therapy Program," *Journal of Pediatric Psychology* 34, no. 5 (2009): 511-516.

21. E. Fisher, E. Law, J. Dudeney, C. Eccleston, and T. M. Palermo, "Psychological Therapies (Remotely Delivered) for the Management of Chronic and Recurrent Pain in Children and Adolescents," *Cochrane Database of Systematic Reviews*, April 2, 2019, CD011118.

22. R. Eijlers, E. M. W. J. Utens, L. M. Staals, et al., "Systematic Review and Meta-analysis of Virtual Reality in Pediatrics: Effects on Pain and Anxiety," *Anesthesia and Analgesia* 129, no. 5 (2019): 1344-1353; A. S. Won, J. Bailey, J. Bailenson, C. Tataru, I. A. Yoon, and B. Golianu, "Immersive Virtual Reality for Pediatric Pain," *Children* 4, no. 7 (2017): 52.

23. R. Coakley, T. Wihak, J. Kossowsky, C. Iversen, and C. Donado, "The Comfort Ability Pain Management Workshop: A Preliminary, Nonrandomized Investigation of a Brief, Cognitive, Biobehavioral, and Parent Training Intervention for Pediatric Chronic Pain," *Journal of Pediatric Psychology* 43, no. 3 (2018): 252-265.

11장
가족 관계

1. M. A. Clementi, P. Faraji, K. Poppert Cordts, et al., "Parent Factors Are Associated with Pain and Activity Limitations in Youth with Acute Musculoskeletal Pain: A Cohort Study," *Clinical Journal of Pain* 35, no. 3 (2019): 222-228.

2. T. M. Palermo, C. R. Valrie, and C. W. Karlson, "Family and Parent Influences on Pediatric Chronic Pain: A Developmental Perspective," *American Psychologist* 69, no. 2 (2014): 142-152.

3. C. T. Chambers, K. D. Craig, and S. M. Bennett, "The Impact of Maternal Behavior on Children's Pain Experiences: An Experimental Analysis," *Journal of Pediatric Psychology* 27, no. 3 (2002): 293-301; L. S. Walker, 3. E.

Williams, C. A. Smith, J. Garber, D. A. Van Slyke, and T. A. Lipani, "Parent Attention versus Distraction: Impact on Symptom Complaints by Children with and without Chronic Functional Abdominal Pain," *Pain* 122, no. 1-2 (2006): 43-52.

4. J. W. Guite, R. L. McCue, J. L. Sherker, D. D. Sherry, and J. B. Rose, "Relationships among Pain, Protective Parental Responses, and Disability for Adolescents with Chronic Musculoskeletal Pain: The Mediating Role of Pain Catastrophizing," *Clinical Journal of Pain* 27, no. 9 (2011): 775-781; A. M. Lynch-Jordan, S. Kashikar-Zuck, A. Szabova, and K. R. Goldschneider, "The Interplay of Parent and Adolescent Catastrophizing and Its Impact on Adolescents' Pain, Functioning, and Pain Behavior," *Clinical Journal of Pain* 29, no. 8 (2013): 681-688.

5. A. Bandura, *Social Learning Theory* (Englewood Cliffs, NJ: Prentice-Hall, 1977).

6. A. C. Wilson, A. Moss, T. M. Palermo, and J. L. Fales, "Parent Pain and Catastrophizing Are Associated with Pain, Somatic Symptoms, and Pain-Related Disability among Early Adolescents," *Journal of Pediatric Psychology* 39, no. 4 (2014): 418-426.

7. A. C. Wilson and J. L. Fales, "Parenting in the Context of Chronic Pain: A Controlled Study of Parents with Chronic Pain," *Clinical Journal of Pain* 31, no. 8 (2015): 689-698.

8. Wilson and Fales, "Parenting in the Context of Chronic Pain."

9. A. C. Wilson, A. L. Holley, A. Stone, J. L. Fales, and T. M. Palermo, "Pain, Physical, and Psychosocial Functioning in Adolescents at Risk for Developing Chronic Pain: A Longitudinal Case-Control Study," *Journal of Pain* 21, no. 3-4 (2020): 418-429.

10. S. Krokstad, A. Langhammer, K. Hveem, et al., "Cohort Profile: The HUNT Study, Norway," *International Journal of Epidemiology* 42, no. 4 (2013): 968-977.

11. G. B. Hoftun, P. R. Romundstad, and M. Rygg, "Association of Parental Chronic Pain with Chronic Pain in the Adolescent and Young Adult: Family Linkage Data from the HUNT Study," *JAMA Pediatrics* 167, no. 1 (2013): 61-69.

12. J. Dahlhamer, J. Lucas, C. Zelaya, et al., "Prevalence of Chronic Pain and

High-Impact Chronic Pain among Adults—United States, 2016," *MMWR Morbidity and Mortality Weekly Report* 67, no. 36 (2018): 1001-1006.

13. K. S. Higgins, K. A. Birnie, C. T. Chambers, et al., "Offspring of Parents with Chronic Pain: A Systematic Review and Meta-analysis of Pain, Health, Psychological, and Family Outcomes," *Pain* 156, no. 11 (2015): 2256-2266.

14. W. Umberger, D. Martsolf, A. Jacobson, J. Risko, M. Patterson, and M. Calabro, "The Shroud: Ways Adolescents Manage Living with Parental Chronic Pain," *Journal of Nursing Scholarship* 45, no. 4 (2013): 344-354.

15. Higgins et al., "Offspring of Parents with Chronic Pain."

16. A. L. Stone, A. L. Holley, N. F. Dieckmann, and A. C. Wilson, "Use of the PROMIS-29(R) to Identify Subgroups of Mothers with Chronic Pain," *Health Psychology* 38, no. 5 (2019): 422-430; A. C. Wilson, A. L. Stone, K. L. Poppert Cordts, et al., "Baseline Characteristics of a Dyadic Cohort of Mothers with Chronic Pain and Their Children," *Clinical Journal of Pain* 36, no. 10 (2020): 782-792.

17. K. S. Higgins, C. T. Chambers, N. O. Rosen, et al., "Testing the Intergenerational Model of Transmission of Risk for Chronic Pain from Parents to Their Children: An Empirical Investigation of Social Transmission Pathways," *Pain* 160, no. 11 (2019): 2544-2553; A. L. Stone, S. Bruehl, C. A. Smith, J. Garber, and L. S. Walker, "Social Learning Pathways in the Relation between Parental Chronic Pain and Daily Pain Severity and Functional Impairment in Adolescents with Functional Abdominal Pain," *Pain* 159, no. 2 (2018): 298-305; E. Van Lierde, L. Goubert, T. Vervoort, G. Hughes, and E. Van den Bussche, "Learning to Fear Pain after Observing Another's Pain: An Experimental Study in Schoolchildren," *European Journal of Pain* 24, no. 4 (2020): 791-806.

18. B. D. Darnall, J. A. Sturgeon, M.-C. Kao, J. M. Hah, and S. C. Mackey, "From Catastrophizing to Recovery: A Pilot Study of a Single-Session Treatment for Pain Catastrophizing," *Journal of Pain Research* 7 (2014): 219-226.

19. Chambers et al., "The Impact of Maternal Behavior"; K. E. Boerner, C. T. Chambers, P. J. McGrath, V. LoLordo, and R. Uher, "The Effect of Parental Modeling on Child Pain Responses: The Role of Parent and Child Sex," *Journal of Pain* 18, no. 6 (2017): 702-715.

12장
보이지 않는 통증의 부담

1. E. Igler, A. Lang, K. Balistreri, E. Sejkora, A. Drendel, and W. H. Davies, "Parents Reliably Identify Pain Dismissal by Pediatric Providers," *Clinical Journal of Pain* 36, no. 2 (2020): 80-87.

2. V. L. Shavers, A. Bakos, and V. B. Sheppard, "Race, Ethnicity, and Pain among the US Adult Population," *Journal of Health Care for the Poor and Underserved* 21, no. 1 (2010): 177-220; R. C. Tait and J. T. Chibnall, "Racial/Ethnic Disparities in the Assessment and Treatment of Pain: Psychosocial Perspectives," *American Psychologist* 69, no. 2 (2014): 131-141.

3. Igler et al., "Parents Reliably Identify Pain Dismissal."

4. E. O. Wakefield, W. T. Zempsky, R. M. Puhl, and M. D. Litt, "Conceptualizing Pain-Related Stigma in Adolescent Chronic Pain: A Literature Review and Preliminary Focus Group Findings," *Pain Reports* 3, suppl. 1 (2018), e679.

5. K. Hamberg, G. Risberg, E. E. Johansson, and G. Westman, "Gender Bias in Physicians' Management of Neck Pain: A Study of the Answers in a Swedish National Examination," *Journal of Women's Health and Gender-Based Medicine* 11, no. 7 (2002): 653-666.

6. A. Samulowitz, I. Gremyr, E. Eriksson, and G. Hensing, "'Brave Men' and 'Emotional Women': A Theory-Guided Literature Review on Gender Bias in Health Care and Gendered Norms towards Patients with Chronic Pain," *Pain Research and Management* 2018 (2018), 6358624.

7. A. T. Hirsh, N. A. Hollingshead, M. S. Matthias, M. J. Bair, and K. Kroenke, "The Influence of Patient Sex, Provider Sex, and Sexist Attitudes on Pain Treatment Decisions," *Journal of Pain* 15, no. 5 (2014): 551-559; B. D. Earp, J. T. Monrad, M. LaFrance, J. A. Bargh, L. L. Cohen, and J. A. Richeson, "Gender Bias in Pediatric Pain Assessment," *Journal of Pediatric Psychology* 44, no. 4 (2019): 403-414; L. L. Cohen, J. Cobb, and S. R. Martin, "Gender Biases in Adult Ratings of Pediatric Pain," *Children's Health Care* 43, no. 2 (2014): 87-95.

8. K. C. Johnson, A. J. LeBlanc, J. Deardorff, and W. O. Bockting, "Invalidation Experiences among Non-binary Adolescents," *Journal of Sex Research* 57, no. 2 (2020): 222-233; G. N. Rider, B. J. McMorris, A. L. Gower, E.

Coleman, and M. E. Eisenberg, "Health and Care Utilization of Transgender and Gender Nonconforming Youth: A Population-Based Study," *Pediatrics* 141, no. 3 (2018), e20171683.

9. J. D. Greenspan, R. M. Craft, L. LeResche, et al., "Studying Sex and Gender Differences in Pain and Analgesia: A Consensus Report," *Pain* 132 (2007): S26-S45.

10. Agency for Healthcare Research and Quality, "Chartbook on Health Care for Blacks," Part 2: "Trends in Priorities of the Heckler Report," AHRQ, Rockville, MD, 2016, last reviewed June 2018, accessed June 29, 2020, https://www.ahrq.gov/research/findings/nhqrdr/chartbooks/blackhealth/part2.html; K. P. Chua, C. M. Harbaugh, C. M. Brummett, et al., "Association of Perioperative Opioid Prescriptions with Risk of Complications after Tonsillectomy in Children," *JAMA Otolaryngology Head Neck Surgery* 145, no. 10 (2019): 911-918.

11. US Department of Health and Human Services, "Report of the Secretary's Task Force on Black and Minority Health" (Washington, DC: US Government Printing Office, 1985), 1219-1222.

12. T. J. Cunningham, J. B. Croft, Y. Liu, H. Lu, P. I. Eke, and W. H. Giles, "Vital Signs: Racial Disparities in Age-Specific Mortality among Blacks or African Americans—United States, 1999-2015," *MMWR Morbidity and Mortality Weekly Report* 66, no. 17 (2017): 444.

13. Shavers et al., "Race, Ethnicity, and Pain"; P. Lee, M. Le Saux, R. Siegel, et al., "Racial and Ethnic Disparities in the Management of Acute Pain in US Emergency Departments: Meta-analysis and Systematic Review," *American Journal of Emergency Medicine* 37, no. 9 (2019): 1770-1777; R. Wyatt, "Pain and Ethnicity," *AMA Journal of Ethics* 15, no. 5 (2013): 449-454; T. M. Anastas, M. M. Miller, N. A. Hollingshead, J. C. Stewart, K. L. Rand, and A. T. Hirsh, "The Unique and Interactive Effects of Patient Race, Patient Socioeconomic Status, and Provider Attitudes on Chronic Pain Care Decisions," *Annals of Behavioral Medicine* 54, no. 10 (2020): 771-782.

14. C. S. Cleeland, R. Gonin, L. Baez, P. Loehrer, and K. J. Pandya, "Pain and Treatment of Pain in Minority Patients with Cancer: The Eastern Cooperative Oncology Group Minority Outpatient Pain Study," *Annals of Internal Medicine* 127, no. 9 (1997): 813-816; H. P. Freeman and R. Payne,

"Racial Injustice in Health Care," *New England Journal of Medicine* 342, no. 14 (2000): 1045-1047; J. A. Sabin and A. G. Greenwald, "The Influence of Implicit Bias on Treatment Recommendations for 4 Common Pediatric Conditions: Pain, Urinary Tract Infection, Attention Deficit Hyperactivity Disorder, and Asthma," *American Journal of Public Health* 102, no. 5 (2012): 988-995; M. M. Miller, A. E. Williams, T. C. B. Zapolski, K. L. Rand, and A. T. Hirsh, "Assessment and Treatment Recommendations for Pediatric Pain: The Influence of Patient Race, Patient Gender, and Provider Pain-Related Attitudes," *Journal of Pain* 21, no. 1-2 (2020): 225-237.

15. M. K. Goyal, N. Kuppermann, S. D, Cleary, S. J. Teach, and J. M. Chamberlain, "Racial Disparities in Pain Management of Children with Appendicitis in Emergency Departments," *JAMA Pediatrics* 169, no. 11 (2015): 996-1002.

16. M. K. Goyal, T. J. Johnson, J. M. Chamberlain, et al., "Racial and Ethnic Differences in Emergency Department Pain Management of Children with Fractures," *Pediatrics* 145, no. 5 (2020): e20193370.

17. K. M. Hoffman, S. Trawalter, J. R. Axt, and M. N. Oliver, "Racial Bias in Pain Assessment and Treatment Recommendations, and False Beliefs about Biological Differences between Blacks and Whites," *Proceedings of the National Academy of Sciences* 113, no. 16 (2016): 4296-4301.

18. E. van Schaik, A. Howson, and J. Sabin, "Healthcare Disparities" course, MedEdPortal, *Journal of Teaching and Learning Resources*, Association of American Medical Colleges, 2014, https://www.mededportal.org/doi/full/10.15766/mep_ 2374-8265.9675.

19. J. A. Sabin, "How We Fail Black Patients in Pain," Association of American Medical Colleges, January 6, 2020, https://www.aamc.org /news-insights/how-we-fail-black-patients-pain.

20. Project Implicit, Implicit Association Test, n. d., https://implicit.harvard.edu/implicit/education.html.

21. White Coats for Black Lives, https://whitecoats4blacklives.org/about/.

22. D. Bulgin, P. Tanabe, and C. Jenerette, "Stigma of Sickle Cell Disease: A Systematic Review," *Issues in Mental Health Nursing* 39, no. 8 (2018): 675-686; D. P. R. Burnes, B. J. Antle, C. C. Williams, and L. Cook, "Mothers Raising Children with Sickle Cell Disease at the Intersection of Race, Gender, and Illness Stigma," *Health and Social Work* 33, no. 3 (2008): 211-220; E. O.

Wakefield, J. M. Popp, L. P. Dale, J. P. Santanelli, A. Pantaleao, and W. T. Zempsky, "Perceived Racial Bias and Health-Related Stigma among Youth with Sickle Cell Disease," *Journal of Developmental Behavior and Pediatrics* 38, no. 2 (2017): 129-134.

23. Burnes et al., "Mothers Raising Children with Sickle Cell Disease."

24. C. B. Groenewald, M. Giles, and T. M. Palermo, "School Absence Associated with Childhood Pain in the United States," *Clinical Journal of Pain* 35, no. 6 (2019): 525-531.

25. D. E. Logan, L. E. Simons, and K. J. Kaczynski, "School Functioning in Adolescents with Chronic Pain: The Role of Depressive Symptoms in School Impairment," *Journal of Pediatric Psychology* 34, no. 8 (2009): 882-892.

26. N. N. Youssef, T. G. Murphy, S. Schuckalo, C. Intile, and J. Rosh, "School Nurse Knowledge and Perceptions of Recurrent Abdominal Pain: Opportunity for Therapeutic Alliance?" *Clinical Pediatrics* 46, no. 4 (2007): 340-344.

27. D. E. Logan, S. P. Catanese, R. M. Coakley, and L. Scharff, "Chronic Pain in the Classroom: Teachers' Attributions about the Causes of Chronic Pain," *Journal of School Health* 77, no. 5 (2007): 248-256.

28. P. A. Forgeron, S. King, J. N. Stinson, P. J. McGrath, A. J. MacDonald, and C. T. Chambers, "Social Functioning and Peer Relationships in Children and Adolescents with Chronic Pain: A Systematic Review," *Pain Research and Management* 15, no. 1 (2010): 27-41.

29. Logan et al., "School Functioning in Adolescents with Chronic Pain"; L. E. Simons, D. E. Logan, L. Chastain, and M. Stein, "The Relation of Social Functioning to School Impairment among Adolescents with Chronic Pain," *Clinical Journal of Pain* 26, no. 1 (2010): 16-22.

30. V. La Buissonniere-Ariza, D. Hart, S. C. Schneider, et al., "Quality and Correlates of Peer Relationships in Youths with Chronic Pain," *Child Psychiatry and Human Development* 49, no. 6 (2018): 865-874.

31. J. V. Campo, J. Bridge, M. Ehmann, et al., "Recurrent Abdominal Pain, Anxiety, and Depression in Primary Care," *Pediatrics* 113, no. 4 (2004): 817-824; S. Kashikar-Zuck, K. R. Goldschneider, S. W. Powers, M. H. Vaught, and A. D. Hershey, "Depression and Functional Disability in Chronic Pediatric Pain," *Clinical Journal of Pain* 17, no. 4 (2001): 341-349; M. H.

Bromberg, E. F. Law, and T. M. Palermo, "Suicidal Ideation in Adolescents with and without Chronic Pain," *Clinical Journal of Pain* 33, no. 1 (2017): 21-27; M. A. L. van Tilburg, N. J. Spence, W. E. Whitehead, S. Bangdiwala, and D. B. Goldston, "Chronic Pain in Adolescents Is Associated with Suicidal Thoughts and Behaviors," *Journal of Pain* 12, no. 10 (2011): 1032-1039.

32. D. E. Logan, R. L. Claar, J. W. Guite, et al., "Factor Structure of the Children's Depression Inventory in a Multisite Sample of Children and Adolescents with Chronic Pain," *Journal of Pain* 14, no. 7 (2013): 689-698.

33. G. J. G. Asmundson and J. Katz, "Understanding the Co-occurrence of Anxiety Disorders and Chronic Pain: State-of-the-Art," *Depression and Anxiety* 26, no. 10 (2009): 888-901.

34. M. Tegethoff, A. Belardi, E. Stalujanis, and G. Meinlschmidt, "Comorbidity of Mental Disorders and Chronic Pain: Chronology of Onset in Adolescents of a National Representative Cohort," *Journal of Pain* 16, no. 10 (2015): 1054-1064.

35. A. M. McIntosh, L. S. Hall, Y. Zeng, et al., "Genetic and Environmental Risk for Chronic Pain and the Contribution of Risk Variants for Major Depressive Disorder: A Family-Based Mixed-Model Analysis," *PLoS Medicine* 13, no. 8 (2016), e1002090; W. Meng, M. J. Adams, P. Reel, et al., "Genetic Correlations between Pain Phenotypes and Depression and Neuroticism," *European Journal of Human Genetics* 28, no. 3 (2020): 358-366.

36. A. Riggenbach, L. Goubert, S. Van Petegem, and R. Amouroux, "Basic Psychological Needs in Adolescents with Chronic Pain: A Self-Determination Perspective," *Pain Research and Management* 2019 (2019), 8629581.

감사의 글

우리에게 도움을 준 여러 사람의 참여가 없었다면 이 책은 세상에 나올 수 없었을 것이다. 우리는 많은 연구원과 의사, 특히 자신의 전문 지식과 경험을 공유해준 가족들에게 영원히 갚지 못할 빚을 졌다.

출판 대리인 로리 폭스는 준비 과정 내내 변함없이 우리를 이끌어준 등대이다. 이 책에 대해 믿음을 보여준 것에, 무엇보다 당신의 집념과 따뜻함과 재치에 가슴에서 우러나오는 감사를 표한다.

편집자인 앤드류 키니에겐 이 책의 잠재력을 높게 봐준 것과 처음부터 이 책을 편집해준 것에 대해 고마움을 전한다. 하버드대학교 출판부 팀원에게도 감사를 전한다. 이분들 외에 두 저자가 각자 감사의 말을 전하고 싶은 사람도 있다.

레이첼 감사의 글

이 책을 쓰는 과정에서 도움을 준 분들이 너무도 많다. 먼저 내 작가 친구 태피 브로데서-아크너, 앤드류 린, 애냐 호프만에게 고마움을 전한다. 그들은 각자 놀라운 방식으로 내가 프리랜서 작가를 시작하는 데 도움을 주었다. 늘 내게 신선한 자극을 주는 대학 동기 킴 브라운, 마이클 레비틴, 조슬린 비너에게 고마움을 전한다. 내가 저널리스트가 된 건 전부 그들 덕택이다. 마시 폴, 데비 톨라는 늘 버팀목 역할을 해주고, 사려 깊은 통찰력을 보여주었다. 〈컨슈머리포트〉 동료들의 지지와 깊은 지혜, 우정에도 큰 감사를 전한다.

또 이 책에 관심과 믿음을 보여준 사랑하는 내 친구들과 가족 모두 진심으로 고맙다.

'위안 능력' 워크숍에 참석할 수 있게 해준 코네티컷 아동 메디컬 센터 에밀리 웨이크필드와 그의 팀에게도 감사하다.

형과 형수에게도 고마움을 전한다. 두 사람의 사랑과 조언, 격려가 없었다면 지금의 나는 없었을지도 모른다.

부모님의 조건 없는 사랑은 내 삶에 지대한 영향을 주었다. 이 책을 꼼꼼히 손봐주고, 지혜로운 조언을 해준 아버지는 내 최고의 집필 스승이 되어주셨다. 어머니는 어려운 일이 있을 때마다 끝없는 열정으로 내 편이 되어주셨다.

레나와 애니카, 아빠는 너희들이 상상하는 것 이상으로 너희들을 사랑한다. 강하면서도 상냥하고 애정 넘치는 사람들이 되어주어 고맙다.

러스, 당신 덕에 이 책이 탄생할 수 있었어. 늦은 밤이나 주말에 일할 때, 아이들을 돌봐줘 고마워. 무엇보다 당신의 유머 감각과 참을성, 침착함을 사랑해.

안나, 내게 다가와 함께 일해보자고 제안해준 거 너무 고마워요. 이 소중한 이야기를 함께 들려줄 수 있어 정말 영광이에요. 당신의 전문지식과 유쾌한 삶의 자세는 값을 매길 수 없을 만큼 소중했어요.

안나 감사의 글

이 책은 여러 해 동안 내게 많은 도움을 준 동료와 친구, 통증 환자들의 경험에서 영감을 얻어 탄생할 수 있었다.

먼저 소아 통증 연구 분야로 이끌어준 토냐 팔레르모 박사님께 감사드리고 싶다. 통증에 시달리는 아이와 그 가족을 돕기 위한 박사님의 헌신적인 노력과 의미 있는 임상 연구를 보면서 결국 이 책까지 쓰게 되었다.

나는 '소아 건강과 통증' 훈련 프로그램을 통해 처음으로 소아 통증 세계를 접했고 세계 각지의 동료들도 알게 되었다. 프로그램을 만든 패트릭 맥그래스 박사님과 앨런 핀리 박사님, 프로그램 관계자 모두와 훈련생들에게 감사를 전한다.

오리건보건과학대학교 소아 통증 및 심리학과 동료 모두에게 감사드리며, 공동 연구자이자 친구인 에이미 홀리 박사에게 특히 고맙다.

부모님의 끝없는 사랑과 지원, 높은 자녀 교육열에 감사드린다. 배움에 대한 열정, 타인에 대한 사랑과 친절, 자연에 대한 경외감을 솔선수범해 보여주시고 가르쳐주신 것에 감사드린다.

코라, 콘래드, 카미유! 너희는 최고의 아이들이다. 우리 집을 늘 즐겁고 재미있는 곳으로 만들어줘 고맙다. 내가 너무 오래 컴퓨터 앞에 앉아 있을 때 늘 그걸 알게 해줘 고맙고, 무엇보다 너희 셋을 정말 사랑한다.

다니엘, 당신과 일하면서 정말 많은 도움 받았어요. 당신의 편집 능력을 공유해주고, 다년간에 걸친 당신의 집필 경험까지 빌려줘 고마워요.

레이첼, 당신이 없었다면 이 책은 탄생하지 못했을 거예요. 나와 함께 집필이라는 어려운 일을 시작해 생생한 통증 경험을 써준 것에 대해, 또 그간 당신이 보여준 모든 노력과 인내에 고마움 전하고 싶어요.

우리 아이가 아플 때

초판 1쇄 인쇄 2023년 11월 8일
초판 1쇄 발행 2023년 11월 22일

지은이 레이첼 램킨 피치먼, 안나 C. 윌슨
옮긴이 엄성수
펴낸이 고영성

책임편집 김주연   **디자인** 이화연   **저작권** 주민숙

펴낸곳 ㈜상상스퀘어
출판등록 2021년 4월 29일 제2021-000079호
주소 경기도 성남시 분당구 성남대로 52, 그랜드프라자 604호
전화 070-8666-3322
팩스 02-6499-3031
이메일 publication@sangsangsquare.com
홈페이지 www.sangsangsquare.com

ISBN 979-11-92389-41-7 03510